肿瘤疾病诊断治疗与护理

主　编　张丽珺　王晓娟　李占忠　王　俭
张　凤　王　欢　高　洋

四川科学技术出版社

图书在版编目(CIP)数据

肿瘤疾病诊断治疗与护理/张丽珺等主编. —成都:
四川科学技术出版社, 2022.9
ISBN 978-7-5727-0674-5

Ⅰ.①肿… Ⅱ.①张… Ⅲ.①肿瘤—诊疗②肿瘤—护
理 Ⅳ.①R73②473.73

中国版本图书馆 CIP 数据核字(2022)第 163086 号

肿瘤疾病诊断治疗与护理

ZHONGLIU JIBING ZHENDUAN ZHILIAO YU HULI

主　　编　张丽珺　王晓娟　李占忠　王　俭　张　凤　王　欢　高　洋

出 品 人　程佳月
责任编辑　李迎军
封面设计　刘　蕊
责任出版　欧晓春
出版发行　四川科学技术出版社
　　　　　成都市锦江区三色路 238 号　邮政编码 610023
　　　　　官方微博:http://weibo.com/sckjcbs
　　　　　官方微信公众号: sckjcbs
　　　　　传真: 028-86361756
成品尺寸　185mm×260mm
印　　张　18.25
字　　数　420 千
印　　刷　成都博众印务有限公司
版　　次　2022 年 9 月第 1 版
印　　次　2022 年 9 月第 1 次印刷
定　　价　78.00 元

ISBN 978-7-5727-0674-5

邮　　购: 成都市锦江区三色路 238 号新华之星 A 座 25 层　邮政编码: 610023
电　　话: 028-86361770

本书编委会

主　编　张丽珺　王晓娟　李占忠　王　俭　张　凤
　　　　　王　欢　高　洋

副主编　盛　滢

编　委　（排名不分先后）

张丽珺　广饶县人民医院
王晓娟　高密市中医院
李占忠　昌乐县人民医院
王　俭　武警辽宁省总队医院
张　凤　威海泰和中医院
王　欢　山东大学齐鲁医院（青岛）
高　洋　中国人民解放军陆军第八十集团军医院
盛　滢　青岛市市立医院
王庆周　邢台市第五医院
贾世英　武警辽宁省总队医院
李　闽　滨州医学院附属医院
杨婷婷　滨州医学院附属医院

前　言

肿瘤威胁着人类的健康，影响着人类的生命质量。在我国，近20年来肿瘤的患病率和死亡率显著上升。据美国癌症协会统计，全世界2012年约有1 410万人患恶性肿瘤，同时有820万人死于恶性肿瘤。据我国全国肿瘤登记中心的报告，我国恶性肿瘤的发病率和死亡率呈持续上升的趋势。2015年新发病例约430万人，死亡约280万人。1999年我国肿瘤死亡率为94.4/10万，而到2015年上升到126.9/10万。随着医学科学技术的发展，近年来对肿瘤患者的诊疗护理水平不断提高。为了反映当前肿瘤医学最新研究成果，更好地为临床工作服务，我们广泛收集国内外近期文献，认真总结自身经验，编写成《肿瘤疾病诊断治疗与护理》一书。

全书共分9章，对各种常见肿瘤分别进行介绍，集中反映了国内外肿瘤专家、学者们多年来辛勤耕耘的成就，反映了肿瘤的综合治疗及肿瘤相关护理技术的科研成果及进展。本书强调实用性，其题材新颖、结构严谨、言简意赅，为临床医护工作者及医护院校师生的重要参考书。

由于笔者水平所限，加之肿瘤护理专业发展甚快，书中难免出现不足之处，衷心希望同道们对书中不足之处给予批评指正。

编　者

2022年4月

目 录

第一章　肿瘤概论

第一节　肿瘤的概述

肿瘤是机体在各种致癌因素作用下，局部组织的某一个细胞在基因水平上失去对其生长的正常调控，导致其克隆性异常增生而形成的新生物，因为这种新生物多呈占位性块状突起，也称赘生物。临床表现主要为疼痛、压迫、溃疡、出血、感染、梗阻或功能障碍等，疾病后期表现为体重下降、虚弱、发热、贫血、水肿、腹水、皮肤及关节疾患、广泛脏器转移所致的症状等。

肿瘤是一种常见病、多发病，其中恶性肿瘤是目前危害人类健康最严重的一类疾病。在欧美一些国家，恶性肿瘤的死亡率仅次于心血管系统疾病而居第二位。根据我国1992年卫生事业发展情况统计公报，恶性肿瘤居城市地区居民死因第一位，死亡率为123.92/10万。恶性肿瘤居农村地区居民死因第二位，死亡率为101.39/10万。随着我国人口老龄化的进程，加之城市人口比例逐年增高，城镇工业生产迅速发展，环境污染日益严重，吸烟等不良生活习惯相当普遍，如果不采取积极的宣传教育措施，恶性肿瘤的危害性还将日益增加。我国最为常见和危害性严重的肿瘤为肺癌、鼻咽癌、食管癌、胃癌、大肠癌、肝癌、乳腺癌、宫颈癌、白血病及淋巴瘤等。特别是肺癌，其发生率近年来有明显增加的趋势，值得重视。这些肿瘤的病因学、发病学及其防治，均应为我国肿瘤研究的重点。

一般认为，肿瘤细胞是单克隆性的，即一个肿瘤中的所有肿瘤细胞均是一个突变的细胞的后代。肿瘤的肉眼观形态多种多样，并可在一定程度上反映肿瘤的良恶性。学界一般将肿瘤分为良性和恶性两大类。良性肿瘤细胞的异型性不明显，一般与其来源组织相似。恶性肿瘤常具有明显的异型性。近年来，恶性肿瘤治疗又出现了新方法，这就是空气负离子自然疗法。大量临床试验证实，空气负离子治疗恶性肿瘤效果显著，是除放射治疗（放疗）、化学治疗（化疗）、手术治疗外的又一新方法。

（王俭）

第二节　肿瘤的形态与结构特点

一、肿瘤的肉眼观察

1. 肿瘤的数目和大小

肿瘤的数目、大小不一。多为一个，有时也可为多个。肿瘤的大小与肿瘤的性质

（良性、恶性）、生长时间和发生部位有一定关系。生长于体表或较大体腔内的肿瘤有时可生长得很大，而生长于狭小腔道内的肿瘤一般较小。肿瘤极大者，通常生长缓慢，多为良性；恶性肿瘤生长迅速，短期内即可带来不良后果，因此常长不大。

2. 肿瘤的形状

肿瘤的形状多种多样，有息肉状（外生性生长）、乳头状（外生性生长）、结节状（膨胀性生长）、分叶状（膨胀性生长）、囊状（膨胀性生长）、浸润性包块状（浸润性生长）、弥漫性肥厚状（外生伴浸润性生长）、溃疡状伴浸润性生长。形状上的差异与其发生部位、组织来源、生长方式和肿瘤的良恶性密切相关。

3. 肿瘤的颜色

一般肿瘤的切面呈灰白或灰红色，视其含血量的多寡，有无出血、变性、坏死等而定。有些肿瘤会因其含有色素而呈现不同的颜色。因此，可以根据肿瘤的颜色推断为何种肿瘤。如脂肪瘤呈黄色，黑色素瘤呈黑色，血管瘤呈红色或暗红色。

4. 肿瘤的硬度

肿瘤的硬度与肿瘤的种类、实质与间质的比例及有无变性、坏死有关。脂肪瘤很软，骨瘤很硬。实质多于间质的肿瘤一般较软；相反，间质多于实质的肿瘤一般较硬。肿瘤组织发生坏死时较软，发生钙化或骨化时则较硬。

二、肿瘤的镜下组织结构

肿瘤的组织结构多种多样，但所有的肿瘤的组织成分都可分为实质和间质两部分。

1. 肿瘤的实质

肿瘤实质是肿瘤细胞的总称，是肿瘤的主要成分。它决定肿瘤的生物学特点以及每种肿瘤的特殊性。通常根据肿瘤的实质形态来识别各种肿瘤的组织来源，进行肿瘤的分类、命名和组织学诊断，并根据其分化成熟程度和异型性大小来确定肿瘤的良恶性和恶性程度。

2. 肿瘤的间质

肿瘤的间质成分不具特异性，起着支持和营养肿瘤实质的作用。一般由结缔组织和血管组成，间质有时还具有淋巴管。通常生长比较快的肿瘤，其间质血管一般较丰富而结缔组织较少；生长缓慢的肿瘤，其间质血管通常较少。此外，肿瘤往往有淋巴细胞和单核细胞浸润，这是机体对肿瘤组织的免疫反应。此外，在肿瘤结缔组织中还可以见到成纤维细胞和肌纤维母细胞。肌纤维母细胞具有成纤维细胞和平滑肌细胞的双重特点，这种细胞既能产生胶原纤维，又具有收缩功能，可能对肿瘤细胞的浸润有所限制，这种细胞的增生可以解释乳腺癌的乳头回缩、肠癌所导致的肠管僵硬和狭窄。

（王俭）

第三节　肿瘤的特性

肿瘤组织无论在细胞形态和组织结构上，都与其来源的正常组织有不同程度的差异，这种差异称为异型性。异型性是肿瘤异常分化在形态上的表现。异型性小，说明分化程度高；异型性大，说明分化程度低。区别这种异型性的大小是诊断肿瘤及确定其良、恶性的主要组织学依据。良性肿瘤细胞的异型性不明显，一般与其来源组织相似。恶性肿瘤常具有明显的异型性。

由未分化细胞构成的恶性肿瘤也称为间变性肿瘤，间变是指恶性肿瘤细胞缺乏分化，异型性显著。间变性肿瘤具有明显的多形性，肿瘤细胞彼此在大小和形状上有很大的差异，因此，往往不能确定其组织来源。间变性肿瘤一般具有高度恶性。

一、肿瘤的组织结构异型性

肿瘤的组织结构异型性是指肿瘤组织在空间排列方式上（包括极向、器官样结构及其与间质的关系等方面）与其来源的正常组织的差异。良性肿瘤细胞的异型性不明显，但排列与正常组织不同，诊断有赖于组织结构的异型性，如子宫平滑肌瘤。恶性肿瘤的组织结构异型性明显，肿瘤细胞排列更为紊乱，失去正常的排列结构、层次或极向，如纤维肉瘤、腺癌。

二、肿瘤的细胞异型性

良性肿瘤细胞的异型性小，一般与其来源的正常细胞相似。恶性肿瘤细胞常具有高度的异型性，表现为以下特点：

1. 肿瘤细胞的多形性

肿瘤细胞的多形性即肿瘤细胞形态和大小不一致。恶性肿瘤细胞一般比正常细胞大，有时可见瘤巨细胞。但少数分化很差的肿瘤其肿瘤细胞较小，呈圆形，大小也比较一致。

2. 肿瘤细胞核的多形性

肿瘤细胞核比正常细胞核大，核大小、形状和染色不一。并可出现双核、巨核、多核、奇异形核，核着色深（由于核内 DNA 增多）。染色质呈粗颗粒状，分布不均匀，常堆积于核膜下，使核膜显得肥厚。核分裂象增多，特别是出现不对称性、多极性及顿挫性等病理性核分裂时，对恶性肿瘤具有诊断意义。恶性肿瘤细胞的核异常改变多与染色体呈多倍体或非整数倍体有关。

3. 肿瘤细胞胞质的改变

由于胞质内核蛋白体增多而多呈嗜碱性。肿瘤细胞产生异常分泌物或代谢产物（如激素、黏液、蛋白、色素等），因此具有不同特点。

4. 肿瘤细胞超微结构的改变

一般来说，良性肿瘤的细胞超微结构与其起源的组织基本相似。恶性肿瘤细胞根据其分化的程度表现出不同的异型性。总的来说，恶性肿瘤细胞通常绝对或相对明显增大，核膜可有内凹或外凸，使核形不规则甚至形成奇异形核。胞质内的细胞器常有数目减少、发育不良或形态异常。细胞连接常有减少，有利于肿瘤浸润生长。

（王俭）

第四节 肿瘤的生物学特点

肿瘤发生局部浸润和远处转移是恶性肿瘤最重要的特点，并且是恶性肿瘤致人死亡的主要原因。肿瘤是由一个转化细胞不断增生繁衍形成的，一个典型的恶性肿瘤的自然生长史可以分为几个阶段：一个细胞的恶性转化→转化细胞的克隆性增生→局部浸润→远处转移。在此过程中，恶性转化细胞的内在特点（如肿瘤的生长分数）和宿主对肿瘤细胞及其产物的反应（如肿瘤血管形成）共同影响肿瘤的生长和演进。

一、肿瘤生长的动力学

肿瘤的生长速度与以下三个因素有关：

1. 肿瘤细胞倍增时间

肿瘤细胞的细胞周期也分为 G_0、G_1、S、G_2 和 M 期。多数恶性肿瘤细胞的倍增时间并不比正常细胞更快，而是与正常细胞相似或比正常细胞更慢。

2. 生长分数

生长分数指肿瘤细胞群体中处于增殖阶段（S 期 + G_2 期）的细胞的比例。恶性转化初期，生长分数较高，但是随着肿瘤的持续增长，多数肿瘤细胞处于 G_0 期，即使是生长迅速的肿瘤生长分数也只有 20% 。

3. 肿瘤细胞的生长与丢失

营养供应不足、坏死脱落、机体抗肿瘤反应等因素会使肿瘤细胞丢失，肿瘤细胞的生成与丢失共同影响着肿瘤能否进行性长大及其长大速度。

肿瘤的生长速度取决于生长分数和肿瘤细胞的生成与丢失之比，而与倍增时间关系不大。目前化疗药物几乎均针对处于增殖期的细胞。因此，生长分数高的肿瘤（如高度恶性淋巴瘤）对化疗特别敏感。有肿瘤专家称，负离子可以通过调节因恶性肿瘤引起的体内的酸碱失衡及氧化还原状况失衡，维持体内环境的稳定性，促进正常的细胞代谢，减轻、消除化疗的不良反应，对患者的治疗非常有益。常见的实体瘤（如结肠癌）生长分数低，故对化疗不敏感。

二、肿瘤血管形成

诱导血管生成的能力是恶性肿瘤生长、浸润与转移的前提之一。肿瘤细胞本身和浸润到肿瘤组织内及其周围的炎细胞（主要是巨噬细胞）能产生一类血管生成因子，如血管内皮细胞生长因子（VEGF）和碱性成纤维细胞生长因子（bFGF）。这些血管生成因子促进血管内皮细胞分裂和毛细血管出芽生长。新生的毛细血管既为肿瘤生长提供营养，又为肿瘤转移提供了有利条件。

三、肿瘤的演进和异质化

恶性肿瘤在生长过程中变得越来越有侵袭性的现象称为肿瘤的演进，包括生长加快、浸润周围组织和远处转移等。这些生物学现象的出现与肿瘤的异质化有关。肿瘤的异质化是指由一个克隆来源的肿瘤细胞在生长过程中形成在侵袭能力、生长速度、对激素的反应、对抗癌药的敏感性等方面有所不同的亚克隆的过程。由于这些不同，肿瘤在生长过程中得以保留那些适应存活、生长、浸润与转移的亚克隆。

四、肿瘤生长特点

肿瘤可以呈膨胀性生长、外生性生长和浸润性生长。

1. 膨胀性生长

膨胀性生长是大多数良性肿瘤所表现的生长方式，肿瘤生长缓慢，不侵袭周围组织，往往呈结节状，有完整的包膜，与周围组织分界明显，对周围的器官、组织主要是挤压或阻塞的作用。一般均不明显破坏器官的结构和功能。因为其与周围组织分界清楚，手术容易摘除，摘除后不易复发。

2. 外生性生长

发生在体表、体腔表面或管道器官（如消化道、泌尿生殖道）表面的肿瘤，常向表面生长，形成突起的乳头状、息肉状、菜花状的肿物，良、恶性肿瘤都可呈外生性生长。但恶性肿瘤在外生性生长的同时，其基底部也呈浸润性生长，且外生性生长的恶性肿瘤由于生长迅速、血供不足，容易发生坏死脱落而形成底部高低不平、边缘隆起的恶性溃疡。

3. 浸润性生长

浸润性生长为大多数恶性肿瘤的生长方式。由于肿瘤生长迅速，侵入周围组织间隙、淋巴管、血管，如树根长入泥土，浸润并破坏周围组织，肿瘤往往没有包膜或包膜不完整，与周围组织分界不明显。临床触诊时，肿瘤固定不活动，手术切除这种肿瘤时，为防止复发，切除范围应该比肉眼所见范围大，因为这些部位也可能有肿瘤细胞的浸润。

（王俭）

第五节 肿瘤转移

肿瘤转移是恶性肿瘤的主要特征。浸润性生长的恶性肿瘤，不仅可以在原发部位生长、蔓延（直接蔓延），而且可以通过各种途径扩散到身体其他部位（转移）。

一、直接蔓延

肿瘤细胞沿组织间隙、淋巴管、血管或神经束浸润，破坏临近正常组织、器官，并继续生长，称为直接蔓延。例如晚期宫颈癌可蔓延至直肠和膀胱，晚期乳腺癌可以穿过胸肌和胸腔甚至达肺。

二、转移

肿瘤细胞从原发部位侵入淋巴管、血管、体腔，迁移到他处而继续生长，形成与原发肿瘤同样类型的肿瘤，这个过程称为转移。良性肿瘤不转移，只有恶性肿瘤才转移，常见的转移途径有以下几种：

1. 淋巴转移

上皮组织的恶性肿瘤多经淋巴转移。

2. 血行转移

各种恶性肿瘤均可发生，尤多见于肉瘤、肾癌、肝癌、甲状腺滤泡癌及绒毛膜癌。

3. 种植转移

常见于腹腔器官的恶性肿瘤。

三、恶性肿瘤的浸润和转移

1. 局部浸润

浸润能力强的肿瘤细胞亚克隆的出现和肿瘤内血管形成对肿瘤的局部浸润都起重要作用。局部浸润的步骤：

1）由细胞黏附分子介导的肿瘤细胞之间的黏附力减弱。

2）肿瘤细胞与基底膜紧密附着。

3）细胞外基质降解。在肿瘤细胞和基底膜紧密接触 4 小时后，细胞外基质的主要成分如层粘连蛋白（LN）、纤连蛋白（FN）、蛋白多糖和胶原纤维可被肿瘤细胞分泌的蛋白溶解酶溶解，使基底膜产生局部的缺损。

4）肿瘤细胞以阿米巴运动通过溶解的基底膜缺损处。肿瘤细胞穿过基底膜后重复上述步骤溶解间质性的结缔组织，在间质中移动。到达血管壁时，再以同样的方式穿过血管的基底膜进入血管。

2. 血行播散

单个肿瘤细胞进入血管后，一般绝大多数被机体的免疫细胞所消灭，但被血小板凝集成团的肿瘤细胞团则不易被消灭，可以通过上述途径穿过血管内皮和基底膜，形成新的转移灶。

转移的发生并不是随机的，而是具有明显的器官倾向性。血行转移的位置和器官分布，某些肿瘤具有特殊的亲和性，如肺癌易转移到肾上腺和脑，甲状腺癌、肾癌和前列腺癌易转移到骨，乳腺癌常转移到肝、肺、骨。产生这种现象的原因还不清楚，可能是这些器官的血管内皮上有能与进入血循环的肿瘤细胞表面的黏附分子特异性结合的配体，或由于这些器官能够释放吸引肿瘤细胞的化学物质。

四、临床表现

一般把肿瘤的临床表现分为局部症状与全身症状两部分。

1. 局部症状

肿瘤在原发病灶处的生长导致该部位解剖结构和组织形态发生变化，由此而引起相应的功能改变。肿瘤在所占据的组织中形成肿块，其大小、外形、界限、硬度、表面情况、与邻近组织关系等可作为检查与诊断肿瘤的依据。肿块可引起继发症状，如疼痛、压迫、溃疡、出血、感染、梗阻或功能障碍等，使患者感到不适与痛苦，特别是肿瘤压迫与侵犯神经时，会有不同程度的疼痛。根据肿瘤生长部位不同，还会有许多特殊症状，如胰头癌、胆管癌可引起黄疸；脑室、脑膜肿瘤可引起颅内压升高等。

2. 全身症状

肿瘤早期出现的全身症状一般比较轻微、局限；若能在出现早期症状时引起注意，即可早期发现肿瘤，及时进行治疗。早期症状成为恶性肿瘤的“报警信号”，在临床上尤为重视恶性肿瘤出现的第一个惹人注意的早期症状，称之为“首发症状”。不同的肿瘤“报警信号”与“首发症状”不同。

肿瘤的全身症状与肿瘤分期及肿瘤发生的部位有关。早期肿瘤常无全身症状，或仅有轻微乏力不适、食欲减退；中、晚期肿瘤，由于肿瘤消耗大量营养物质并产生许多毒素，患者陆续出现较明显的全身症状，如体重下降、虚弱、发热、贫血、水肿、腹水、皮肤及关节疾患、广泛脏器转移所致的症状等。

（王俭）

第六节　肿瘤的致病机制

肿瘤的病因学和发病学，多年来进行了广泛的研究，虽然至今尚未完全阐明，但近年来分子生物学的迅速发展，特别是对癌基因和抑癌基因的研究，已经初步揭示了某些肿瘤的病因与发病机制，例如 Burkitt 淋巴瘤和人类 T 细胞白血病/淋巴瘤。目前的研究表明，肿瘤从本质上说是基因病。引起遗传物质 DNA 损害（突变）的各种环境与遗传的致癌因子可能以协同的或者序贯的方式，激活癌基因或（和）灭活肿瘤的抑癌基因，使细胞发生转化。被转化的细胞可先呈多克隆性增生，经过一个漫长的、多阶段的演进过程，其中一个克隆可相对无限制地扩增，通过附加突变，选择性地形成具有不同特点的亚克隆（异质性），从而获得浸润和转移的能力（恶性转化），形成恶性肿瘤。

一、癌基因

1. 原癌基因、癌基因及其产物

癌基因是具有潜在的转化细胞能力的基因。由于细胞癌基因在正常细胞中以非激活的形式存在，称为原癌基因。原癌基因可被多种因素激活。

原癌基因编码的蛋白质大都是对正常细胞生长十分重要的细胞生长因子和生长因子受体，如血小板生长因子（PDGF），成纤维细胞生长因子（FGF），表皮生长因子（EGF），重要的信号转导蛋白质（如酪氨酸激酶），核调节蛋白质（如转录激活蛋白）和细胞周期调节蛋白（如周期蛋白、周期蛋白依赖激酶）等。

2. 原癌基因的激活

原癌基因的激活有两种方式：①发生结构改变（突变），产生具有异常功能的癌蛋白。②基因表达调节的改变（过度表达），产生过量的结构正常的生长促进蛋白。基因水平的改变继而导致细胞生长刺激信号的过度或持续出现，使细胞发生转化。

引起原癌基因突变的 DNA 结构改变有：点突变、染色体易位、基因扩增。突变的原癌基因编码的蛋白质与原癌基因的正常产物有结构上的不同，并失去正常产物的调节作用。通过以下方式影响其靶细胞：①生长因子增加；②生长因子受体增加；③产生突变的信号转导蛋白；④产生与 DNA 结合的转录因子。

二、抑癌基因

抑癌基因的产物能抑制细胞的生长，其功能的丧失可能促进细胞的恶性转化。抑癌基因的失活多是通过两个等位基因的突变或缺失的方式实现的。

常见的抑癌基因有 *Rb* 基因，*P53* 基因，神经纤维瘤病 -1 基因（*NF -1*），结肠腺瘤样息肉病基因（APC）和 Wilms 瘤基因（*WT -1*）等。*Rb* 基因的纯合性缺失见于所有的视网膜母细胞瘤及部分骨肉瘤、乳腺癌和小细胞肺癌等肿瘤，*Rb* 基因定位于染色体 13q14，*Rb* 基因的两个等位基因必须都发生突变或缺失才能产生肿瘤，因此，*Rb* 基因是隐性癌基因。

P53 基因异常缺失包括纯合性缺失和点突变，超过 50% 的肿瘤有 *P53* 基因的突变，尤其是在结肠癌、肺癌、乳腺癌、胰腺癌中更为多见。

三、凋亡调节基因和 DNA 修复调节基因

调节细胞进入程序性细胞死亡的基因及其产物在肿瘤的发生上起重要作用，如 *Bcl -2* 可以抑制凋亡，bax 蛋白可以促进凋亡，DNA 错配修复基因的缺失使 DNA 损害不能及时被修复，积累起来造成原癌基因和抑癌基因的突变，形成肿瘤，如遗传性非息

肉性结肠癌综合征。

四、端粒和肿瘤

端粒随着细胞的复制而缩短，没有端粒酶的修复，体细胞只能复制50次。肿瘤细胞存在某种不会缩短的机制，几乎能够无限制地复制。实验表明，绝大多数的恶性肿瘤细胞都含有一定程度的端粒酶活性。

五、多步癌变的分子基础

恶性肿瘤的形成是一个长期的、多因素形成的分阶段的过程，要使细胞完全恶性转化，需要多个基因的转变，包括几个癌基因的激活和两个或更多抑癌基因的失活，以及凋亡调节和DNA修复基因的改变。

六、化学物质致癌机制

现已确知的对动物有致癌作用的化学致癌物有1 000多种，其中有些可能和人类肿瘤有关。

1. 各种化学致癌物在结构上是多种多样的。其中少数不需在体内进行代谢转化即可致癌，称为直接作用的化学致癌物，如烷化剂。绝大多数则只有在体内（主要是在肝）进行代谢，活化后才能致癌，称为间接致癌物或前致癌物，其代谢活化产物称终末致癌物。如3，4－苯并芘是间接致癌物，其终末致癌物是环氧化物。

2. 所有的化学致癌物在化学上都具有亲电子结构的基团，如环氧化物、硫酸酯基团等。它们都与细胞大分子的亲核基团（如DNA分子中的鸟嘌呤的N－7、C－8，腺嘌呤的N－1、N－3，胞嘧啶的N－3等）共价结合，形成加合物，导致DNA的突变。化学致癌物大多数是致突变剂。

3. 某些化学致癌物的致癌作用可由其他无致癌作用的物质协同作用而增大。这种增加致癌效应的物质称为促癌物，如巴豆油、激素、酚和某些药物。致癌物引发初始变化称为激发作用，而促癌物的协同作用称为促进作用。据此，Berenblum（1942）提出致癌过程的第二阶段学说，即激发和促进两个过程。现在认为激发过程是由致癌物引起的不可逆的过程，使得一种原癌基因（如*RAS*基因）突变性活化，这种突变可遗传给子代细胞；促进过程据目前研究，可能是由于促癌剂（如巴豆油）是细胞内信号转导通道的关键性成分——蛋白激酶C的活化剂，并且能使某些细胞分泌生长因子所致。因此促进作用能促使突变的细胞克隆性生长、抑制其正常分化，最后在附加突变的影响下形成恶性肿瘤。此学说在预防恶性肿瘤中具有现实意义，因为激发过程是很短暂的，大多不可逆转，而促进过程则很长，一般需10～20年。因此，如能减少环境中的促癌物，亦可有效地预防恶性肿瘤的发生。

七、物理性致癌机制

已证实的物理性致癌因素主要是辐射。异物、慢性炎性刺激和创伤亦可能与促癌有关。

辐射能使染色体断裂、易位和发生点突变，进而激活癌基因或者灭活抑癌基因。由于与辐射有关的肿瘤的潜伏期较长，因此，肿瘤最终可能在辐射所损伤的细胞的后代又受到其他环境因素（如化学致癌物、病毒等）所致的附加突变之后，才会出现。

动物实验和临床观察均证实，阳光中紫外线长期过度照射可引起外露皮肤患鳞状细胞癌（鳞癌）、基底细胞癌和黑色素瘤。白种人或照射后色素不增加的有色人种最易发生。其作用机制是细胞内 DNA 吸收了光子，使其中相邻的两个嘧啶连接（包括胸腺嘧啶与胸腺嘧啶、胸腺嘧啶与胞嘧啶、胞嘧啶与胞嘧啶），形成嘧啶二聚体。嘧啶二聚体又形成环丁烷，从而破坏 DNA 双螺旋中二聚体所在处的磷酸二酯骨架，妨碍 DNA 分子的复制。在正常人中，这种损害通常可为一系列 DNA 修复酶所修复，因此皮肤癌发病少见。而一种罕见的常染色体隐性遗传病——着色性干皮病的患者，由于先天性缺乏修复 DNA 所需的酶，不能将紫外线所致的 DNA 的损害修复，皮肤癌的发病率很高。

（王俭）

第七节 肿瘤的发病因素

一、化学致癌因素

1. 间接作用的化学致癌物

多环芳烃类、芳香胺类、氨基偶氮染料、亚硝胺类以及真菌毒素。

1）亚硝胺类，这是一类致癌性较强，能引起动物多种癌症的化学致癌物。在变质的蔬菜及食品中含量较高，能引起消化系统、肾脏等多种器官的肿瘤。

2）多环芳烃类，这类致癌物以苯并芘为代表，将它涂抹在动物皮肤上，可引起皮肤癌，皮下注射则可诱发肉瘤。存在于汽车废气、煤烟、香烟及熏制食品中。

2. 直接作用的化学致癌物

这些致癌物不经体内活化就可致癌，如烷化剂与酰化剂。

1）烷化剂类，如芥子气、环磷酰胺（CTX）等，可引起白血病、肺癌、乳腺癌等。

2）氯乙烯，目前应用最广的一种塑料聚氯乙烯，是由氯乙烯单体聚合而成。可诱发肺、皮肤及骨等处的肿瘤。通过对塑料工厂工人的流行病学调查已证实氯乙烯能引起肝血管肉瘤，潜伏期一般在 15 年以上。

3）某些金属，如铬、镍等也可致癌。

二、物理致癌因素

电离辐射引起各种癌症。长期的热辐射有一定的致癌作用。金属元素镍、铬、镉、铍等对人类也有致癌的作用。

三、病毒和细菌致癌

1. RNA 致瘤病毒

通过转导和插入突变将遗传物质整合到宿主细胞 DNA 中，并使宿主细胞发生转化，存在两种机制致癌：①急性转化病毒；②慢性转化病毒。

2. DNA 致瘤病毒

常见的有人乳头状瘤病毒（HPV）与人上皮性肿瘤，尤其是与宫颈和肛门生殖器区域的鳞癌的发生密切相关。EB 病毒（EBV）与 Burkitt 淋巴瘤和鼻咽癌密切相关。流行病学调查发现乙型肝炎（乙肝）病毒与肝细胞癌有密切的关系。幽门螺杆菌（HP）引起的慢性胃炎与胃低度恶性 B 细胞淋巴瘤的发生有关。

四、遗传因素

1. 呈常染色体显性遗传的肿瘤

如视网膜母细胞瘤、肾母细胞瘤、肾上腺或神经节的神经母细胞瘤。一些癌前疾病，如结肠多发性腺瘤性息肉病、神经纤维瘤等本身并不是恶性疾病，但恶变率很高。这些肿瘤和癌前病变都属于单基因遗传，以常染色体显性遗传的规律出现。其发病特点为早年（儿童期）发病，肿瘤呈多发性，常累及双侧器官。

2. 呈常染色体隐性遗传的遗传综合征

如 Bloom 综合征易发生白血病和其他恶性肿瘤；共济失调毛细血管扩张症患者易发生急性白血病和淋巴瘤；着色性干皮病患者经紫外线照射后易患皮肤基底细胞癌、鳞癌或黑色素瘤。这些肿瘤易感性高的人群常伴有某种遗传性缺陷，以上三种遗传综合征均累及 DNA 修复基因。

五、外界因素

外界致癌因素是引起癌症的重要刺激因素，80% ~90% 的癌症是由环境因素引起的。已知致癌因素有化学、物理、生物、营养等几种，较重要的有以下几项：

1. 吸烟与被动吸烟

肺癌患者中吸烟者的人数是不吸烟者的 10 倍；吸烟者喉癌、食管癌、膀胱癌、口咽癌的发病率也比不吸烟者高。吸烟量与癌症发病关系尚不明确，即使接触烟草的烟雾量不大也会发生癌症。近年来还发现，经常吸二手烟的不吸烟者，发生癌症的概率也大。

2. 膳食

人类的饮食结构和习惯与消化道癌等关系密切。膳食中脂肪过多易诱发乳腺癌、大肠癌；水果和蔬菜可降低大肠癌的发病率；有些食品添加剂具有致癌作用；腌、熏食品和一些蔬菜、肉类、火腿、啤酒中可能含有致癌的亚硝酸盐和硝酸盐；含有黄曲霉毒素的食品与肝癌发病可能有关。

3. 药物

治疗癌症的各种抗肿瘤药特别是烷化剂，本身也具有致癌作用；此外，某些解热镇痛药、抗癫痫药、抗组胺药、激素类等与癌症的发生有关。

4. 寄生虫

血吸虫病可引起膀胱癌；华支睾吸虫可引起胆管癌。

（王俭）

第八节 肿瘤病理学

病理学是研究疾病的原因，发生、发展规律及其形态、功能变化的一门科学。诊断病理学是病理学的一个重要分支，其主要目的是对疾病作出正确的病理诊断，从而对疾病的预防、治疗及预后提供可靠的形态学依据。

随着医学科学和相关学科的发展，新的检查手段也越来越多，如B型超声（B超）、各种内镜、计算机断层扫描（CT）、磁共振成像（MRI）以及各种血清免疫、生化检测等，对各种疾病的诊断水平也相应提高。尽管如此，在大多数情况下，最终疾病的确切诊断，还要依靠诊断病理学，对肿瘤更是如此。

肿瘤诊断是诊断病理学的核心工作。肿瘤是目前威胁人类生命最严重的疾病之一。肿瘤病理诊断工作的重要内容包括：区分肿瘤和非肿瘤性疾病；确定肿瘤的良恶性；确定恶性肿瘤的分级、分期；判断肿瘤的预后和疗效；判断肿瘤是否复发、扩散和转移。

肿瘤是机体细胞在不同致癌因素长期作用下，发生过度增生及分化异常而形成的新生物。其外形通常表现为肿块。

身体内任何组织的细胞均可由于过度增生而形成肿瘤，但增生细胞的起源是各种组织中分化较低、繁殖能力较强的细胞，如血管周围组织的细胞、表皮生发层的细胞、黏膜柱状上皮腺体陷窝处的细胞、腺排泄管及腺基底细胞等。有些肿瘤是由身体内残留的胚胎细胞增生而形成。

由正常组织的细胞向肿瘤细胞演变，都要经过一个由量变到质变的转变过程。一旦肿瘤细胞形成后，其组织增生即具有肿瘤的特性，与体内其他增生性病变，如再生、化生及炎症等时所见到的非瘤性组织增生有质的不同。一些非瘤性增生性病变，在高度增生时，也可形成肿块，甚至呈所谓瘤样病变。但这些增生性病变在增生的原因除去后，细胞即停止增生，同时增生的细胞均能达到正常组织的分化、成熟程度，例如，炎症终止后，增生的肉芽组织即成熟为纤维组织。表皮再生完成后，增生的基底细胞成熟并变为正常表皮的复层鳞状上皮。因此，所有非瘤性增生组织的细胞，均不失其发源组织的形态结构、功能及代谢特性。从增生的意义上来讲，有些非瘤性增生，如再生、化生及炎症，有适应机体需要的代偿、适应及防御的意义。而肿瘤性增生则不然，当刺激增生的原因去除后，肿瘤细胞仍可继续增生，并且与机体处于很不协调的过度增生状态。与此同时，肿瘤细胞不能达到其发源组织的分化、成熟程度，有的甚至处于未分化状态。这就造成了肿瘤细胞在形态、结构、功能及代谢等方面的异常性。

一、肿瘤与机体的相互关系

肿瘤和机体的关系不是寄生物与宿主的关系；瘤性生长也不是独立自主的生长。肿瘤的生长与机体密切相关，互相影响。肿瘤摄取机体营养，依靠机体而存在，又给机体以轻重不等的不良影响。机体对肿瘤的生长也并非完全被动受害，而是在肿瘤形成后，机体即发生一系列特异性及非特异性的抗肿瘤防御反应，以对抗肿瘤的生长，例如，抗体的产生，局部淋巴细胞、巨噬细胞等的浸润以及纤维结缔组织的增生等，都是机体抗肿瘤的防御反应。因此，肿瘤与机体的抗肿瘤防御反应是对立统一的矛盾关系，临床在治疗肿瘤的原则上，既要尽可能有效地消灭肿瘤，又要采取有效方法维持并加强机体的抗肿瘤功能。

肿瘤对机体的影响，因其体积大小、发生部位、良恶性程度及机体状态等因素的不同而异。一般说来，体积小的良性肿瘤，尤其是发生在皮肤或黏膜表浅处者，对机体的影响常不明显。但若在器官的狭小腔道中，可造成腔道的狭窄或梗阻；在要害部位可妨害器官的功能。体积较大的良性肿瘤对机体影响较显著，在皮肤或黏膜表浅处者，有的可破溃而引起出血、感染；在深部者，可挤压、推开其周围组织或器官；在器官的腔道中者，可使腔道阻塞；带蒂的肿瘤可发生蒂扭转。这些对于机体均可引起轻重不等的危害。机体对于良性肿瘤的反应，主要表现为局部产生纤维组织，形成包膜包围肿瘤。

恶性肿瘤生长较快，可发生浸润与转移，晚期常严重地扰乱机体的生理功能，导致患者衰弱、贫血、消瘦，甚至死亡。机体在局部也产生对浸润性肿瘤的一些防御性反应，例如，在癌巢周围产生多糖物质及嗜银纤维的“包裹”；在实质与间质中可出现显著的细胞浸润，包括淋巴细胞、浆细胞、巨噬细胞、肥大细胞的聚集，或在肿瘤周边产生包膜样的纤维组织，但并不形成完整的包膜。此外，如区域淋巴结窦内的组织细胞增生，也是对抗恶性肿瘤生长的形态学反映。在全身则产生抗体和动员神经体液调节以调节生理功能。同类型恶性肿瘤的不同患者，或同一患者在肿瘤的不同发展阶段，机体和肿瘤之间可表现出不同程度的复杂的抗衡关系。

二、肿瘤病理学在肿瘤学中的地位及分类的新趋向

肿瘤病理学是肿瘤学的重要组成部分，是一般病理学的一个大的分支。它的主要任务是研究肿瘤的发生、发展规律，揭示各种肿瘤的共同性与特殊性，探讨肿瘤与机体的相互关系，确定肿瘤的良恶性，判断临床治疗效果以及研究肿瘤的转归等。因此，肿瘤病理学是肿瘤的基础研究与临床研究必不可少的重要手段之一，是基础与临床联系的桥梁。

随着医学进步，近年对于不少肿瘤的发病学有了一些基本认识，这些都是从细胞病理形态学开始认识的。如癌变的基础是细胞的增生，是通过细胞学的观察而获得的信息。由于单纯形态学观察还远远不能提示肿瘤的发生发展规律。因此，目前出现许多新的病理学手段，如分子病理学、免疫病理学、超微结构、DNA 分析、癌基因的表达与扩增、抑癌基因的失活或突变等。从肿瘤细胞的内在结构与功能，深入揭示肿瘤的增生与癌变的规律，这些无疑是从肿瘤病理学发展起来的，因而，肿瘤病理学也是病因学及

发病学研究不可缺少的手段之一。

肿瘤病理学另一个重要任务是肿瘤病理诊断，它不仅要确定肿瘤的组织学类型、良性抑或恶性、分化程度、生长方式以及肿瘤的侵袭与扩散范围等，而且要做到早期发现、早期诊断，尤其是揭示癌前病变及癌前疾病的类型等，以便为临床设计合理的治疗方案、观察治疗疗效、开展癌前的阻断治疗等提供重要依据。

目前，常规病理学处理，对绝大多数肿瘤可作出明确诊断，如鳞癌、腺癌等。但是，由于人们认识的不断深化等原因，某些肿瘤尚难确定它们的性质，尤其是由于新技术的应用，发现不少肿瘤是异质性的；不少肿瘤与内分泌或遗传密切相关。因此，以往以肿瘤的组织发生学为依据的分类，已经远远不能适应科学发展的需要，也不能适应临床的需要。

目前，由于免疫学的进展，发现淋巴细胞在功能上与形态上有两大组，一组为执行体液免疫的 B 细胞，另一组为执行细胞免疫的 T 细胞，两者不但功能不同，形态学也各有差异。因而，人们根据实践经验，根据肿瘤细胞的免疫学表达，将非霍奇金淋巴瘤分为 T 与 B 等类型，又根据它的形态分为若干亚型。这是恶性淋巴瘤研究工作中划时代的进展。它们各有不同临床病理特点，不同的免疫学表达，不同的生物学行为，这种形态与功能相结合的分类，对临床制订合理的治疗方案，观察它们的预后，是很有价值的。又如垂体肿瘤，以往根据形态，将它分为嗜酸性细胞腺瘤、嗜碱性细胞腺瘤以及嫌色细胞腺瘤等。目前，由于超微结构的观察，特别是免疫组织化学工作的进展，已经明确地将垂体腺瘤，特别是嫌色细胞腺瘤，根据其功能及超微结构特点，分为催乳素（PRL）细胞腺瘤、促甲状腺激素（TSH）细胞腺瘤、生长激素（GH）细胞腺瘤、促肾上腺皮质激素（ACTH）细胞腺瘤、促性腺激素细胞腺瘤等。因而，形态与功能相结合对肿瘤分类，已相继出现。另外，也有人将肿瘤，特别是恶性肿瘤分为激素依赖性肿瘤及非激素依赖性肿瘤，如乳腺癌等属于激素依赖性肿瘤，皮肤鳞癌等属于非激素依赖性肿瘤。

三、肿瘤的分类和命名

（一）肿瘤的分类

肿瘤的分类主要以肿瘤的组织类型和生物学行为为依据。在病理学上，每个器官和系统的肿瘤，都有详尽的分类，如肺肿瘤的分类、肝肿瘤的分类等。恰当的分类在医学实践中，特别是病理学的实际工作中都有重要作用。一方面，分类是为了诊断的需要，统一诊断标准和诊断术语，这样，医生之间的交流就不会因术语上的差异而发生障碍；同时有了统一的分类也是疾病统计、流行病学调查、病因学及发病学研究的需要。另一方面，临床医生可根据肿瘤分类的不同，拟定治疗计划，判断疾病预后。

现行的肿瘤分类是世界卫生组织（WHO）邀请世界各地专家确定的，并不断予以修订，形成了世界上广泛认可和应用的 WHO 肿瘤分类，医护人员应当熟悉其专业涉及的肿瘤的最新分类。

肿瘤总体分为良性肿瘤和恶性肿瘤。良性肿瘤命名按其来源的组织名称后加一“瘤”字，如纤维结缔组织上发生的肿瘤称为“纤维瘤”，腺上皮发生的肿瘤称为“腺瘤”。恶性肿瘤又分为癌与肉瘤。癌来源于上皮组织，而肉瘤来源于间叶组织。常见的上皮恶性肿瘤有：肺鳞癌、尿路上皮癌。常见的恶性间叶组织肿瘤有：纤维肉瘤、脂肪肉瘤、骨肉瘤。

（二）肿瘤的命名

1. 一般命名法

主要依据肿瘤的生物学行为来命名，分为：

1）良性肿瘤，按部位 + 组织分化类型 + 瘤，如腮腺混合瘤、卵巢浆液性乳头状囊腺瘤和颈部神经鞘瘤等。

2）交界性肿瘤，按部位 + 交界性或非典型性或侵袭性 + 组织分化类型 + 瘤，如卵巢交界性浆液性乳头状囊腺瘤、面部非典型性纤维黄色瘤和跟骨侵袭性骨母细胞瘤等，部分交界性肿瘤根据临床和形态学特点采用描述性名称，如腹壁隆突性皮纤维肉瘤和上臂上皮样血管内皮瘤等。

3）恶性肿瘤，向上皮组织分化的恶性肿瘤，按部位 + 上皮组织分化类型 + 癌，如食管鳞癌、直肠腺癌、膀胱移行细胞癌和鼻翼基底细胞癌；向间叶组织分化的恶性肿瘤，按部位 + 间叶组织分化类型 + 肉瘤，如腹膜后平滑肌肉瘤、头皮血管肉瘤和前臂上皮样肉瘤等；有些肿瘤采用恶性 + 组织分化类型 + 瘤，如恶性纤维组织细胞瘤、黑色素瘤和恶性淋巴瘤等；向胚胎组织分化的肿瘤，按部位 + 母细胞瘤，多数为恶性，如肾母细胞瘤、肝母细胞瘤、胰母细胞瘤、视网膜母细胞瘤和神经母细胞瘤等，但少数为良性，如脂肪母细胞瘤和骨母细胞瘤；肿瘤内同时含有上皮和肉瘤成分时，按部位 + 癌或腺 + 肉瘤，如膀胱癌肉瘤和子宫腺肉瘤等；肿瘤内含有两种或两种胚层以上成分时，按部位 + 畸胎瘤或未成熟畸胎瘤，如卵巢成熟性囊性畸胎瘤和睾丸未成熟畸胎瘤等，或冠以恶性，如子宫恶性中胚叶混合瘤等。

2. 特殊命名法

有以下几种方式：

1）按传统习惯，如白血病和蕈样肉芽肿等。

2）按人名，如 Hodgkin（霍奇金）淋巴瘤、Ewing（尤因）肉瘤、Wilms（威尔姆）瘤、Askin（阿斯金）瘤、Paget（佩吉特）病、卵巢 Brenner（勃勒纳）瘤和 Merkel（麦克尔）细胞癌等。

3）按肿瘤的形态学特点，如肺小细胞癌、海绵状血管瘤、多囊性间皮瘤和丛状神经纤维瘤等。

4）按解剖部位，如迷走神经体瘤和颈动脉体瘤等。

四、肿瘤的一般形态结构

（一）大体形态

肿瘤的肉眼形态多种多样，并可在一定程度上反映肿瘤的良恶性。

1. 肿瘤的外形

肿瘤的外形很不一致，常受部位及邻近组织的影响，也与生长方式及良恶性有关。良性肿瘤一般为膨胀性生长，界限清楚，如在体表或腔道，则常向表面生长，呈结节状、圆球状、蕈伞状、息肉状、乳头状、绒毛状、分叶状、树枝状、哑铃状、葫芦状等；恶性肿瘤生长较快，常侵袭破坏邻近组织，外形很不规则，基底部常有树根样或蟹足状浸润，常使肿瘤与正常组织固着，不易推动。位于体表的恶性肿瘤，常发生坏死与崩解，形成边缘隆起的火山口样溃疡，弥漫生长。位于深部的肿瘤，常境界不清，有时仅局部变硬（如胃的硬癌），而不形成肿块。

2. 肿瘤的大小

肿瘤的大小悬殊，与其良恶性、生长时间、发生部位有一定关系。肿瘤早期往往体积较小，有的甚至在显微镜下才能发现，如黏膜的原位癌。又如乳腺的隐匿性癌仅为数毫米，以淋巴结转移为首发症状，经仔细检查才发现原发灶。生长在体表或皮下的肿瘤因易于被发现，故就诊时体积多不大。腹膜腔、盆腔的肿瘤因其生长空间较大，部分隐匿，不为早期发现，常可长得较大，重达数千克甚至数十千克，如后腹膜脂肪肉瘤、盆腔的卵巢囊腺瘤。恶性肿瘤生长迅速，较早危及患者生命，因此体积一般不会太大。生长在颅内、椎管内、声带等处的肿瘤，因发展空间有限，体积一般亦不会太大。长得特别大的肿瘤，多为生长在非要害部位的良性肿瘤。

3. 肿瘤的数目

肿瘤多为单中心发生，形成单个肿块，少数可多中心发生，在一个器官内形成多个组织起源相同的肿瘤，如子宫多发性平滑肌瘤。也有少数情况肿瘤数目可达数百甚至上千，例如，皮肤多发性神经纤维瘤和家族性结肠息肉病等。

4. 肿瘤的颜色

肿瘤一般与其起源组织颜色相同，多数呈灰白或灰红。富于血管的血管瘤或内分泌肿瘤呈灰红或暗红色，黑色素瘤呈棕褐色或黑色，脂肪瘤呈淡黄色，分泌黏液的肿瘤呈灰白半透明状。据此，可对肿瘤来源作初步估计。

5. 肿瘤的质地

肿瘤的硬度取决于来源组织、实质和间质的比例及有无变性坏死。肿瘤中如钙盐较多，或骨质形成、纤维成分多，则质硬；反之，当肿瘤的间质成分少、肿瘤实质成分多或有出血、坏死、囊性变者，则较软。

6. 肿瘤的结构

肿瘤的切面呈现为囊腔的有海绵状血管瘤、囊性淋巴管瘤、各种囊腺瘤、囊腺癌以及囊性变的肿瘤；切面呈裂隙状的有血管外皮瘤、纤维腺瘤、叶状囊肉瘤、导管内乳头状瘤等；切面呈编织状或漩涡状的有平滑肌瘤、纤维瘤病、神经纤维瘤等；如果切面均匀一致者多为高度恶性的肉瘤，如恶性淋巴瘤或未分化肉瘤；切面含有岛屿状的骨组织或软骨组织的可能多为各种良恶性的骨与软骨肿瘤。

（二）显微镜下形态结构

任何肿瘤的显微镜下结构都可分为实质与间质两部分。肿瘤的实质，即肿瘤细胞，为肿瘤的特征性部分。肿瘤的间质，即血管、结缔组织等，为肿瘤的支架及供应营养的部分。

1. 肿瘤的实质

肿瘤细胞发源于体内各种组织，故无论良性或恶性肿瘤的肿瘤细胞，在形态上均与其发源组织或多或少地相似。良性肿瘤的肿瘤细胞与其发源组织非常相似，而恶性肿瘤则多显示与其发源组织有相当程度的差异。这种差异的程度越大，表示肿瘤细胞的分化程度越低（或越不成熟），反映出肿瘤的恶性程度越高；反之，肿瘤细胞在形态上越接近发源组织，则肿瘤细胞的分化程度越高（或越成熟），反映出肿瘤的恶性程度越低。根据肿瘤细胞的形态表现，可识别肿瘤的组织来源，根据肿瘤细胞分化程度的不同，可衡量肿瘤的恶性程度。

良性肿瘤细胞分化成熟程度高，在形态学上被称为同型性或成熟性。同型性指肿瘤细胞与其发源组织很相似，细胞的形状、大小及排列结构与其仅有轻度差异。成熟性说明肿瘤细胞基本上已接近发源组织的成熟程度。

恶性肿瘤细胞分化成熟程度低，在形态学上的表现极为多样化，被不同地称为异型性、多形性或幼稚性。异型性意味着肿瘤细胞与其发源组织有显著的形态差异，如肿瘤细胞形状不规则，核浆比例大，核染色深，染色质颗粒粗，分布不均匀，核仁显著，核膜增厚，细胞排列紊乱等。多形性是指肿瘤细胞及其核的大小、形状、染色性等彼此很不一致，并可出现瘤巨细胞及多核细胞等奇形细胞。幼稚性说明肿瘤细胞与发育原始阶段的某些胚胎细胞的形态特征相接近。最幼稚性肿瘤的肿瘤细胞及核的大小、形状相当一致，多呈小圆形、染色较深、核相对较大、胞质少，见于组织来源难以辨认的未分化恶性肿瘤。至于少数起源于间叶组织的未分化恶性肿瘤，可表现为星芒状黏液样细胞，其核小，胞质突伸向淡蓝染色的黏液基质中。以上所述三种表现可单独出现，也可混杂存在。此外，在恶性肿瘤中，由于细胞繁殖迅速，因此核分裂象增多，并且可出现不对称分裂、三极分裂及多极分裂等不典型核分裂象。

肿瘤细胞的排列结构亦与其发源组织的结构有不同程度的相似。分化成熟程度越高，其相似程度越大。

肿瘤细胞可有相应正常细胞的产物或包含物，如纤维、骨或软骨基质、黏液、浆液、胶样物、脂类、胆色素、糖原、黑色素、结晶等。这些物质可位于细胞内或细胞外，产物或包含物的发现有助于对肿瘤组织来源的判断。

2. 肿瘤的间质

肿瘤的间质包括血管、结缔组织等，对肿瘤实质起着营养和支架作用。肿瘤的间质，一部分是病变所在处原来有的，另一部分是随肿瘤的生长而由周围组织随同发生和（或）长入的。

无论良性或恶性肿瘤，在生长过程中都能引起机体不同程度的反应。在局部表现为间质内炎细胞浸润、嗜银纤维及胶原纤维增生等。良性肿瘤生长缓慢，局部刺激比较轻微。常在其周围可见纤维组织增生，形成包膜，肉瘤亦可在其周围引起纤维组织的反应性增生，但程度较轻。未分化癌的局部组织反应也较轻。分化性癌（包括低、中及高分化）所侵犯之处，引起局部较显著的间质反应。早期间质反应主要为充血，淋巴细胞、浆细胞浸润和毛细血管新生。以后，在紧贴癌细胞团块的局部产生丰富的纤维组织。在某些癌，如乳腺髓样癌等，淋巴细胞的浸润可为持续性变化，与机体防御免疫性机理有关，对患者的预后较有利。

（三）肿瘤的超微结构

肿瘤细胞同正常细胞之间或良、恶性肿瘤细胞间未发现有质的差别，而仅有量的差别。主要有以下几个特点：

1．同型性

同型性即肿瘤细胞与其来源的正常组织的细胞在超微结构上有相似之处。如鳞癌有张力原纤维、桥粒，从而有助于诊断。

2．低分化性

恶性肿瘤细胞分化程度较低，甚至未分化，如有些横纹肌肉瘤分化程度低，光学显微镜（光镜）见不到横纹，电子显微镜（电镜）下可见原始肌节，从而得以确诊。

3．异型性

肿瘤细胞特别是恶性肿瘤细胞，胞核、细胞器显示一定程度的畸形。一般而言，肿瘤细胞分化越低，细胞器越简单，线粒体、内质网、高尔基器、张力微丝等数量减少，发育不良。如鳞癌细胞之间桥粒减少，使肿瘤细胞易脱落、浸润。又如，肿瘤细胞线粒体呈球形，而非杆状，线粒体嵴呈纵向平行排列，说明其无氧酵解供能的特点。

4．分泌产物

黏液颗粒见于腺癌，酶原颗粒见于胰腺癌，神经内分泌颗粒见于胺前体摄取及脱羧细胞肿瘤（APUD 瘤），漩涡状髓样膜性分泌颗粒是Ⅱ型肺泡上皮的特征，可见于肺泡上皮癌，垂体瘤细胞的分泌颗粒有助于垂体瘤的分型等。

总的说来，鉴别肿瘤的良恶性主要靠光镜，而电镜则对鉴别肿瘤的类型和组织来源发挥重要作用。

五、肿瘤的生长与扩散

具有局部侵袭和远处转移能力，往往是恶性肿瘤特有的性质，并且是恶性肿瘤威胁患者健康与生命的主要原因。因此对肿瘤生长与扩散的研究已成为肿瘤病理学的重要内容。

（一）肿瘤的生长速度

肿瘤细胞有别于正常细胞的重要表现之一是它们能持续地生长。肿瘤的生长速度同肿瘤生长动力学有关，取决于以下因素：

1. 肿瘤细胞倍增时间

肿瘤细胞生长周期同正常细胞一样，也分为 G_0、G_1、S、G_2 和 M 期。实验表明，恶性肿瘤细胞的生长周期相似或比正常细胞慢。

2. 生长分数

生长分数指肿瘤细胞群体中处于增殖阶段（$S+G_2$ 期）细胞的比例。在细胞恶性转化初期，大多数细胞处于增殖期，生长分数高。随着肿瘤持续生长，多数肿瘤细胞处于 G_0 期，故生长分数明显降低。

3. 肿瘤细胞的生长与丢失

肿瘤细胞有别于正常细胞的重要特点之一是其持续性生长，肿瘤组织中肿瘤细胞生成往往超过丢失。

肿瘤的生长动力学也同肿瘤化疗的效果有关，几乎所有化疗药物均针对处于增殖期的细胞，同时高生长分数的肿瘤对化疗敏感，低生长分数的肿瘤往往对化疗耐药。因此，对患者先用放疗或手术方法降低肿瘤群体细胞数，使 G_0 期的肿瘤细胞进入增殖期，再施以化疗，可提高化疗的疗效。

良性肿瘤分化程度高，因此生长缓慢；而恶性肿瘤，特别是那些分化程度较低的肿瘤，生长速度较快，短期内就可形成巨大肿块。肿瘤生长速度的快慢是临床上区别良、恶性肿瘤的依据之一，但具有相对性。如果生长缓慢的良性肿瘤生长速度突然加快或体积迅速增大，说明可能发生了恶变，但有时亦可为肿瘤继发性出血、坏死及囊性变造成的假象，如甲状腺腺瘤出血囊性变。

（二）肿瘤的生长方式

1. 膨胀性生长

膨胀性生长多为良性肿瘤的生长方式。良性肿瘤生长缓慢，随着肿瘤体积逐渐增大，推挤周围正常组织呈结节状生长，常有完整的包膜，同周围组织分界清楚。膨胀性生长的肿瘤易于手术摘除，术后不易复发。

2. 外生性增生长

外生性生长为体表、体腔表面或管道器表面肿瘤的生长方式，良、恶性肿瘤都可呈外生性生长。

3. 浸润性生长

浸润性生长为多数恶性肿瘤的生长方式。肿瘤侵入周围组织间隙，浸润破坏周围组织，犹如树根长入泥土中一样。浸润性生长的肿瘤无包膜，与正常组织无明显界限，触诊时肿瘤固定不动，手术不易切除干净，术后易复发，必须辅以放疗、化疗消灭残留的肿瘤细胞。

恶性肿瘤浸润性生长的机制可能与下列因素有关：

1）肿瘤细胞不断增生的能力：体外细胞培养发现，正常细胞在繁殖过程中当与周围细胞接触时就停止分裂，这种现象称为细胞增生的接触性抑制。其机制可能是接触时活化了细胞膜上的腺苷酸环化酶，从而增加细胞内环腺苷酸（cAMP）的生成，使细胞停止分裂增生。而肿瘤细胞表面的蛋白酶显著高于正常细胞，使膜上的腺苷酸环化酶活性受到抑制，导致细胞内的 cAMP 浓度降低，而环鸟苷酸（cGMP）浓度增加，从而改变了细胞膜的通透性，使营养物质迅速进入细胞，增加 DNA 合成及细胞分裂。故肿瘤细胞虽彼此密切接触，仍能继续增生（即失去接触性抑制），使肿瘤体积不断增大，并向周围组织伸展，发生浸润性生长。

2）肿瘤细胞的运动能力：组织培养证明，多数肿瘤细胞有运动能力。有些正常小细胞（如成纤维细胞）也有运动能力，但与其他细胞接触时即发生细胞收缩而停止活动。这称为细胞运动的接触性抑制。其机制可能是细胞相接触时，细胞内 cAMP 浓度增加，因而使 Ca^{2+} 的浓度也增加，而影响细胞内与细胞活动有关的微管及微丝的结构和功能，从而阻止了细胞的继续活动。肿瘤细胞则可能由于 cAMP 的生成降低，Ca^{2+} 的浓度也降低，因而失去了细胞运动的接触性抑制。最近发现肿瘤细胞能分泌一种刺激本身运动的物质，称为肿瘤自泌性移动因子（AMF），可通过与肿瘤细胞表面受体结合而刺激肿瘤细胞运动。

3）肿瘤细胞间的黏着力降低：可能由于肿瘤细胞表面糖蛋白的唾液酸残基增加，使负电荷加强，因而相互间的排斥力增大；加以肿瘤细胞表面蛋白溶解酶增加，故肿瘤细胞间黏着力降低。此外，电镜观察还发现，肿瘤细胞间的连接减少或消失，这也使肿瘤细胞间黏着力降低。这不但为其浸润性生长及种植转移提供了条件，也因肿瘤细胞易于脱落，为临床的脱落细胞学诊断提供了可能性。

4）水解酶的释放：有学者发现某些恶性肿瘤细胞能释放组织蛋白酶、纤溶酶、透明质酸酶、胶原酶等，这些酶可溶解破坏周围组织，促进肿瘤浸润性生长。

5）FN 减少和 LN 增多：两者皆为细胞外基质非胶原糖蛋白，可连接细胞和基质中大分子，并与细胞生长、分化和运动有关。有人发现侵袭性肿瘤细胞表面缺乏 FN，其缺乏程度与侵袭基质程度一致。LN 则与肿瘤细胞体外高移动性和体内高转移性有关。此外，有人提出肿瘤细胞膜 LN 受体增多与肿瘤的侵袭转移有关。

（三）肿瘤的扩散

良性肿瘤仅在原发部位不断生长增大，并不扩散。恶性肿瘤不但在原发部位继续生长，并向周围组织浸润蔓延，且可通过转移向身体其他部位扩散。

恶性肿瘤的扩散与转移常常是患者的主要死因。恶性肿瘤在什么时候发生扩散无明显规律。如有的肿瘤体积已相当大，而扩散出去的细胞不能生存成为转移瘤，有的肿瘤体积还相当小，却已出现转移瘤。肿瘤细胞的扩散要经过一定途径，并且肿瘤细胞的生长与繁殖受许多因素的影响，所以扩散出去的肿瘤细胞绝大多数不能存活，只有少数能生长、繁殖成为转移瘤。

恶性肿瘤的扩散主要沿着下面的四种途径：

1. 局部直接蔓延

恶性肿瘤在生长过程中可沿组织间隙、肌肉、筋膜面、神经周围间隙、骨髓腔等向四周伸展。伸展的速度和远近不一。一般认为骨、骨膜、软骨、致密结缔组织等对肿瘤局部扩展有一定屏障作用。一些器官，例如胃癌很少沿十二指肠蔓延，结肠、直肠癌沿肠壁向下扩展很少超过 1.5 cm。

2. 淋巴转移

肿瘤细胞侵入淋巴管后，随淋巴液首先到达局部淋巴结。例如，乳腺癌肿瘤细胞首先到达同侧腋窝淋巴结；肺癌肿瘤细胞首先到达肺门淋巴结。肿瘤细胞到达局部淋巴结后，先聚于边缘窦，以后生长繁殖而累及整个淋巴结，发展为淋巴结转移癌。此时淋巴结肿大、变硬、切面颜色灰白。有时有转移的淋巴结由于肿瘤组织侵出被膜而互相融合成团块。局部淋巴结发生转移后，可继续转移至下一站的其他淋巴结，最后可经胸导管进入血流再继发血行转移。

3. 血行转移

肿瘤细胞多经小静脉入血，少数亦可经淋巴管入血，侵入血管后可随血流到达远隔器官继续生长，形成转移瘤。血行转移的途径与栓子运行途径相同：①侵入体循环静脉的肿瘤细胞经右心到肺，在肺形成转移瘤，例如骨肉瘤等的肺转移；②侵入门静脉系统的肿瘤细胞，首先形成肝内转移，例如胃、肠癌的肝转移等；③侵入肺静脉的肿瘤细胞，可经左心随主动脉血流到达全身各器官，常见转移到脑、骨、肾及肾上腺等处；④侵入胸、腰、骨盆静脉的肿瘤细胞，也可以通过吻合支进入脊椎静脉丛，例如前列腺癌就可通过此途径转移到脊椎进而转移到脑，这时可不伴有肺的转移。血行转移虽然可见于许多器官，但最常见的是肺，其次是肝。转移瘤在形态上的特点是边界清楚并常为多个散在分布的结节，且多位于器官表面。位于器官表面的转移瘤，由于瘤结节中央出血、坏死而下陷，可形成“癌脐”。

4. 种植转移

一般肿瘤细胞不能在完整的皮肤和黏膜表面种植，但易在胸、腹膜表面种植。种植的肿瘤细胞只有获得充分营养和克服机体的抵抗时，才得以生存。

一般在发生种植前，肿瘤由器官表面溃破，肿瘤细胞播散，在浆膜面附着。渗出液能供给肿瘤细胞营养，适于肿瘤细胞长期生存。胃、结肠及卵巢癌常种植在腹膜。原发瘤较小，而在胸腹腔内广泛种植的病例并不罕见。

医源性种植亦不罕见，如有的复发瘤发生在手术切口瘢痕处；有的结直肠癌患者，于痔核切除瘢痕中生长同样的腺癌。在针吸通道、结肠癌切除术吻合口等处，亦有发生种植性肿瘤者。

恶性肿瘤发生转移的机制，迄今尚不十分明了，可能与下列因素有关：

1. 肿瘤细胞的浸润性

一般而言，肿瘤的分化程度愈低，浸润性愈明显，则转移发生也愈早。例如胃的单纯癌较胃的腺癌易发生转移。但这不是绝对的，如甲状腺滤泡性腺癌分化甚好，但早期即可发生淋巴转移。

2. 进入血液循环的肿瘤细胞的状态及有无附着条件

肿瘤细胞在血中的存活力和其形成团块的数量多少与血行转移瘤的形成有关。其存活力愈强及形成肿瘤细胞团块愈多者，形成转移瘤的数目也愈多。再者，由于肿瘤细胞的毒性产物或微循环障碍造成的缺氧引起毛细血管和小静脉内膜受损，导致血栓形成而有利于肿瘤细胞在该处附着，继续生长而成为转移瘤。

3. 局部组织器官的特点

血管丰富之处，转移的肿瘤细胞易于生长。例如，多种恶性肿瘤易发生骨转移，可能与该处血管丰富有关。此外，转移瘤在某些组织或器官中不易形成，如脾虽然血液循环丰富，但脾为重要的免疫器官，不利于肿瘤的生长；心肌和骨骼肌内转移瘤少见，可能与肌肉经常收缩而使肿瘤细胞不易停留或肌肉内乳酸含量高而不利于肿瘤生长有关。再者，某些恶性肿瘤的转移常有明显的器官选择性，例如，甲状腺癌和前列腺癌常转移至骨，肺癌常转移至脑和肾上腺等，其机制尚不清楚。

4. 机体的状态

机体的一般状况、免疫功能和精神状态对肿瘤的转移有密切关系。例如，绒毛膜癌在切除原发后，肺内的转移瘤可以自然消退；乳腺癌在手术切除多年后可发生远处转移。此外，实验证明，注射肾上腺皮质激素或垂体 GH 皆可促进实验动物肿瘤的转移，说明内分泌对肿瘤的转移亦有影响。

六、癌前疾病、癌前病变、不典型增生及原位癌

正确认识癌前疾病及癌前病变、不典型增生及原位癌是防止肿瘤发生发展及早期诊断肿瘤的重要环节。

（一）癌前疾病及癌前病变

癌前疾病及癌前病变是指某些具有明显癌变危险的疾病及病变，如不及时治愈即有可能转变为癌。因此，早期发现与及时治疗癌前疾病或癌前病变，对肿瘤预防具有重要实际意义。常见的具有统计学意义的癌前疾病及癌前病变有：①黏膜白斑；②慢性子宫颈炎伴宫颈糜烂；③纤维囊性乳腺病；④结肠、直肠的腺瘤性息肉；⑤慢性萎缩性胃炎及胃溃疡；⑥慢性溃疡性结肠炎；⑦慢性皮肤溃疡。

（二）不典型增生

不典型增生又称异型增生，指细胞增生活跃并伴一定程度异型性的病变，但尚不够癌的诊断标准。不典型增生在组织学上表现为增生的细胞大小不一，形态多样；核大而深染，核质比例增大，核分裂可增多，但多属正常核分裂；细胞排列紊乱，极性消失。可发生于皮肤、黏膜的被覆上皮，也可发生于腺上皮。根据其异型性程度及累及范围可分为轻、中、重度三级。如发生在鳞状上皮，轻度不典型增生累及上皮层下 1/3，中度则累及上皮层下 2/3，重度则超过上皮层下 2/3 但未及全层。轻度和中度不典型增生，病因去除后多可恢复正常；重度不典型增生较难逆转，常转变为癌。

（三）原位癌

原位癌指局限于上皮层内，未突破基底膜侵犯到间质的恶性上皮性肿瘤。临床上可见到子宫颈、食管、皮肤的原位癌及乳腺小叶原位癌等。原位癌的诊断主要依赖于病理组织学。临床或肉眼检查往往无明显异常，或仅见有轻微糜烂、粗糙不平、局部增厚等。

原位癌可长期保持不变，也可数年后突破基底膜发展成为浸润癌。少数患者原位癌可自行消退而恢复正常。由于上皮层内无血管、淋巴管，肿瘤细胞靠血液弥散获得营养，所以原位癌不发生转移。及时发现原位癌并给予治疗，可以完全治愈。

七、良、恶性肿瘤的区别

根据肿瘤对机体危害程度的不同，将肿瘤分为良性肿瘤和恶性肿瘤两大类。良性肿瘤一般对机体影响小，易于治疗，疗效好；恶性肿瘤危害大，治疗措施复杂，疗效不够理想。如果把恶性肿瘤误诊为良性肿瘤，就会延误治疗，或者治疗不彻底会造成复发、转移。相反，如果把良性肿瘤误诊为恶性肿瘤，也必然会造成错误的治疗，使患者遭受不应有的痛苦、损害和精神负担。因此，区别良性肿瘤和恶性肿瘤，对于正确的诊断和治疗具有重要的实际意义。现将良性肿瘤与恶性肿瘤的区别列表如下（表 1－1）。

表 1－1　良恶性肿瘤的区别

表现	良性肿瘤	恶性肿瘤
肿瘤细胞的分化程度	高	低
细胞的异型性	小	大
核分裂	无/少	多，常伴有病理性核分裂
生长方式	外生性，膨胀性	外生性，浸润性
与周围组织的关系	推开或压迫	破坏
包膜	常有	无
边界	清	不清
生长速度	较慢	快（短期内迅速生长）
继发改变	较少出血、坏死，可钙化/囊性变	出血、坏死、溃烂
复发与转移	无/极少	常见
对机体的影响	较少	较大，甚至致命

判断良、恶性肿瘤的根据是多方面的，转移是判断良、恶性最重要的标准。一个肿瘤只要发生了转移，即使异型性很小，也属恶性肿瘤，如甲状腺滤泡性腺癌有时异型性并不大，却可发生转移。而有些良性肿瘤，如非典型性纤维黄色瘤，虽有肿瘤细胞的异型性，却不发生转移。可见肿瘤的形态学表现和生物学行为有时并非一致。另外，良性肿瘤也可发生恶变，如肠腺瘤性息肉可恶变为肠腺癌；罕见情况下，有些恶性肿瘤可转化为良性肿瘤，如神经母细胞瘤转变为节细胞神经瘤。

良性肿瘤与恶性肿瘤之间无绝对界限，其间还存在着交界性肿瘤，即生物学行为介于良性与恶性之间、有恶变倾向的一类肿瘤。如卵巢交界性乳头状浆液性囊腺瘤，在一定条件下可向恶性发展，转变为乳头状浆液性囊腺癌。认识交界性肿瘤，有利于临床上进行适当的治疗和随访工作。

八、肿瘤的分级与分期

（一）肿瘤的分级

肿瘤的分级是对恶性肿瘤而言，为描述其恶性程度，以便指导临床治疗及判断预后。通常根据恶性肿瘤的分化程度、异型性及核分裂来确定恶性肿瘤的级别。目前广泛应用三级分法。以上皮性肿瘤为例，依据细胞分化程度和上皮或腺体结构保留程度，一般分为三级：

1. 高分化（Ⅰ级）

肿瘤细胞分化好，上皮或腺管结构保存 >75%；异型性小，属低度恶性。

2. 中分化（Ⅱ级）

肿瘤细胞分化较差，上皮或腺管结构保存 25% ~75%；异型性较大，属中度恶性。

3. 低分化（Ⅲ级）

肿瘤细胞分化很差，上皮或腺管结构消失或保存 <25%；异型性大，属高度恶性。

未分化（Ⅳ级），肿瘤细胞分化极差，弥漫排列无腺管结构，现多将此归于Ⅲ级中。

（二）肿瘤的分期

肿瘤的分期代表恶性肿瘤的生长范围和播散程度。生长范围越宽，播散程度越大，患者预后越差。

1. 确定肿瘤分期

以下为主要决定因素：

1）原发肿瘤大小（即肿瘤的体积）。

2）肿瘤的浸润深度和范围。

3）邻近器官受累情况。

4）局部和远处淋巴结转移情况。

5）远处脏器、器官的转移情况。

2. 肿瘤分期

有多种方案，亦在不断调整和修订。现行的分期方案为TNM分期系统，并为国际上广泛采用。TNM三个指标的组合可以明确划出分期情况。

1）T：指肿瘤原发灶情况。随着肿瘤体积的增加和邻近组织受累范围的增加，依次采用T_1 ~ T_4表示。

2）N：指淋巴结受累情况。淋巴结未受累时用N_0表示，随着淋巴结受累程度和范围增加，依次用N_1 ~ N_3表示。

3）M：指远处脏器、器官的转移情况（通常为血行转移）。没有转移者为M_0，反之用M_1表示。

肿瘤的分级和分期是制订治疗方案和估计预后的重要参考。医学上常使用5年生存率和10年生存率等统计指标来衡量肿瘤的恶性行为和对治疗的反应。这些指标与肿瘤的分级和分期有密切关系。分级和分期越高，生存率越低。

九、肿瘤对机体的影响

（一）良性肿瘤对机体的影响

1. 局部压迫和阻塞

与肿瘤所在部位有关，体表良性肿瘤一般对机体无严重影响，消化道良性肿瘤可引起肠梗阻或肠套叠，颅内良性肿瘤可压迫脑组织而引起颅内压升高。

2. 并发症

卵巢囊腺瘤可发生蒂的扭转而引起急腹症，血管瘤可发生破裂而引起大出血，黏膜面的良性瘤（如肠的腺瘤，膀胱乳头状瘤）可发生溃疡及继发性感染等。

3. 内分泌腺良性肿瘤的激素分泌过多

垂体前叶嗜酸性腺瘤可引起巨人症或肢端肥大症，胰岛细胞瘤可分泌过多胰岛素而引起阵发性血糖过低。

（二）恶性肿瘤对机体的影响

恶性肿瘤由于分化不成熟，生长较快，浸润破坏组织器官，发生远处转移，并常引起出血、坏死、溃疡、穿孔和感染等继发性改变，因此对机体影响较大。除上述良性肿瘤对机体的影响外，恶性肿瘤对机体还有以下影响：

1. 浸润和转移

常常是恶性肿瘤致死的主要原因，如癌的脑转移。

2. 发热

恶性肿瘤常可引起发热，多为肿瘤代谢产物、坏死组织毒性产物或合并感染所致。

3. 副肿瘤综合征

一些来自非内分泌腺的肿瘤也可产生激素或激素样物质（异位激素），引起相应的症状和体征，称为异位内分泌综合征。如支气管燕麦细胞癌、胸腺瘤、淋巴瘤等可产生抗利尿激素，葡萄胎、睾丸胚胎癌、前列腺癌等可产生 TSH 等。产生异位激素的肿瘤，称为异位内分泌肿瘤，多见于癌，但也可见于肉瘤，如纤维肉瘤、平滑肌肉瘤等。除上述异位内分泌综合征外，肿瘤患者还可以出现一些原因不明的临床表现，包括神经、肌肉、皮肤、骨关节、软组织、造血及肾损伤等，上述异常临床综合征统称为副肿瘤综合征。

4. 恶病质出现

恶病质是恶性肿瘤晚期的临床特征，主要表现为食欲减退、极度消瘦、贫血、乏力、全身衰竭等。恶病质的发病机制至今仍是一个研究中的问题，目前有下列几种假说：

1）营养缺乏是造成恶病质的原因之一：众所周知，恶性肿瘤，特别是癌，常发生感染、出血、坏死及溃疡。这些病变可造成器官的生理功能障碍，不但影响营养物质的吸收，而且造成体内物质的丢失，特别是发热的患者，机体能量消耗更为明显。例如，肝脏广泛转移造成代谢紊乱；颅内肿瘤可引起颅内压增高，造成头痛、恶心、呕吐；泌尿道肿瘤梗阻造成尿毒症；胃肠道肿瘤造成出血；肿瘤放疗及化疗造成造血功能降低等。这些因素也加重了患者的焦虑不安，导致精神负担过重、影响睡眠、食欲明显减退等。这些因素综合起来，导致患者的营养不良，恶病质表现日趋加重。

2）机体新陈代谢异常：Krause 等认为，食欲减退可能是由于脑组织中色氨酸含量增高，使 5 - 羟色胺代谢周转加快。Fields 等认为，由于饮食欠佳，患者的脂肪代谢不能遏止丙酮酸脱氢酶的活性，因而肌肉大量消耗。Theologides 认为恶病质是一种复杂的代谢问题，涉及脂肪、糖及蛋白质代谢，也涉及酶、免疫调节机制等因素，它们相互作用，使整个机体出现生化平衡极度紊乱状态。

（三）机体对肿瘤的影响

肿瘤在整个发生发展过程中，虽有“自律性”生长的一面，但也受到机体一系列的影响，这些影响肿瘤生长的因子，有全身性的，也有局部性的，如全身或局部的免疫调节系统、营养与代谢系统、激素调节系统等，无不影响肿瘤的发生与发展。

免疫调节是机体识别与排斥非己物质的防御性反应。在肿瘤的发生发展过程中，机体内的免疫活性细胞（如 T 细胞）不断地搜索肿瘤细胞，它能敏感地识别出肿瘤细胞的表面抗原，进而杀伤相应的肿瘤细胞。假若机体的免疫功能失调，就有可能发展为临床期肿瘤。这种免疫调节机制包括体液免疫与细胞免疫两大系统。如在某些肿瘤发生过程中，大量相应的免疫球蛋白增多，肿瘤自癌变开始时，肿瘤细胞周围有大量的淋巴细胞包绕着，这都是机体的抗肿瘤反应的一种表现。但目前认为，肿瘤免疫抗衡系统主要表现为细胞免疫，特别是致敏的 T 细胞、自然杀伤细胞（NK 细胞），还有巨噬细胞等。

此外，局部因子对于肿瘤生长也有一定的影响，如原位癌，肿瘤间质内大量免疫活性细胞出现。肿瘤在浸润过程中，不但有大量的淋巴细胞包绕，而且肿瘤周围大量纤维组织增生，形成一个完整或不完整的包膜，这在一定程度上限制了肿瘤的生长，这也是机体抗肿瘤反应的局部表现之一。

总之，肿瘤对机体是危害者，而机体对肿瘤的生长，不单纯是被动受害者，它也能“自发地”调动一切积极因素，抗衡肿瘤的生长与扩散。

十、病理学在肿瘤疾病中的研究方法

病理学的研究方法可分为以下两类：

（一）人体病理学研究方法

1. 尸体检验

简称尸检，即对死亡者的遗体进行病理剖验，是病理学的基本研究方法之一。尸检的作用在于：

1）查出病因和病变，分析各种病变的主次和相互关系，确定诊断，查明死因。协助临床总结在诊断和治疗过程中的经验和教训，不断提高医疗质量和诊治水平。

2）及时发现和确诊某些传染病、地方病、流行病和新发生的疾病，为防疫部门采取防治措施提供依据。

3）积累严重危害我国人民生命健康的疾病的人体病理材料，为深入研究这些疾病和制订防治方案作出贡献。

4）广泛收集各种疾病的病理标本，为发展病理学使用。

2. 活体组织检查

在患者活体局部采用切取、摘取或穿刺等方法取得组织标本进行病理检查的方法，称活体组织检查，简称活检。活检是临床病理工作的主要内容，它能及时地为临床有关学科提供被检组织的情况，以便临床诊断和治疗工作顺利进行。快速的活检（手术过程中的活检）可为手术台上手术方案的临床修改提供依据。由于活检时取下的材料新鲜，原有组织细胞的结构保存较好，能较好地反映组织的病变特点，因此，还可用于细胞培养、组织细胞化学、分子病理学和超微病理学研究等。

3. 细胞学检查

细胞学检查是通过采集病变处脱落的细胞，涂片染色后进行观察。细胞的来源可以是运用各种采集器在女性生殖道、食管、鼻咽部等病变部位直接采集的脱落细胞，也可以是自然分泌物（如痰、乳腺溢液、前列腺液）、渗出液（如胸腔积液）及排泄物（如尿）中的细胞或用细针直接穿刺病变部位所吸取的细胞。细胞学检查多用于肿瘤诊断，此法设备简单，操作简便，患者痛苦少而易于接受，但要确定恶性肿瘤细胞时须进一步复查，并做活检证实。此外，细胞学检查还可用于激素水平的测定（如阴道脱落细胞涂片）及为细胞培养提供标本。

（二）实验病理学研究方法

1. 动物实验

运用动物实验的方法，可以在适宜动物身上复制出某些人类疾病的模型，并通过疾病复制过程可以研究疾病的病因学、发病学、病理改变及疾病的转归，同时可根据研究的需要，对之进行任何方式的观察研究。例如，可在疾病的不同时期进行活检，以了解疾病不同阶段的病理变化及其发生发展过程；药物或其他因素对疾病的疗效或影响等，并可与人体疾病进行对照研究。此外，还可进行一些不能在人体上做的研究，如致癌剂的致病作用和癌变过程的研究及某些生物因子的致病作用等。这种方法的优点是可以弥补人体病理学研究的缺陷和不足，但应该注意动物和人体之间毕竟存在物种的差异，不能把动物实验结果不加分析地直接套用于人体，仅可作为研究人体疾病的参考。

2. 组织培养和细胞培养

将某种组织或单细胞用适宜的培养基在体外培养，可以研究在各种病因作用下细胞、组织病变的发生和发展。例如，在病毒感染和其他致癌因素的作用下，细胞如何发生恶性转化；在恶性转化的基础上发生哪些分子生物学和细胞遗传学改变；在不同因素作用的影响下能否阻断恶性转化的发生或引起恶性转化的逆转；免疫因子、射线和抗癌药物等对肿瘤细胞生长的影响等。这些都是对肿瘤研究十分重要的课题。近年来，通过体外培养建立了不少人体和动物肿瘤细胞系或细胞株，这对研究肿瘤细胞的生物学特性和进行分子水平的研究起到重要作用。这种研究方法的优点是周期短、见效快、节省开支，再者，体外因素单纯，容易控制，可以避免体内复杂因素的干扰；但缺点是孤立的体外环境毕竟与复杂的体内整体环境有很大的不同，故不能将体外研究结果与体内过程等同看待。人体病理学和实验病理学研究方法在疾病研究上都很重要，应该扬其所长，避其所短，相互联系、印证和补充才能发挥它们在疾病研究上的积极作用。

十一、病理学在肿瘤疾病的观察方法和新技术中的应用

近年来，随着科学的发展，病理学的观察方法及其采用的新技术已远远超越了传统的形态学观察，但形态学观察方法仍不失为基本观察方法，并为新技术应用的基础。

（一）大体观察

主要运用肉眼或辅以放大镜、量尺和磅秤等工具，对大体标本及其病变性状（外形、大小、重量、色泽、质地、表面及切面形态、病变特征等）进行细致的观察和检测。这对临床医生十分重要，在手术台上有的疾病通过大体观察即可识别；有的虽不能确定诊断但能识别出病变所在，可取材行进一步组织学观察。

（二）组织和细胞学观察

将病变组织制成切片，或将脱落细胞制成涂片，经不同的方法染色后用显微镜观察，从而千百倍地提高了肉眼观察的分辨力，加深对病变的认识，通过分析和综合病变特点，可作出疾病的病理诊断。组织切片最常用苏木素—伊红染色。迄今，此种传统的方法仍然是研究和诊断疾病的最常用的基本方法。如仍不能诊断或需进行更深一步的研究，则可辅以一些特殊染色和新技术。

（三）组织化学和细胞化学观察

一般称为特殊染色，此方法的目的是通过应用某些能与组织细胞化学成分特异性结合的显色试剂，显示病变组织细胞的化学成分（如蛋白质、酶类、核酸、糖类、脂类等）的改变，从而加深对形态结构改变的认识和代谢改变的了解，特别是对一些代谢性疾病的诊断有一定的参考价值。例如，戈谢病，是由于β－葡萄糖苷酶缺乏，致使大量葡萄糖脑苷脂在细胞内堆积，可用组织化学染色证实。在肿瘤的诊断和鉴别诊断中有的特殊染色方法十分简单适用。如过碘酸希夫（PAS）反应可用来区别骨内 Ewing 肉瘤和恶性淋巴瘤，前者含有糖原而呈阳性，而后者不含糖原呈阴性；又如磷钨酸苏木素染色（ptAH）在横纹肌肉瘤中可显示肿瘤细胞胞质内有横纹；多巴（dopA）反应可诊断黑色素瘤等。

（四）免疫组织化学观察

免疫组织化学广泛应用于病理学研究和诊断仅是近十年的事，而且发展迅猛。它除了可用于病因学诊断（如病毒）和免疫性疾病的诊断外，更多的是用于肿瘤病理诊断。其原理是利用抗原与抗体的特异性结合反应来检测组织中未知抗原或抗体，借以判断肿瘤的组织来源或分化方向，从而进行病理诊断和鉴别诊断。在肿瘤病理诊断中，现已有日渐增多的商品化的多克隆和单克隆抗体生产，它们可显示多种肿瘤组织具有的特异性或相对特异性的抗原，有助于肿瘤的病理诊断。如常用的五种细胞骨架中间丝蛋白，即角蛋白、波形蛋白、结蛋白、神经丝蛋白（NFP）和胶质细胞原纤维酸性蛋白（GFAP），一般可用来协助诊断相应的上皮细胞、间叶组织、横纹肌和平滑肌、神经细胞和胶质细胞来源的肿瘤。其他有用的抗体已不胜枚举，如用 HMB4S 诊断黑色素瘤；用嗜铬素 A 诊断神经内分泌肿瘤等。虽然免疫组织化学技术的用途已得到公认和广泛使用，但为了保证质量，必须注意技术上的标准化和质量控制；在观察上须注意假阳性和假阴性，以及日益增多的异常表达情况。病理诊断时必须密切结合肿瘤光镜所见的组织形态特点和临床表现。

（五）超微结构观察

由于电镜较光镜的分辨率高千倍以上，因此可用电镜观察亚细胞结构（如细胞器、细胞骨架等）或大分子水平的变化来了解组织和细胞最细微的病变，即超微结构病变，并可与机能和代谢的变化联系起来，加深对疾病基本病变、病因（病毒等）和发病机制的了解。它不仅有利于对疾病的深入研究，而且还可用于疾病的病理诊断，特别在肿瘤和肾脏疾病用得最多。电镜在确定肿瘤细胞的组织发生、类型和分化程度上起着重要作用。可根据各种肿瘤细胞的超微结构特点来协助区别分化差的癌和肉瘤、各种梭形细胞恶性肿瘤、各种恶性小圆细胞肿瘤、各种神经内分泌肿瘤及黑色素瘤等。在肿瘤病理诊断上，它可与免疫组织化学技术起着互相补充和印证的作用。近年来，肾脏疾病在分类上和诊断上发展很快就与电镜和免疫荧光技术的发展和应用有关。

（六）流式细胞术

流式细胞术（FCM）是近年来发展起来的一种新技术。它可以快速定量细胞内 DNA，用于测定肿瘤细胞的 DNA 倍体类型和肿瘤组织中 $S+G_2/M$ 期的细胞占所有细胞的比例（生长分数）。大量研究结果均表明恶性肿瘤细胞 DNA 含量大多呈现不规则增多，表现为多倍体和非整倍体；而良性肿瘤细胞多为二倍体。此外，还发现生长快的恶性肿瘤细胞的生长分数也常有增高。因此，测定肿瘤细胞的 DNA 倍体和生长分数不仅可以作为诊断恶性肿瘤的参考标志之一，而且可反映肿瘤的恶性程度和生物学行为。FCM 还可应用于细胞的免疫分型，如应用单克隆抗体对不同功能的淋巴细胞进行精确的亚群分析，对临床免疫学检测起到重要作用。

（七）图像分析技术

病理形态学观察基本上是定性的，缺乏精确而更为客观的定量标准和方法。图像分析技术的出现弥补了这个缺点。随着电子计算机技术的发展，形态定员技术已从二维空间向三维空间发展。在肿瘤病理方面，图像分析主要应用于核形态参数的测定，如核直径、周长、面积、体积、形态因子等的测定。用以区别肿瘤的良恶性、癌前病变和肿瘤的组织病理分级和判断预后等。此外，也可用于 DNA 倍体的测定和显色反应（如免疫组织化学）的定量等方面。

（八）分子生物学技术

近十年来，由于重组 DNA、核酸分子杂交、原位杂交（ISH）、聚合酶链反应（PCR）、DNA 测序等分子生物学技术的发展，对病理学的发展起到了极大的推动作用。这些技术不但已广泛地应用于遗传性疾病的研究和病原体（病毒、细菌、原虫等）的检测，而且在肿瘤研究中引起了一次真正的革命。将肿瘤的病因学、发病学、诊断和治疗等方面的研究提高到了基因分子水平，这为肿瘤的防治打下了更为坚实的基础。提高对疾病的深入认识，是临床医学和基础医学的共同任务。作为临床医生应该初步了解一些观察和研究疾病的基本方法和新技术，以利于今后在临床上知道哪些方法可用来研究和诊断疾病，并和病理学密切联系和配合。

十二、肿瘤的病理学诊断

（一）肿瘤病理学检查的意义

肿瘤病理学检查是肿瘤确定诊断的必要手段，具有重要意义。

1. 病理学检查能确定瘤样增生或真性肿瘤、肿瘤的性质（良性肿瘤、交界性肿瘤、恶性肿瘤）、肿瘤的类型、肿瘤的组织起源和恶性级别，提供临床制订治疗方案的依据。

2. 了解肿瘤浸润情况，切除缘有无肿瘤组织残留，肿瘤周围组织有无异型增生或原位癌及其他有关病变，决定手术范围。

3. 了解肿瘤播散转移情况，周围组织及远处淋巴结转移情况，对临床分期和估计预后有重要参考价值。

4. 对肿瘤标本进一步检查和科研提供线索，因为检查后已明确病理诊断，在组织尚存活力时可决定是否需要进一步行组织培养、病毒分离、免疫细胞化学、电镜或免疫电镜检查等。

（二）肿瘤病理检查的材料

1. 穿刺活检

利用附有倒刺特制的穿刺针可取得肿瘤病理标本。方法简便，创伤较小，易被患者接受。但标本较小，不易达到正规病理诊断要求，有时因穿刺不到病变组织而失败。

2. 活检标本

活检标本包括活检手术取得及各种内镜活体钳取的标本，如食管、胃、肠、喉、咽、气管、膀胱等处的标本。

3. 切除标本

切缘组织、淋巴结，部分或整个切除肿瘤。

4. 尸体剖检标本。

（三）肿瘤的脱落细胞学检查

脱落细胞学是采集人体各部位，特别是管腔器官表面的脱落细胞，经染色后用显微镜观察这些细胞的形态，并作出诊断的一门临床检验学科，又名诊断细胞学或临床细胞学。这门学科是在组织病理学基础上发展起来的一门新兴学科，故又称脱落细胞病理学。脱落细胞学有其特有的细胞形态学规律，与病理组织学改变的关系十分密切，因此，只有两者结合才能对脱落细胞形态作出正确的诊断。

1. 脱落细胞检验取材和制片

正确地采集标本是细胞学诊断的基础和关键之一，故要准确地选择部位，尽可能在病变区直接取材。采取的标本必须保持新鲜，尽快制片，以免细胞自溶或腐败。

1）痰：标本一定要新鲜，咳痰前应先漱口，要求患者从呼吸道深部咳出，痰中不应含食物碎渣及唾液。必要时指导患者咳痰，或到病区采取标本。挑选坏死组织或有脓血处，若不能明显看到，应自标本的不同部分挑选可疑处做成涂片，涂片应涂布均匀。

2）胃液：取空腹胃液和盐水洗胃液各 50 ml，放入离心管内直接离心 10 ~ 15 分钟，弃去上清液，取沉淀物做涂片 2 ~ 4 张。

3）浆膜腔抽出液：标本应于抽出后 30 分钟内送检。收到标本后放入离心管内直接离心 5 ~ 10 分钟，取沉淀物做均匀涂片 2 ~ 4 张。标本为脓性无法离心时，可直接做推片。标本如已凝固，即不适用，应重抽，改用抗凝管装盛。

4）尿：收集新鲜晨尿，不少于 50 ml，放入离心管中离心 5 ~ 10 分钟，取沉淀物做涂片。个别尿中有胶冻状物，应先除去。

5）脑脊液：新鲜标本放入离心管中离心 10 ~ 15 分钟，取沉淀物涂片。脑脊液中细胞较少，离心后尽量倒出全部上清液，后取沉淀物。

6）食管、胃拉网采集的标本，阴道排出物、子宫颈刮片及其他分泌物标本，由临床医生做成涂片，固定后送检。

7）淋巴结及各种肿块穿刺，可抽吸物做涂片；有小组织者，同时做切片检查。唇、舌、龈、颊黏膜、鼻腔、鼻咽、扁桃体、眼结膜、外耳道、皮肤溃疡等浅表部位病变，除做活检外，可做直接涂片检查。

8）内镜细胞刷采集的标本，可做直接涂片，或细胞刷洗液沉淀做涂片。其他穿刺液、冲洗液等标本，离心后取沉淀物做涂片。

9）如有大量沉淀物，可于涂片制成后，将剩余部分以拭镜纸包裹，按蜡切法，经脱水等处理做蜡切片检查。

2. 固定

固定的目的是保持细胞自然形态，防止细胞自溶和细菌所致的腐败；固定液能沉淀、凝固细胞内蛋白质和破坏细胞内溶酶体酶，使细胞不但保持自然形态，而且结构清晰，易于着色。

1）涂片做成后，立即浸于固定液中固定15分钟（切勿待干燥后才固定）。涂片常用醋酸酒精固定液（95%酒精97 ml，冰醋酸3 ml，混合即成）。也可选用Carnoy固定液。

2）涂片上应有编号。每号标本分放一个单独容器，以免混淆。

3）用过的固定液须过滤，并添加适量新液，方可再次使用。

3. 染色

染色的目的是借助于一种或多种染料，使组织和细胞内结构分别着不同的颜色，这样在显微镜下能清楚地观察细胞内部结构，作出正确判断。临床以苏木素—伊红染色法或巴氏染色法为常规染色法。

1）苏木素—伊红染色法

较为常用，其步骤如下：①已固定的涂片流水洗2分钟，蒸馏水洗1分钟。②苏木素染液染5～10分钟。③水洗。④盐酸酒精（70%酒精99 ml，浓氨水1 ml）分化数秒钟。⑤水洗。⑥用1%氨水返蓝片刻（也可在自来水中返蓝片刻）。返蓝后，显微镜下检查细胞核染色是否恰当。如果染色过深，须重复分化；如果过淡，则可重复染色。⑦水洗。⑧伊红染液染2分钟。⑨水洗。⑩脱水透明封固。

2）巴氏染色法

染液配制步骤如下：

（1）Harris苏木素：甲液，苏木素1 g溶解于10 ml无水酒精中；乙液，硫酸铝钾20 g溶解于200 ml蒸馏水。甲、乙两液分别加温溶解后混合，继续加热煮沸，离火后加入0.5 g黄色氧化汞，用玻璃棒搅拌至溶液呈深紫色，立即将容器置冷水中迅速冷却后过滤。不加冰醋酸。用前过滤。

（2）OG_6液：橘黄G 0.5 g，95%酒精100 ml，溶解后加磷钨酸0.015 g。用前过滤。

（3）EA_{36}液：甲液，淡绿SF 0.5 g，95%酒精100 ml。乙液，俾斯麦棕0.5 g，95%酒精100 ml。丙液，伊红Y 0.5 g，95%酒精100 ml。丁液，磷钨酸0.2 g，碳酸锂饱和水溶液100 ml。取甲液45 ml、乙液10 ml、丙液45 ml、丁液1滴混合。用前过滤。

染色步骤：①涂片经酒精浸洗，后用蒸馏水冲洗。②置于Harris苏木素中3分钟。③水洗1～2分钟。④盐酸酒精分化。⑤流水冲洗返蓝，或者在1%氨水中返蓝。⑥置于50%、80%、95%酒精中各1分钟。⑦ 置于OG_6液中2～4分钟。⑧95%酒精洗两次，每次1分钟。⑨置于EA_{36}液中4～8分钟。⑩ 95%酒精洗两次，每次1分钟。⑪无水酒精脱水，二甲苯透明，中性树胶封片。

结果：细胞核蓝色，表层细胞质粉红色，中层及底层细胞质黄色至绿色。

4. 脱落细胞学的诊断原则

1）切实掌握正常、良性病变和恶性肿瘤细胞的形态特点。由于病变细胞千变万化，加之脱落后和制片时所致的人为改变，给诊断带来一定难度，因此，阅片要全面、认真、细心观察。

2）必须结合临床，包括患者一般情况、X 线或其他检查结果、临床诊断，是否做过手术、病理检查及治疗等。

3）对患者要认真负责，无把握时应反复取材检查，诊断要客观。下列情况需重复取材：有可疑肿瘤细胞者；阴性标本中坏死细胞多而结构清楚细胞少，恐有遗漏者；细胞学诊断与临床完全不符者；治疗后观察有矛盾者。

在无充分把握时，不可轻易下“阳性”的肯定诊断，可写“可疑”“高度可疑”或“建议重取标本检查”等。经验不足的医生要特别细心、虚心、实事求是。在实践中不断总结经验，提高诊断水平。

5. 细胞学诊断的误诊原因

细胞学诊断误诊会造成临床诊断的错误，以致影响对患者疾病的诊断治疗。误诊形式有假阳性和假阴性两种。假阳性是在非肿瘤患者涂片中找到所谓的“肿瘤细胞”，假阴性是在肿瘤患者涂片内未找到肿瘤细胞。

细胞学检查从取材到最后诊断，任何一个步骤处理不当，都可产生误诊。引起误诊原因一般有以下几种：

1）标本取材不当：未取到具有肿瘤细胞部分，如痰液制片时未仔细选择有效病理成分；或患者咳痰方式不对，未采集到支气管深部分泌物等。

2）标本不新鲜：细胞学检查标本必须在采集后 2 小时内涂片，立即固定，以防细胞自溶和细菌所致的腐败。

3）编号错误：会发生误诊而造成医疗事故。故送检标本、申请单、涂片、报告单编号后应仔细认真核对，避免出现差错。

4）细胞污染：涂片在固定和染色过程中，不断有细胞脱落于试剂中，这些细胞有可能黏附在其他患者涂片上而造成误诊，因此，要经常过滤或更换。

5）观察不仔细或方法错误而发生漏误。

6）肿瘤细胞分化好，与正常细胞不易区别。

7）经放疗或化疗后，正常上皮细胞受射线作用，有明显的形态学改变，易误诊为肿瘤细胞。

（四）肿瘤的活检

1. 活检标本取送要求

活检是为了诊断目的而进行的病理学检查。明确的病理诊断，不仅有助于正确的临床治疗，亦有助于判断疾病的预后。因此，在采取标本、送检、检验和报告的整个过程中，必须认真研究，严肃工作，杜绝错误。取送活检标本的要求和注意点如下：

1）注意患者的安全，避免因采取标本而造成出血、感染或器官功能损害。

2）恰当地选择和采取标本：从病变部位取材时，要求取下最少的组织，以看到最多的病变，取时应附有一些毗连的正常组织。但有时也需要切取大块或整个病理组织，以便明确诊断。

3）手术切除的组织标本或脏器应全部送检，不要随意割开，破坏标本的完整性。

切除的小块标本切勿用有齿钳夹取或挤压，以免发生人为的变形，有碍诊断。电烙组织的坏死组织不宜送检。

4）送检标本于手术切下后，在可能条件下将新鲜标本立即送检最为理想，否则应立即投入固定液中固定（在手术室中应备有标本瓶和固定液），以免发生干涸、自溶和腐败等离体变化。适合于绝大多数染色法的常用固定液是10%福尔马林，95%酒精也可作为固定液。为特殊目的，要用特殊固定液，可事先与病理科联系。固定液的量应为标本体积的4~5倍。标本瓶口宜大，便于标本固定后取出。瓶上应贴标签，写清姓名、性别、住院号及标本名称等，随同逐项详细填写清楚的病理标本送检单一并送检。不同部位采取的组织，应分别瓶装，注明部位。如为传染性标本，应注意勿污染容器外面。不同患者的标本，不得放在同一容器内。

5）对活检已明确诊断者，做进一步治疗后，仍需将切除的大标本完整送检，以便验证活检诊断的正确性及进一步明确病变的范围和程度。

6）外地或远途送检标本时，应将容器密封，并妥善包装，以免途中破损。

7）若需在手术时做活体组织紧急诊断（用冰冻切片或快速蜡切片），应提前一日通知病理科，以便准备。手术过程中临时需要者，先用电话通知。

8）需送电镜检查者，应将新鲜组织用刀切成1 mm大小的小块，浸入电镜固定液中，组织切忌挤压。

9）需送荧光免疫检查时，切除小块组织后快速（不超过30分钟）、冷冻送检。

10）各种体液、穿刺液细胞学检查标本应于获取后立即送检。因故不能及时送时，可经离心沉淀，取沉渣均匀涂片2张，晾干后放入95%酒精中固定，然后连同固定液或涂片表面涂以甘油后送检。其他如穿刺液涂片、印片、刮取细胞和刷取细胞涂片等，亦应进行如上固定后送检。

2. 标本的收检、处理和固定

1）标本的收检：收检标本时必须仔细核对，如送检的标本和送检单上所写姓名及内容是否相符，标本是否固定，固定液的量和种类是否合适，送检单填写是否完善。经审核合格后方可签收。如发现有错误、疑问或不合要求时，应立即查询清楚或做适当处理。如标本已干涸、腐败，应拒绝接受。

接收标本后，应逐渐进行编号、登记。各类标本可统一编号或分类编号，可按年度逐年分编，也可流水编写。登记的项目为：病理检验号，标本收到日期，患者姓名、性别与年龄、病案号、标本来源及经治医生的姓名、临床诊断、病理诊断、报告日期及备注。总之，编号登记应以便于查找为原则。

2）标本的处理和固定：在收取脏器或大件标本后，立即做大体检查及适当处理，以使标本保持良好的形状和充分的固定。

送检标本如系有腔脏器（如食管、胃、肠、子宫等），应予剖开。食管沿纵轴、胃沿大弯、肠沿系膜根部纵轴剪开，子宫于前壁做“Y”形切开，下达宫颈管口，上分别达两侧子宫角。剖开后黏膜面向上平铺于木板上，以大头针固定，然后将标本面朝下浸于固定液中。体积较大的实体标本在摄影或测量观察后，行平行剖面，平铺于瓶底，其下面垫以脱脂棉固定。肺脏在固定液中常常上浮，故表面需覆以纱布或脱脂棉，必要时可自支气管灌注固定液。脾需循脾长轴切开成数片，每片厚1.5～2 cm，然后平放于福尔马林缸中，缸底及互相接触处均衬以脱脂棉。通常在标本充分固定12～24小时进行大体检查、取材。特殊固定的标本，应根据各种固定液的性能做适当处理。

3）常用固定液

（1）10%福尔马林：取40%甲醛1份与自来水9份混合而成。此液略呈酸性，可加入少量碳酸镁或碳酸钠或大理石粉作中和剂。该液价廉，穿透力强，适用于各种组织的固定及各种染色方法，且能长期保存脂类。缺点：组织内的尿酸结晶和糖类可被溶解；固定时间较久时，可产生黑色或黑棕色福尔马林色素，沉淀于组织中，影响切片观察。

（2）中性缓冲福尔马林：40%甲醛100 ml，磷酸二氢钠4 g，磷酸氢二钠6.5 g，加蒸馏水900 ml配制而成。特点是比10%福尔马林有更好的染色效果和稳定性，且能有效地保存抗原，多用于免疫组织化学染色。

（3）酒精：用无水酒精或95%酒精为固定液，80%酒精可作为标本的储存液。它有固定兼脱水的作用。因其固定速度较慢，易使组织变脆，如无特殊目的，一般不作为常规应用。对于血纤维蛋白、弹性纤维、白细胞及其颗粒等固定效果好。能保存糖原，但不能保存脂类。

（4）酒精、福尔马林液：40%甲醛1份加95%酒精9份。此液同时兼有固定及脱水作用。组织经此液固定后可直接入95%酒精，不经低度酒精，无须水洗，缩短脱水时间。

（5）Zenker液：重铬酸钾2.5 g，氯化汞5 g，蒸馏水100 ml，混合加温溶解，冷却后过滤即成贮备液，存棕色玻璃瓶内备用。用时每95 ml贮备液中加入5 ml冰醋酸。加入冰醋酸后不能储存。此液对骨髓、肝、脾、肾、淋巴组织等的固定效果好，但固定后应彻底冲洗。

（6）Helly液：贮备液制作用Zenker液，用时每95ml贮备液中加入40%甲醛5ml即成。其特点及应用范围同Zenker液。

（7）Carnoy液：用无水酒精6份，冰醋酸1份，氯仿3份混合配成。此液固定速度甚快，厚2～3 mm的组织块固定1～2小时即可。对糖原保存较好，常用作核酸的固定，但不能保存脂类。适用于各种染色。

（8）Bouin液：用苦味酸饱和水溶液75 ml、40%甲醛25 ml、冰醋酸5 ml混合而成。此液固定12～24小时即可。固定后组织被染成黄色，应用多次更换的酒精洗1～2昼夜以除去，其后即行脱水。此液固定的组织收缩少，着色良好，细胞核着色尤为鲜明。

（9）B_5固定液：用无水醋酸钠1.25 g、氯化汞6 g、40%甲醛10 ml（用时加）混合而成。多用于固定淋巴组织，对一些免疫组织化学染色效果较好。需注意，染色前切片须行去汞处理。

3. 标本的大体检查及取材

1）核对与肉眼检查原则：检查前应阅读标本检查申请单上各项主要内容，然后取出全部标本核对无误后再进行检查。肉眼检查的一般原则可概括为看、触、切、取。

（1）看：标本的大小、形状，表面和切面的颜色、硬度，病变的部位、大小、形状、特点和周围组织的关系等。

（2）触：标本的坚度、质地。

（3）切：切面观察标本的结构，囊性时注意内容物的性状和含量。

（4）取：选取合适的组织块切片诊断。

某些器官如甲状腺、肾脏、脾脏，以及某些肿瘤如卵巢肿瘤、甲状腺肿瘤等必须称其重量。描写时先描写主要病变，后描写次要病变。

2）剖检标本的一般原则：剖检标本时注意暴露标本的最大面积，以便全面检查，并应保留其特点和美观，并能显示脏器标本的主要管道分布，以作为教学或科研之用。

（1）实性标本：一般沿最大面切开，并相隔 0.5 ~ 1 cm 做多个平行切面。皮肤、黏膜等标本应由表及里垂直切开，观察横切面。

（2）管状标本：一般从病变对侧将管道纵行剖开。小器官如阑尾、输卵管等可横切数个切面。

（3）囊状标本：无定向，视病变情况选择囊壁厚处或病变穿透囊壁处做多个切面。

3）取材的一般原则：结合病情、手术所见和大体检查结果，考虑取组织块的部位和方法。采取的一般原则如下：

（1）小件标本：每块检查取材或重复取材切片，可能时每块保存一半，以备重复检查或为特殊制作之用。若标本太小，应用薄纸或纱布包裹，以防遗失。

（2）肿瘤尤其恶性肿瘤标本，除于肿瘤部采取组织外，于手术截除端或标本之基底部及病变边缘等部位采取组织块；局部淋巴结必须逐个检查和做切片，以便明确肿瘤侵犯范围和转移情况。

（3）切取组织块的要求：切取组织块，一般面积为 1.5 cm × 1.5 cm，厚度不超过 3 mm。切面需尽量平整。如系骨组织或钙化物质，先行脱钙处理。

（4）组织块的编号：每块组织必须附以病理号。如为大标本，不同部位、不同病变处所取组织块，再分别编次级号。制片过程中，每块组织的号码标签必须紧随组织，不得分离，以免差错。最后应将号签蜡封于蜡块上，另写号签贴于切片上。

4）各器官组织标本检查及取材

（1）唇：注意标本的手术类型，分清口腔面与皮肤面。然后测量体积，观察黏膜有无白斑、溃疡及其他异常。

取材：A. 肿瘤组织 1 ~ 2 块；B. 肿瘤与正常组织交界处 1 ~ 2 块；C. 两侧缘各取 1 块。

（2）舌：注意舌标本的手术类型，并标记手术切缘，记录标本类型及体积。注意黏膜有无溃疡、结节及黏膜白斑等。如为肿瘤，观察大体特征，记述肿瘤的大体类型、位置、大小。通过肿瘤中心垂直舌面做多个平行横切面，观察其色泽、质地、浸润深度及侵犯范围、距切缘的距离、周围黏膜的色泽等。

取材：A. 肿瘤组织 2 块；B. 肿瘤与正常组织交界处 1 ~ 2 块；C. 每侧切缘各 1 块；D. 非肿瘤区若有病变，取 1 ~ 2 块；E. 如有颈清扫标本，分组取材。

（3）涎腺：涎腺手术类型有腺体部分或全腺体摘除、扩大切除术及联合颈淋巴结清扫术。应记录标本类型、体积及重量，描述切面腺体的形态、质地、色泽，以及包膜是否完整、分叶结构是否清楚、导管是否扩张等。如有肿瘤，应注意其数目、大小、位置、离最近切缘的距离。

取材：A. 肿瘤2块；B. 肿瘤与正常组织交界处2块；C. 近肿瘤腺体1块；D. 最近切缘1块；如有淋巴结全部摘除。

（4）食管：确定切除范围，分辨其上、下切端，注意切除的食管长度及直径，管壁有无水肿或粘连。肿大淋巴结的位置、直径、硬度及数目。沿肿瘤对侧纵行切开，肿瘤的形状（外突或溃疡）及面积。

取材：淋巴结切块并分组及编号。如为食管癌：A. 肿瘤纵形取4块，其中包括1块近侧缘，1块远侧缘；B. 两端切除面各1块；C. 非肿瘤区黏膜根据情况取2～3块；D. 食管、贲门周围淋巴结全部取材。

（5）胃（胃溃疡及胃癌）：全胃或部分切除，大弯及小弯长度，肿大淋巴结的部位、直径、硬度及数目。病变处胃壁表面有何变化。沿病变对侧之胃弯切开，观察病变情形（突起或溃疡等），直径、深度、边缘及周围变化，如为肿瘤则属于哪一型。

取材：病变及其旁边的胃组织（通过全部胃壁，特别注意外面有变化之处）、肿大的淋巴结（注明组别）。如为溃疡：A. 溃疡及边缘全层胃组织取4块；B. 胃体大弯、小弯各1块；C. 胃窦大弯、小弯各1块；D. 有其他病变酌情取材。如为胃癌：A. 癌组织取2块；B. 癌与正常交界处取2块；C. 远、近切缘各1～2块；D. 非癌黏膜胃底、体、窦各取1～2块；E. 如有其他脏器视情况取材；F. 淋巴结分组全部取材。

（6）阑尾：一般于近、中、远三段各取一组织块；已被剖开者，沿纵轴采取组织块。如检查时不能发现病变所在，需多做断面，以寻觅病变部位和采取组织块。如为恶性肿瘤，取有关淋巴结。

（7）小肠肿瘤：注意肿瘤的大体形状、数目、大小，沿肠管长轴通过肿瘤中心做多个平行切面，观察其黏膜，深部组织的质地、色泽，有无包膜，累及范围，与切缘的距离等。

取材：A. 肿瘤全层取3块；B. 正常与肿瘤组织交界处2块；C. 两端切缘各1块；D. 肿瘤外肠壁适当取材；E. 恶性肿瘤检取全部淋巴结。

（8）肠套叠：注意套叠部位及套叠关系，寻找阑尾，肠壁是否增厚及变硬，以手指放入小肠为引导，切开一面（外侧），寻找有无原发病变（在套入部位的最前端寻找有无肿瘤、溃疡等变化），在切面观察各层肠壁的厚度、水肿、充血、出血坏死及变硬等情况。

取材：A. 鞘部2块；B. 套入头部（中、内两层间连接处）2块；C. 套入颈部（中、外两层间连接处）2块；D. 套叠以外两端肠壁酌情取材。

（9）克罗恩病：注意病变肠段的范围及分布，病变黏膜有无水肿、鹅卵石样外观、息肉形成；记录溃疡数目、形状、深度，有无穿孔、粘连等。

取材：A. 病变肠壁全层取材4块；B. 病变与正常组织交界处肠壁2块；C. 正常肠壁2块；D. 选择性切取肠系膜淋巴结。

（10）结肠息肉：记录息肉的部位、数目、体积，观察表面光滑或呈乳头状，有无溃疡形成等。

取材：A. 根据息肉多少选取组织，力求充分；B. 疑有癌变者，至少切取 3 个平行切面取材；C. 息肉以外肠壁取 2 块。

（11）结肠癌：切除肠管的长度，癌生长部位、体积、局部浆膜情况，肠道梗阻情形。肿大的淋巴结情况。

取材：A. 癌组织取 2 ~ 3 块（全层）；B. 癌与正常组织交界处及癌两侧 5 cm 以内黏膜连续取材；C. 两切缘各 1 块；D. 癌以外酌情取材；E. 淋巴结分组全部取材。

（12）直肠癌：检查前先标注手术切缘及剥离面。注意描述癌的大体类型、大小、浸润深度、累及范围、有无卫星结节等。

取材：A. 癌组织取 2 ~ 3 块（全层）；B. 癌与正常组织交界处 2 块；C. 两端切缘各 1 块；D. 癌以外肠黏膜病变 2 块；E. 淋巴结分组全部取材。

（13）肝脏：辨别标本类型，如肝楔形取活检，以及肝叶、半肝、肝部分切除标本。垂直肝被膜做多个平行横切面。如为肝癌，应标记手术切缘，注意肝癌的大体类型，记述癌的位置、大小、数目、色泽、硬度、境界、浸润情况及距切缘的距离等。

取材：肝癌取材常规，A. 癌组织 4 块，尽量带有肝组织；B. 癌距肝被膜最近处 1 块；C. 癌距切缘最近处 1 块；D. 周围肝组织 1 ~ 2 块；E. 如有淋巴结，全部分组取材。

（14）胆囊癌：注意胆囊癌的大体类型，记述其部位、大小、离胆囊底及颈切缘的距离，浸润深度及范围，癌以外黏膜的情况。

取材：A. 癌组织 3 块（全层）；B. 癌与正常组织交界处 1 ~ 2 块；C. 胆囊颈部及胆囊管切缘各 1 块；D. 癌以外胆囊黏膜如有其他改变，酌情取材；E. 胆囊周围淋巴结分组全部取材。

（15）胰腺肿瘤：注意其大体类型（实性、囊性、乳头状），肿瘤位置、数目、大小；描述其质地、色泽，有无出血、坏死，周围累及的范围等。

取材：A. 肿瘤 3 块（包括周围组织）；B. 胰腺 2 ~ 3 块（1 块为切缘）；C. 胆总管 1 块；D. 其他器官根据情况取材；E. 淋巴结分组取材。

（16）肺脏：确定标本类型，测量其大小，观察胸膜厚度，有无纤维化、粘连；支气管黏膜是否光滑，管腔有无阻塞、扩张等；肺组织有无实变、硬块、气肿、萎陷、囊肿、空洞、脓肿等。

支气管扩张：囊形或圆柱形（管形）扩张，属于哪一级支气管。扩张的支气管的直径或宽度，管壁厚度，颜色及硬度，周围肺组织有何变化。黏膜光滑或呈皱纹，管腔有无脓液，是否破出至肺，形成脓肿。

取材：A. 扩张的支气管及附近肺组织 2 ~ 3 块；B. 接近胸膜的肺组织 1 块；C. 其余肺组织 1 ~ 2 块；D. 肺门淋巴结。

肺结核空洞：记述空洞的部位、直径、单腔或多腔，腔中有无脓液，其性质如何，有无暴露的血管，空洞壁厚度及硬度，腔内为肉芽或纤维组织。寻找与支气管通连的瘘管及所散播的病变，肺门淋巴结情况。

取材：空洞壁、散播的病变、肺门淋巴结。

肺癌：记述癌的部位、类型、大小、质地、边界及与支气管的关系。非癌区支气管腔是否通畅，黏膜和分泌物的性状，有无肺炎、脓肿、纤维化等，区域淋巴结有无受累。

取材：癌组织、癌与支气管相关处、癌接近胸膜处及支气管切除端。淋巴结分组取材。

肺脓肿：记述脓肿的部位、直径、单腔或多腔，其中脓液性质及气味，有无暴露的血管，腔壁光滑度、厚度，是否与支气管通连，有无散播的小脓肿，有无支气管扩张，支气管中有无异物或硫黄样颗粒。

取材：脓肿壁、肺门淋巴结。

肺囊肿：记述囊肿的数目、部位、直径、囊肿壁光滑度及厚度、囊内液体的颜色、是否澄清。

取材：囊肿壁及其旁肺组织。如为包囊虫病，则应在液体中寻找幼虫头（离心后）。

（17）肾癌：注意描述癌的部位、大小、形态、范围、颜色、质地等，特别应注意检查肾静脉内有无癌栓。癌以外肾外表及切面的情况亦应记录。寻找肾周围淋巴结。

取材：A. 癌与边缘组织4块；B. 正常未受累的肾组织2块；C. 肾盂1块；D. 肾动、静脉视情况取材；E. 输尿管取横切面2块；F. 如有淋巴结全部取材。

（18）膀胱癌：全部或部分膀胱切除，除非癌位于前侧，一般皆沿前侧切开。注意癌的位置，与输尿管口及膀胱颈的关系，体积，生长及浸润情况，有无肿大淋巴结（直径、硬度、切面变化）。

取材：A. 取癌4块，包括膀胱壁全层及癌周黏膜0.5～1cm；B. 其余部位膀胱黏膜（三角区、前后壁、顶部等）2～4块；C. 尿道端取1块；D. 如有其他内容物，酌情取材。

（19）前列腺：记述肿大情况、体积、颜色、硬度、包膜情况。切面：颜色、质均匀否，有无坏死、出血、囊性变。应尽可能多做平行切面观察。

取材：如为前列腺癌应取A. 癌4～6块；B. 前列腺2块；C. 尿道切缘2块；D. 输精管残端1～2块；E. 精囊腺1块；F. 淋巴结全部取材。

（20）睾丸及附睾：分别记录睾丸、附睾的大小，精索的长度和直径等。如为肿瘤应记述其大小、颜色、质地，有无囊变、坏死、出血等。

取材：A. 肿瘤3块；B. 未受累的睾丸、附睾2块；C. 精索及切断周围软组织1～2块；D. 精索如有淋巴结，全部取材。

（21）阴茎癌：注意肿瘤位置、大小、硬度、生长方式、浸润范围等。

取材：A. 肿瘤2块；B. 肿瘤与正常组织交界处1～2块；C. 尿道横切1块；D. 阴茎头纵切1块；E. 手术切缘1块；F. 淋巴结全部取材。

（22）子宫：所选标本可为子宫颈锥形切除、子宫肌瘤挖除、子宫次全切、全子宫切除及子宫根治术标本。

宫颈癌：应记述子宫颈的外形、色泽，癌的位置、大小、生长方式、浸润深度等。

取材：A. 原则上所有宫颈组织均取材；B. 阴道全部切缘；C. 子宫体2块；D. 双

侧宫颈旁组织2块；E. 其他器官适当取材；F. 淋巴结全部取材。

子宫内膜癌：注意记述癌的位置、大小、数目、外观、色泽、质地、浸润深度及累及范围等。

取材：A. 癌组织4块；B. 癌与正常内膜交界处2块；C. 非癌性内膜及肌壁1块；D. 两侧宫旁组织各1块；E. 子宫颈1块；F. 双侧卵巢、输卵管；G. 淋巴结全部取材。

（23）卵巢：注意卵巢大小、表面及切面等情况。若为肿瘤，应注意是囊性、实性、半囊半实性等。

取材：A. 视肿瘤大小取材；B. 非肿瘤卵巢1块；C. 附带器官适当取材。

（24）乳腺：若为纤维腺瘤，应注意其形状、体积、包膜是否光滑完整；切面情况，是否均匀，有否坏死。若为乳腺癌，应注意其体积、皮肤颜色，有无水肿及橘皮样变化。乳头有无固定或缩入现象，胸大肌有无水肿或变硬；肿大淋巴结数量、组别、硬度及切面情形。沿乳腺的最长径经过乳头切开皮肤，观察肿瘤的面积、颜色、硬度及浸润情况等。

取材：A. 肿瘤3块；B. 乳头1块；C. 每象限乳腺组织至少取1块；D. 淋巴结分组全部取材，总数要求不少于20个。

（25）甲状腺：记述其生理、体积、形状，血管是否增加，有无结节，寻找背面有无甲状旁腺，切面质地是否均匀，含胶质状况，有无结节、出血、坏死、钙化、囊变等。

甲状腺腺瘤：注意部位，包膜是否光滑完整。在切片上应注意质地是否均匀，有无出血、坏死、钙化、囊性变等；如有囊性变，其内容物如何。

甲状腺癌：注意周围浸润情况，切除的周围软组织及肿大的淋巴结。

取材：肿瘤与周围交界处、淋巴结。

（26）骨及关节：皆纵切，通过病变的最大面积，包括骨或关节的中心。

关节结核：关节囊厚度，是否穿破，滑膜是否浑浊、粗糙；渗出物性质，状态。关节软骨与骨有无破坏，关节软骨下骨髓是否为肉芽组织，皮肤有无腔道，能否找到结核由何处蔓延而来。

取材：关节囊、软骨下骨髓。

骨结核：皮肤有无肿胀及窦道，骨膜有无增厚及新骨生长，骨破坏地区及范围，何处病变为“早发”，如何扩延，是否已蔓延至关节。

取材：软组织破坏的骨组织。

骨肿瘤：体积及形状，切面上注意颜色、硬度、出血、坏死、囊变，并估计何处为原发，与骨膜、骨皮质及骨髓的关系如何，有无破坏情形。有无包膜，如有包膜，描写包膜厚度及硬度；如无包膜，描写其对软组织的浸润情况。

取材（切块）：A. 肿瘤与组织交界处；B. 不坏死处；C. 骨破坏处。

（27）瘘管或窦道组织：应切取其横断面。

（28）眼球标本：除病变部特殊取材外，一般采取水平切面。要求保存眼球的完整性，如结膜、视神经、黄斑及晶状体等，都应完整无缺。切时刀刃锐利，以免人为地损坏眼球结构。若须行火棉胶切片而本单位无条件时，可送到有关单位检查。

（29）其他标本：依上述原则检查及切块。如标本有特殊情况，则依其特点处理。

（王俭）

第九节 肿瘤的实验室检查

一、肿瘤的常规实验室检查

（一）尿液检查

肉眼血尿多见于尿路肿瘤、肾肿瘤及出血性疾病如白血病等。镜检尿红细胞增多见于泌尿系肿瘤、前列腺肿瘤、子宫癌等，也可见于白血病；白细胞增多多见于肾肿瘤；亮氨酸结晶、酪氨酸结晶可见于白血病，胆红素结晶可见于肝癌。人绒毛膜促性腺激素阳性多见于绒毛膜上皮癌、睾丸畸胎瘤、葡萄胎、恶性葡萄胎。尿检测本周蛋白为阳性，对多发性骨髓瘤（MM）的诊断有重要参考意义。尿淀粉酶增高多见于胰腺癌。做尿黑色素试验若为阳性，可帮助黑色素瘤患者的确诊。

（二）粪便检查

外观呈脓血便常见结肠或直肠癌，尤其细条状便，说明有直肠狭窄，多见于直肠癌；粪便呈灰白色且伴有皮肤黄疸者，可能为胆管癌或胰头癌造成，如做粪胆素试验阴性可帮助确诊。镜检大量红细胞提示肠道有各型良性或恶性肿瘤（如息肉、腺癌等）。粪便隐血试验阳性多见于消化道出血、消化道肿瘤。消化道肿瘤隐血试验阳性率可达95%，且呈持续阳性，故粪便隐血试验已被用作消化道恶性肿瘤的诊断筛选指标。

（三）血液检查

1. 红细胞计数及血红蛋白降低

轻、中度降低多见于MM、消化道肿瘤，如食管癌、贲门癌、结肠癌、直肠癌。重度降低多见于癌症晚期、血液病，如白血病、恶性淋巴瘤。

2. 红细胞计数增高

多见于肾癌、肝癌，也可见于肺癌、前列腺癌、子宫肌瘤。

3. 白细胞计数降低

多见于白血病如白细胞减少性白血病、癌症晚期。

4. 白细胞计数增高

多见于急慢性白血病、红白血病、淋巴瘤、骨肉瘤、未分化网状细胞肉瘤，部分癌症晚期如胃癌、胰腺癌、乳腺癌等。

5. 血小板计数降低

可见于急性白血病、再生障碍性贫血，肿瘤放疗、化疗后。

6. 血小板计数增高

可见于慢性粒细胞白血病（CML）、MM，部分肿瘤早期。

（四）痰液检查

正常痰液为无色或灰白色少量泡沫或黏液样，无特殊气味。外观红色或棕红色多见于肺癌。血性痰液呈血腥味多见于肺癌、肺结核，呈恶臭味多见于晚期肺癌。镜检有弹力纤维多见于肺组织破坏性病变如肺癌。痰液涂片染色做脱落细胞学检查，对肺癌的诊断有重要的实用价值。

（五）胸、腹水检查

血性胸、腹水是肺癌、肝癌、胃癌、肠癌及卵巢癌等有胸腹腔转移时最常见的征象，涂片镜检有癌细胞可帮助确诊。

（六）脑脊液检查

潘氏试验阳性多见于脊髓腔肿瘤。镜检淋巴细胞增多多见于脑肿瘤。糖含量轻度减少见于肉瘤，高度减少见于脑膜肉瘤病及脑膜白血病。

（七）胃、十二指肠液检查

正常胃液肉眼观为无色，含有少量鲜血时呈浅红色。当食管癌、贲门癌和胃癌出血量较大或血在胃内停留较久时，胃液可呈咖啡色。镜检胃液嗜乳酸杆菌增加多见于胃癌，发现癌细胞即可确诊。基础胃酸排出量若大于 5 mmol/h，则对胃泌素瘤有诊断价值。游离酸和总酸度测定减低多见于胃癌。正常十二指肠液及胆汁外观为清晰透明，若外观带血多为肿瘤所致。胰腺癌时十二指肠液中常见血液；胆管乳头状癌时，胆汁中常有血液。

（八）精液检查

精液外观呈鲜红或暗红色时，多见于生殖系统肿瘤。镜检红细胞增加常见于睾丸肿瘤、前列腺癌。

二、肿瘤标志物检查

肿瘤标志物是指体内存在并反映肿瘤一定生物学特性的生化物质。从临床应用角度出发，是指在肿瘤发生和增生的过程中，由肿瘤细胞合成、释放，或者是宿主对肿瘤反应产生的一类物质，这类物质在血液、体液及组织中可以定量或定性检测到，以此作为辨认和追踪肿瘤存在和发展的标志。所以肿瘤标志物实际上是指在肿瘤组织中含量异常的一类物质。因此，同一肿瘤可以含有多种肿瘤标志物，不同肿瘤也可能有共同的标志物。

（一）常见肿瘤标志物

1. 甲胎蛋白（AFP）检测

1）测定方法：目前常用的方法有酶联免疫吸附测定（ELISA）、放射免疫分析（RIA）、荧光偏振法、化学发光免疫测定（CLIA）、电化学发光和纸条快速酶免疫测定法。

2）正常参考值：血清 <25 μg/L（RIA）；妊娠期妇女血清中含量在不同时期升高程度不一，妊娠 35 周为（236 ± 155）μg/L。羊水中含量在妊娠 13～14 周达 16 780 μg/L，以后逐渐下降。

3）临床意义：AFP 是原发性肝癌最灵敏、最特异的肿瘤标志物，在原发性肝癌患者中，AFP 的阳性率在 80% 以上。AFP 可用于原发性肝癌的鉴别诊断，当 AFP $>$ 200 μg/L，持续 8 周，丙氨酸转氨酶（ALT）正常，排除妊娠、生殖细胞恶性肿瘤，则临床诊断为原发性肝癌。少数肝硬化病例亦有 AFP 增高，但都为“一过性”升高，持续时间大多不超过 2 个月。睾丸、卵巢、腹膜后恶性畸胎瘤，消化道肿瘤，如胃癌，尤其是伴有肝转移，AFP 亦有增高。卵巢内胚窦瘤的 AFP 也明显升高。手术切除或介入治疗后，有效者 AFP 下降；若降低不多，提示手术切除不彻底；若降低后复又上升，提示手术后肿瘤复发或发生转移。因此，AFP 不仅用于诊断，还用于疗效观察和预后判断。AFP 还可用于鉴别绒毛膜癌与妊娠，前者不增高，先兆流产降低，预后不良的稽留流产，AFP 值偏高。

2. 癌胚抗原（CEA）检测

1）测定方法：与 AFP 相同，尤以荧光偏振法和光化学法稳定、可靠。

2）参考值：血清 CEA $<$15 μg/L（ELISA、RIA）。

3）临床意义

（1）CEA 由内胚层分化来的恶性肿瘤，尤其是消化道腺体的肿瘤有较高的阳性检出率。对乳腺癌、肺癌、胃癌、结肠癌、直肠癌等有一定的检出率。病期较晚和肝转移的肿瘤，测得其浓度可逐渐升高。

（2）某些良性肿瘤，如直肠息肉等，CEA 可轻度增高，且呈现一过性，会随病情好转而下降。

（3）判断恶性肿瘤的预后：肺、乳腺、生殖系统恶性肿瘤患者，当 CEA $>$20 μg/L 时，应做进一步检查。术后或化疗后 CEA 又升高，提示有转移可能。术前 CEA 浓度越低说明病程属较早期，则手术效果好，存活期长。

（4）其他体液中 CEA 测定的临床意义：正常情况下，良性胸腹水中 CEA 含量低于血清；当有恶性肿瘤时，胸腹水中 CEA 分泌明显增高，并可先于血清出现高值。胃癌患者血清 CEA 升高比结肠癌患者少，但许多早期胃癌胃液 CEA 异常升高，有人认为胃液 CEA 浓度升高可作为胃癌的特异指标。

3. 糖类抗原（CA）15 -3 测定

1）参考值：血清 CA15 -3 $<$25 U/ml（CLIA、RIA、ELISA）。

2）临床意义：CA15 -3 是人类乳腺相关的抗原。在正常人血清中表达水平极低，当乳腺、卵巢、子宫内膜等发生癌变时，血清中 CA15 -3 升高。乳腺癌患者有 30% ~60% 血清中的 CA15 -3 显著增高，但对于早期乳腺癌患者 CA15 -3 检测敏感较低。Ⅰ期和Ⅱ期的乳腺癌患者仅有 20% ~30% 血清 CA15 -3 增高，对转移性乳腺癌检出阳性率可为 60% ~80%。70% 的Ⅳ期乳腺癌血清 CA15 -3 明显增高。CA15 -3 是乳腺癌病情复发监测的最佳指标，如果治疗后 CA15 -3 值下降，提示有效。在乳腺癌复发时，CA15 -3 的浓度增高可先于临床症状。对已确诊的乳腺癌患者，当 CA15 -3 的结果 $>$ 100 U/ml 时，提示已有转移。所以 CA15 -3 测定用于乳腺癌患者随诊有一定的临床意义。

CA15 -3 在其他部位的恶性肿瘤中也可检出，但阳性率都不高，如肺癌、结肠癌、胰腺癌、卵巢癌、原发性肝癌、子宫癌等。

4. CA125 测定

1）参考值：血清 CA125 <35 U/ml（CLIA、RIA、ELISA）。

2）临床意义：CA125 是上皮性卵巢癌和子宫内膜癌的标志物，约 80% 的患者出现升高。此外，透明细胞癌、未分化卵巢癌等均可升高。

一般临床将 CA125 用于高危人群的卵巢癌的早期诊断及复发的监测，在癌症复发早期，CA125 值的增高会先于临床症状几个月出现，CA125 对卵巢癌治疗监测有重要价值，可依据 CA125 的浓度变化决定化疗药剂的疗程。因此，监测血清 CA125 水平有助于肿瘤复发、转移的监测。

5. CA19 -9 测定

1）参考值：血清 CA19 -9 <37 U/ml（CLIA、RIA、ELISA）。

2）临床意义：CA19 -9 被认为是诊断胰腺癌的重要指标。一组 97 例胰腺癌资料显示 CA19 -9 的敏感性为 91.7%，特异性达 87.5%，诊断正确率达 90%。少数假阳性可见于肝硬化、胆石症者。在消化系统外的恶性肿瘤，CA19 -9 超过正常上限为 6.0% ~16.7%，其他一些良性疾患 CA19 -9 超过正常上限为 1.3% ~10%。CA19 -9 诊断胰腺癌的灵敏度、特异性和阳性预测值分别为 69% ~89%、75% ~88% 和 54% ~75%。其中对胰腺癌和肝胆系癌的检出率均高于 CEA，对结肠、直肠癌的阳性率则低于 CEA，对胰腺癌的特异性和 CEA 相仿或略高。

6. CA72 -4 测定

1）参考值：血清 CA72 -4 <4 U/ml（CLIA、RIA、ELISA）。

2）临床意义

（1）CA72 -4 对胃癌的检测特异性明显优于 CA19 -9 和 CEA。卵巢癌时CA72 -4 含量也明显增加，且有助于监测病情，因此，为了提高卵巢癌的检出率，应考虑 CA72 -4和 CA125 组合应用。

（2）结肠癌、胰腺癌和非小细胞肺癌，CA72 -4 含量也可见增高。

7. CA242

1）参考值：实验室正常参考范围血清 CA242 <20 U/ml（ELISA）。

2）临床意义：临床上多用于胰腺癌及直肠癌的分析。文献报道，CA242 的阳性率为胰腺癌 68% ~79%、结肠癌 55% ~85%、胃癌 44%，卵巢癌、子宫癌、肺癌等患者血清中的 CA242 水平也可见轻度增高。与其他肿瘤标志物（CEA、CA19 -9）联合检测可提高 25% ~40% 检出的敏感性。Ozkan 等比较了血清 CA242 和 CA19 -9 对胰腺癌的诊断作用，认为 CA242 的敏感性与 CA19 -9 相似，但特异性高于 CA19 -9。血清中 CA242 可在临床症状前 10 周或约 1 年提示癌的复发。

8. 鳞状细胞癌相关抗原（SCC）测定

1）参考值：血清 SCC <1.5 μg/L（RIA、ELISA）。

2）临床意义：SCC 由妇女生殖道上皮以及不同器官的鳞状上皮癌组织分泌，在正常的鳞状上皮细胞中抑制细胞凋亡和参与鳞状上皮层的分化，在肿瘤细胞中参与肿瘤的生长，随着鳞状上皮细胞的增生（恶性）而释放入血。SCC 主要存在于子宫体、子宫颈等鳞状上皮细胞的胞质中，特别是高分化型大细胞中含量丰富，敏感性强。作为鳞状上皮癌的肿瘤标志物，SCC 具有较高的特异性，能比较明显地区别正常人群和恶性肿瘤。

9. 组织多肽抗原（TPA）测定

1）参考值：血清 TPA <80 U/L（RIA、ELISA）。

2）临床意义

（1）许多肿瘤都可见到血清 TPA 升高，但主要见于膀胱癌、前列腺癌、乳腺癌、卵巢癌和消化道恶性肿瘤。特别是对膀胱转移性细胞癌的诊断敏感性高。TPA 在循环血液中的半衰期为7天，肿瘤切除后3~4周降至正常水平。由于 TPA 的水平与肿瘤细胞的增生分化相关，如果 TPA 水平降至正常，说明肿瘤治疗有效，是监测肿瘤复发的良好指标。

（2）急性肝炎、胰腺炎、肺炎和胃肠道疾患也可见到血清中 TPA 升高。

（3）妊娠的最后3个月可见 TPA 升高。

10. 前列腺特异性抗原（PSA）测定

1）参考值：血清 PSA≤4.0 μg/L（RIA、CLIA）。

2）临床意义：目前，临床上已用于前列腺癌的辅助诊断，也可作为监测前列腺癌病情变化和疗效判断的指标。

（1）前列腺癌患者可见血清 PSA 升高。以血清 PSA >4.0 μg/L 判断为阳性，其阳性率在50%~80%，PSA 的血清浓度和阳性率随病程的进展而增高。前列腺癌手术后，PSA 浓度可逐渐降至正常，若手术后 PSA 浓度不降或下降后再次升高，应考虑肿瘤转移或复发，因此，PSA 测定可作为监测前列腺癌病情变化和疗效的重要指标。

（2）前列腺肥大、前列腺炎、肾脏和泌尿生殖系统的疾病，也可见血清 PSA 水平升高，必须结合其他检查进行鉴别。

（3）约有5%的前列腺癌患者，前列腺酸性磷酸酶（PAP）升高，但 PSA 在正常水平，因此两者同时测定，可提高前列腺癌的阳性检出率。

11. PAP 测定

1）参考值：血清 PAP <4 U/L（RIA、ELISA）。

2）临床意义

（1）前列腺癌时可见血清 PAP 浓度升高，特别是在前列腺癌第Ⅲ、Ⅳ期时。PAP 测定诊断前列腺癌的特异度比 PSA 高，可达96%，但灵敏度较 PSA 低，约为57%。因此，为提高前列腺癌诊断的阳性率，两者可联合检测。

（2）前列腺肥大、前列腺炎和泌尿生殖系统疾病，也可见到 PAP 升高。

（3）某些肾脏和前列腺检查可导致血清 PAP 升高，在判断测定结果时要予以考虑。

12. α-L-岩藻糖苷酶（AFU）测定

AFU 是一种溶酶体酸性水解酶，广泛分布于人体各种细胞的溶酶体内以及血液和体液中。AFU 参与体内糖蛋白、糖脂和寡糖的代谢，以往主要用于遗传性 AFU 缺乏引起的岩藻糖贮积病的诊断。Deugnier 等于 1984 年首先发现原发性肝癌患者血清中 AFU 升高。多年来的研究表明，血清 AFU 测定有助于原发性肝癌的辅助诊断、疗效观察、术后随访，可作为原发性肝癌的标志物。

1）参考值：比色法，血清 AFU 3 ~ 11 U/L。

2）临床意义

（1）原发性肝癌患者血清中 AFU 明显升高，AFP 阴性的肝癌患者中 AFU 也可见升高，特别是小肝癌患者，AFU 阳性率显著高于 AFP，说明 AFU 与 AFP 浓度无相关性。

（2）其他恶性肿瘤，如肺癌、结肠癌、乳腺癌等也有部分病例 AFU 升高。

（3）慢性肝炎、肝硬化患者中部分病例 AFU 升高，随病情好转 AFU 下降，动态监测有助于与肝癌的鉴别。

（4）妊娠期间，AFU 升高，分娩后迅速下降。

（二）肿瘤标志物的合理应用

1. 用于肿瘤的早期诊断

针对亚健康及高危无症状人群进行筛查。多年来的研究显示，降低肿瘤的死亡率的关键在于对恶性肿瘤的早期发现、早期诊断、早期治疗。美国的研究资料显示：在过去的 30 年间，肿瘤患者的 5 年生存率从 50% 提高到 63%，提高的 13% 全是因为早期发现的结果。当今世界上发达国家已将 PSA 作为每年 50 岁以上的男性前列腺癌的早期普查项目；AFP 作为肝癌高危人群的普查项目；CA125 作为 40 岁以上女性卵巢癌的普查项目。如果能在癌变早期准确预报，肿瘤的防治就会有新的突破。

2. 对恶性肿瘤临床阶段进行分析、评估治疗方案

恶性肿瘤患者在治疗前血清肿瘤标志物水平升高，治疗后逐渐下降，意味着治疗有效性。

血清 CA19 - 9 的检测对胰腺癌手术切除疗效有指导价值，血清 CA19 - 9 < 1 000 U/ml的胰腺癌患者有 55% 可手术切除，而 CA19 - 9 > 1 000 U/ml 大多数手术切除效果不佳。治疗后 CA19 - 9 下降的患者生存期相对未下降的长。术后随诊血清 CA19 - 9 再次持续升高时，预示肿瘤可能复发。

AFP 对肝细胞癌治疗监测显示：术后 AFP 持续升高，意味肿瘤残余或严重肝脏损坏。肝细胞癌患者有效的联合化疗后，AFP 可明显下降或正常，如果 AFP 持续升高并在 6.5 ~ 112 天翻倍的患者，显示疾病在发展。

前列腺癌是最常见的内脏器官恶性肿瘤。PSA 是临床上应用最重要的肿瘤标志物，检测血清 PSA 是监测治疗反应的有效手段。血清中 PSA 的浓度变化，有助于确定肿瘤是被控制还是发生了进展。

3. 追踪肿瘤的复发，监测亚临床肿瘤的转移

肿瘤标志物除对恶性肿瘤早期筛查、诊断、治疗评价外，更重要的作用是对肿瘤复发的监测。实验室的检测已经成为临床医生诊治肿瘤不可缺少的指标。尤其是对于肿瘤治疗后的随访，更是不可缺少的手段之一。目前肿瘤治疗后的随访方式是选用各种不同的影像学和检测循环血中的肿瘤标志物。而许多肿瘤标志物的再次高表达，都往往出现在临床症状及影像学表现之前。如前列腺癌根治术后，应用 PSA 随访；胃肠系统恶性肿瘤治疗后，应用 CEA 随访；膀胱癌术后应用尿脱落细胞和检测尿核基质蛋白进行随访等。

（贾世英）

第十节　肿瘤的预防措施

一、肿瘤的三级预防

（一）病因预防，亦称一级预防

消除危险因素和病因，提高防癌能力，防患于未然。对已知的危险因素如吸烟、酗酒、不必要的放射线照射、职业暴露要采取相应措施加以控制和消除。如不在公共场所吸烟，禁止青少年吸烟，规定纸烟中烟焦油要降至每支 15 mg 以下等，香烟的烟雾中有多种致癌物质，如苯并芘、二甲基亚硝胺、放射性元素及酚类化合物等，严重有害物质还有尼古丁、一氧化碳和焦油等，我国肺癌患者中有 70% ~80% 长期吸烟。另外还要提高机体抗癌能力，进行预防接种或化学预防，如肝癌高发区中新生儿要进行乙肝疫苗接种。改善饮食和营养，提倡科学的膳食结构亦是病因预防的主要内容之一。例如高脂肪膳食可能与乳腺癌、结肠癌、前列腺癌有关。所以要求人们膳食中由脂肪来的热量不得超过总热量的 30%。为防止食管癌、胃癌的发生，应减少盐腌、盐熏和硝制食品的摄入。提倡多吃水果、蔬菜、富含维生素 A 和 C 及富含纤维的食品。避免或减少职业性致癌因素，由于某些工种和车间具有较高致癌剂水平，由此引起癌症的发病率较高，目前已证明煤油、焦油、沥青、菌类、石棉、芥子气、铬及砷化物、联苯胺、羰基镍等有致癌性，必须加强职业病的预防。在开展一级预防措施时，常遇到一些病因不明确，但是有证据认为是危险因素，亦可先开展预防措施，以观察预防的效应，同时进行实验室研究，找出发病原因。

（二）早期发现、早期诊断和早期治疗，亦称为二级预防

这是一条防患于开端的措施，即肿瘤刚开始发生时，尽早筛检出来予以治疗，以收到事半功倍的作用。实际包括两方面的内容：一是早期发现，即医务工作者深入到人群中去，用有效的筛检手段发现早期癌症患者；二是对筛检发现的可疑患者，医生尽可能及时、准确地给予确诊和治疗。对二级预防比较有效果的癌症是宫颈癌和乳腺癌。其他肿瘤，凡是对人民健康威胁较大，病史比较明确，早期诊断基本过关，早期治疗效果较好，对受检者不造成损伤，花费不大的都可以筛检。

（三）康复预防，亦称三级预防

对癌症患者经各种方法治疗后进行康复工作，使其减少并发症，防止致残，提高生存率和生存质量。对晚期患者施行止痛和临终关怀。总之，对癌症患者应该从生理、心理等各方面予以关怀。现各地先后成立了俱乐部、抗癌协会等组织，邀请医务人员对治疗后癌症患者进行定期随访、复查，指导他们的饮食、卫生、劳动、生活，劝阻吸烟和酗酒，纠正不良生活饮食习惯，对他们的各方面的问题给予咨询，及时给予必要的治疗，以提高他们的生存质量，延长生存时间。

二、肿瘤的预防措施

肿瘤预防措施具体如下：

（一）重视防控，改善环境

美国1971年颁布了癌症法案，开始对癌症防治研究投入大量资金，30年后见到回报：美国的癌症发病率和死亡率开始下降。癌症预防必须由全国人民和政府大力参与才能取得成绩。需要采取一定强制措施保护环境、严格食品安全卫生管理。

（二）重视全民健康教育

针对不同年龄的人群，采用不同的教育方式。重视儿童的健康教育，例如在小学教育孩子们要注意健康生活和增强体质；在中学开展“健康生活——防控肿瘤”课程；到了高中就应当告诉他们不正常的性行为会传播HPV、人类免疫缺陷病毒（HIV）等。成人的肿瘤预防教育包括癌症风险因素教育、具体预防方法的教育以及定期体检争取早期诊断方面的教育。

（三）不吃发霉食物

在发霉的花生、玉米及谷类中含有对人类有致癌作用的霉菌毒素，即黄曲霉毒素，可诱发肝癌。黄曲霉毒素也可存在于腐烂变质或被污染的其他食品中。

（四）不吸烟或戒烟

吸烟对人体健康的危害已是不争的事实，烟草的烟雾中所含有的多种化学物质如挥发性亚硝胺、多环芳烃化合物苯并芘具有致癌作用，可引起肺癌、喉癌、食管癌及宫颈癌等。吸烟不仅危害吸烟者本人，而且可累及其周围的人成为被动吸烟者，危害其健康。因此，提倡不吸烟，吸烟者应逐步戒烟。

（五）保持身心健康

肿瘤的发生与发展过程中，精神与情绪因素有一定的影响作用，过度的忧伤和绝望情绪可使人体免疫功能及康复力下降。适量运动，如慢跑、游泳、散步及打太极拳等，不仅能增强体质、提高免疫力，而且有助于舒缓精神上或工作上的压力及焦虑情绪。

（六）合理化饮食

1. 应以新鲜、易消化，富含优质蛋白质、维生素、矿物质的食物为主，新鲜蔬菜、水果每餐必备。

2. 多吃有一定防癌抗癌作用的食物，如菜花、卷心菜、西蓝花、芦笋、豆类、蘑菇类等。

3. 选用具有软坚散结作用的食物，如紫菜、淡菜、海带、赤豆、萝卜、荠菜、荸荠、香菇等。但此类食品性滞腻，易伤脾胃，食欲缺乏和发热时要少吃。

4. 不同体质选用不同食物。脾胃虚弱，中气不足可食用大枣、桂圆肉、生姜、鲜菇等；肝肾阴虚可用黑豆、核桃、鲍鱼等；血虚可食菠菜、豆制品等。

5. 不同病种选用不同食物。肺癌患者可酌情选用百合、白木耳等；体虚舌质红时可选用黑白木耳、淡菜；痰多咳喘者可用雪里蕻、竹笋、萝卜、枇杷等；黄脓痰多时可用梨、柿子。胃癌患者脾胃虚湿热时可食用薏苡仁、莲子、豇豆、大枣等；脾胃虚寒时可用羊肉、桂圆肉、干姜等；上腹饱胀消化不好时可食用生姜、枇杷、佛手。肝癌患者有黄疸时可食用苜蓿等；腹水时可选食冬瓜、莴苣、赤豆、西瓜等；食管癌可选用韭菜汁、薤菜等。

（七）预防感染

宫颈癌、肝癌以及胃癌等的发生与感染因素有关。可以通过接种疫苗、洁身自好避免多个性伙伴、远离毒品来预防乙型肝炎病毒（HBV）、HPV、HIV 感染，实行分餐制有助于预防 HP 感染。避免不必要的输血和使用血制品可以减少感染病毒的风险。

（八）母乳喂养

母乳喂养有助于母亲预防乳腺癌的发生。

（九）限制饮酒

为了预防肿瘤，尽量不要饮酒。如果饮酒，则应该限制每日的饮酒量。

（十）定期进行体检

通过定期体检，发现身体存在的异常以及癌症危险因素，通过及时调整、治疗降低患恶性肿瘤的风险。另一方面，定期体检可以实现早发现、早诊断、早治疗，即二级预防。

（十一）治疗癌前病变

结肠息肉是结肠癌的癌前病变，通过切除结肠息肉能够达到预防结肠癌的目的。因此，治疗癌前病变可能是降低癌症发病率的一个最重要的措施和研究切入点。

（王欢）

第十一节　肿瘤患者的饮食

一、饮食原则

肿瘤患者应当了解饮食康复的一些基本原则，这有助于患者在采取饮食疗法进行肿瘤康复治疗时注意这些基本的问题。一般来说，肿瘤康复饮食疗法需要掌握的基本原则主要有以下方面：

1. 只有数量恰当、构成合理的膳食疗法，才是患者维持良好营养状况的前提。对每一个患者在开始治疗前和治疗后，均应估计营养状态，以便有针对性地进行饮食治疗。要制订合理的饮食治疗方案，需分析患者引起衰竭的多种因素、各种治疗的作用以及患者的心理反应等，同时也要考虑经济因素，尽早施行。

2. 明确肿瘤患者饮食治疗的要求和目的

1）通过饮食治疗使肿瘤患者保持一个良好的营养状态。这样可以提高手术的可能性，增加患者对放疗、化疗的承受力，减少危险性。

2）要使饮食疗法成为整个肿瘤康复治疗计划的一部分，以改善全身健康状况，其效果也应该成为最后评价疗效的一部分。如通过饮食治疗增进免疫功能，提高抗肿瘤治疗效果，使瘘管等并发症通过改善营养而自发闭合等。

3）饮食疗法除了提供和保持营养之外，还要注意提高机体对营养物质的吸收、利用和代谢。

3. 肿瘤患者的体重可作为衡量蛋白质和热量摄入是否足够的客观指标。体重标准可按年龄、身高计算，或与患病前后、治疗前后作自身对照。如果体重下降，说明“入不敷出”，就要增加饮食和热量。癌症患者除一般常人的需要量外，还需要增加大约20%的蛋白质及热量，如果癌症本身或治疗引起营养不良，则患者需要更多的蛋白质和热量。

4. 摄取适量的营养基本要素。营养基本要素是指蛋白质、脂肪、碳水化合物、维生素及矿物质。蛋白质是机体组织生长修复所必需的物质；脂肪和碳水化合物（淀粉和糖）为机体提供能量；维生素和矿物质参与调节机体的新陈代谢。这些营养素需从日常饮食中摄取获得。蛋白质类食物有鱼类、肉类（牛肉、羊肉、猪肉及禽肉）、蛋类、豆类、花生等，这类食物是蛋白质的主要来源，同时还含有维生素B和铁等。乳类食物有乳酪、干酪、奶粉、全奶、脱脂奶等，这类食品是蛋白质、维生素A、维生素B和钙的主要来源。所有的蔬菜、水果、果汁和干果等，则可以供给人体所需的维生素及矿物质。米面类食物如面包、饼干、大米及各种面食等，则为人体提供碳水化合物、维生素B，碳水化合物是热量的主要来源。脂肪和油类食物如植物油、动物油等，可以供给人体热量和维生素E。癌症患者常常有食欲缺乏，或不能正常进食，所以要根据患者的特殊要求，制订患者能够接受的食谱，包括以上几种基本食物和营养素，以满足基本的营养要求，从而有利于机体战胜疾病。

二、饮食营养

饮食营养是维持生命、保持健康的物质基础，在很大程度上，饮食对机体的功能和状态有重要的影响。一般认为80%～90%的肿瘤是由环境因素所引起，因环境可影响食物和营养素的质与量，进而可引起或抑制癌症的发生。在正常细胞转化为肿瘤细胞时，常先有核酸代谢的异常，即遗传物质发生突变，而在此之前常涉及合成代谢模式发生深刻的变化，变化必须包括不断地合成核酸、酶、蛋白质及合成更专一地参与细胞生长与分裂的其他各种物质，无论是合成核酸、酶还是蛋白质，或是合成过程中的中间产物，都有营养素的参与。在我国与饮食直接有关的肿瘤有胃癌、食管癌、肝癌、肠癌、乳腺癌，以上各种恶性肿瘤患者死亡率约占全部恶性肿瘤的45%。

1. 饮食应以清淡而富有营养为主。蔬菜（如卷心菜和菜花等）及萝卜、黄豆、蘑菇、芦笋、薏苡仁等含有抗癌物质的食物，富含多种氨基酸、维生素、蛋白质的水果和易消化的滋补食品。

2. 肿瘤患者热能消耗大，因此，饮食要比正常人多增加20%的蛋白质。

3. 少吃油腻过重的食物；少吃羊肉等温补食物；少吃不带壳的海鲜、笋、芋等容易过敏的“发物”；少吃含化学添加剂的零食。忌食过酸、过辣、过咸、烟酒等刺激物。

（王欢）

第二章 肿瘤的防治策略

第一节　中国恶性肿瘤的流行病学

随着人口老龄化及新型不健康生活行为方式的兴起，世界范围内的恶性肿瘤负担正在急速上升。在中国，恶性肿瘤是首要导致死亡的原因并造成了沉重的疾病负担。高质量、有代表性的国家恶性肿瘤登记数据反映了我国的恶性肿瘤负担。2008 年中国卫生部启动了全国癌症登记项目。中国国家癌症登记中心（NCCRC）负责收集、评估和发布国家恶性肿瘤数据，这些数据采集基于本地人群的癌症登记处。近期报告了 2014 年全国恶性肿瘤发病和死亡情况，不同地域、性别和年龄组间规模及分布的细节数据等，为我国卫生政策的制定提供了有效循证。

一、恶性肿瘤发病情况

1. 总发病情况

据 NCCRC 统计，2014 年统计报告有 3 804 000 例新发恶性肿瘤病例被确诊，包括男性 2 114 000 例和女性 1 690 000 例。原始发病率为 278. 07/10 万。世界标准人口结构下的年龄标准化发病率（ASIRW）是 186. 53/10 万。其中肺癌是男性中发病率最高的病种，乳腺癌是女性中发病率最高的病种。

2. 城乡差异

经分析统计所有报告数据发现，恶性肿瘤综合的 ASIRW 城镇地区高于乡村地区（191. 6/10 万 vs 179. 2/10 万）。结直肠癌、乳腺癌、前列腺癌、肾癌、膀胱癌、淋巴瘤和白血病的 ASIRW 城镇地区高于乡村地区。食管癌、胃癌、肝癌和宫颈癌的 ASIRW 乡村地区高于城镇地区。肺癌的 ASIRW 城镇地区和乡村地区相近。中国南部的恶性肿瘤发病率最高（200. 6/10 万），紧接着是中国东北部（190. 2/10 万）。中国西南部（165. 8/10 万）的恶性肿瘤发病率最低。肺癌是除西北地区以外其他地区最普遍的恶性肿瘤类型，西北地区最常见的恶性肿瘤类型是胃癌。

3. 年龄组差异

统计中表明 40 岁之前的分年龄发病率相对较低，之后快速增长，在 80 ~ 84 岁达到峰值，之后轻微下降。20 岁以前或 54 岁以后的人群恶性肿瘤发病率男性高于女性。男性和女性的新发恶性肿瘤数同在 60 ~ 64 岁达到峰值。

二、恶性肿瘤死亡情况

1. 总死亡情况

据 NCCRC 统计，2014 年有 2 296 000 例恶性肿瘤患者死亡，包括男性 1 452 000 人和女性 844 000 人。原始死亡率是 167. 89/10 万。世界标准人口结构下的年龄标准化死亡率（ASMRW）是 106. 09/10 万。肺癌是导致男性和女性恶性肿瘤死亡的最普遍原因。

2. 城乡死亡情况

经分析统计所有报告数据发现，恶性肿瘤综合的 ASMRW 乡村地区高于城镇地区（110.3/10 万 vs 102.5/10 万）。结直肠癌、乳腺癌、前列腺癌、肾癌、膀胱癌和淋巴瘤的 ASMRW 城镇地区高于乡村地区。食管癌、胃癌、肝癌、肺癌、宫颈癌及白血病的 ASMRW 乡村地区高于城镇地区。中国东部的恶性肿瘤死亡率（109.5/10 万）最高，紧接着是中国东北部（108.5/10 万）。中国中部（96.7/10 万）的恶性肿瘤死亡率最低。肺癌是所有地区首要导致死亡的恶性肿瘤类型。

3. 死亡年龄组情况

经分析，恶性肿瘤死亡所有年龄组中的死亡率男性一贯高于女性。男性死亡数在 65 ~ 69 岁达到峰值，女性死亡数在 75 ~ 79 岁达到峰值。20 ~ 54 岁的恶性肿瘤发病率女性高于男性。同对于男性和女性，45 岁以前分年龄死亡率较低，之后快速增加，在 85 岁以后达到峰值。

4. 性别死亡情况

男性中，5 个最常见的恶性肿瘤类型是肺癌、胃癌、肝癌、结直肠癌和食管癌。女性中，5 个最常见的恶性肿瘤类型是乳腺癌、肺癌、结直肠癌、甲状腺癌和胃癌。不同年龄组之间的常见恶性肿瘤类型有所差异。0 ~ 14 岁的 5 种常见恶性肿瘤类型男性与女性相同，它们是白血病、脑癌、淋巴瘤、骨癌和肾癌。男性 15 ~ 44 岁排名第二新发恶性肿瘤病例是甲状腺癌。男性 15 岁以上年龄段的主要恶性肿瘤类型是肺癌、肝癌、胃癌、结直肠癌和食管癌。女性 15 ~ 59 岁新发恶性肿瘤病例乳腺癌和甲状腺癌都很高。女性中，肺癌新发病例随着年龄增加急速增长，并在 60 岁以后成为最普遍的恶性肿瘤类型。女性 60 岁以后结直肠癌、胃癌、肝癌和食管癌仍旧是最常见的恶性肿瘤。

三、恶性肿瘤流行情况

恶性肿瘤是世界范围内的首要死亡原因和主要公共卫生问题。全国癌症流行病学的数据库（GLOBOCAN）估计，至 2025 年预计将有大约 2 000 万新发恶性肿瘤病例。最新的恶性肿瘤统计报告显示，2018 年美国有 170 万恶性肿瘤新发病例和 60 万恶性肿瘤病例死亡。值得注意的是美国过去几年中的恶性肿瘤发病率和恶性肿瘤死亡率在持续降低，这标志着医疗实践和行为的变化对恶性肿瘤预防和控制十分有效。在中国，恶性肿瘤是首要致死原因且恶性肿瘤负担在持续上升。因此，这要求我们在中国优先发展有针对性的全国恶性肿瘤预防和控制工程并评估其有效性。

统计分析发现中国各地区间恶性肿瘤负担和恶性肿瘤谱系并不相同，反映了生活习惯和卫生保健水平的地理差异。城镇地区常见的恶性肿瘤类型同世界发达地区相近，这些地区恶性肿瘤发病率和肥胖以及西方化的生活方式高度相关，包括结直肠癌、前列腺癌、肾癌和膀胱癌。然而，乡村地区和世界欠发达地区也很相近，这些地区恶性肿瘤和贫穷以及慢性感染更加普遍相关，包括食管癌、胃癌、肺癌和宫颈癌。乡村地区恶性肿瘤死亡率更高，显示出由于确诊晚和不充足的医疗条件导致不良的恶性肿瘤预后。地区间截然不同的疾病模式加重了对能精确匹配不同地理区域的恶性肿瘤预防和控制项目的迫切需要。比如，在中国食管癌和胃癌高风险区域启动内镜筛查项目和 HP 根除项目以达到对恶性肿瘤的控制。然而，处于非高危地区的上消化道恶性肿瘤筛查项目目标人群应该被准确确定并且谨慎评估这类项目的成本效用。

肺癌仍然是中国确诊最为普遍的恶性肿瘤而且是恶性肿瘤死亡的首要元凶。男性肺癌的发病率和死亡率将近是女性的两倍，这在不同地区没有显著的不同。年龄标准化的肺癌5年存活率是16.1%，其患者通常在病情晚期确诊。因此，可以看出中国的肺癌负担依旧居高不下。然而，美国的肺癌发病率持续下降，主要归功于多层次的肺癌预防和筛查项目。历经戒烟项目数十年的努力，1996—2012年美国吸烟率不断下降，男性下降比女性更加显著。此外，很强的证据显示低剂量CT（LDCT）筛查可以降低当下与先前重度吸烟者的肺癌死亡率将近20%。在2013年，美国恶性肿瘤学会开始向高风险的个人推荐LDCT筛查。美国的实践经验表明戒烟和筛查项目可以有效地降低肺癌发病率，我们可以从中获得面对中国肺癌挑战的重要方式。中国女性最普遍的是乳腺癌。然而，其良好的预后导致相对较低的死亡率，其排名仅为女性恶性肿瘤死亡原因的第五位。过去10年中女性乳腺癌负担经历了高速增长。西方化的饮食习惯与生活方式、肥胖、生殖和内分泌是乳腺癌的重要风险因素，部分地区解释了城镇地区发生率和死亡率高于乡村地区的事实。值得注意的是，中国女性乳腺癌发病率在15～44岁及45～59岁年龄组中排位最高。独立研究指出中国女性乳腺癌发病的年龄峰值在45～55岁，比西方国家女性更早。因此，中国的乳腺癌筛查项目应该锁定在更年轻的女性人口。

四、重点恶性肿瘤流行病学

（一）肺癌

2012年全球恶性肿瘤发病与死亡调查显示，肺癌是世界范围内男性新发病例、死亡病例最多的肿瘤，发展中国家男性肺癌新发病例数远超排在第二位的肝癌，但在发达国家中前列腺癌已超越肺癌成为新发病例最多的癌症。我国各地区（除西北地区）男性肺癌发病率、死亡率均排名第一，中部地区男性肺癌ASIRW、ASMRW最高，这可能与我国男性较高的吸烟率有关。肺癌在全世界女性中发病率排名第三，死亡率排名第二，发达国家女性肺癌新发病例数低于乳腺癌与结直肠癌，肺癌死亡病例数排名第一，发展中国家女性肺癌新发病例数低于乳腺癌与宫颈癌，肺癌死亡病例数低于乳腺癌。我国女性肺癌发病率排名第二，但在西部地区肺癌发病例数仍居第一位，所有地区女性肺癌死亡率排名第一。发达国家女性肺癌发病率及死亡率较高，可能与近年来这些国家女性吸烟率的不断上升有关。我国女性吸烟率较低，但女性肺癌发病率仍高于一些女性吸烟率较高的欧美国家，这可能与女性二手烟暴露、室内油烟与燃料污染、室外空气污染有关。我国不吸烟女性二手烟暴露率高达71.6%，农村地区（74.2%）二手烟暴露率高于城市地区（70.5%）。另有研究显示，我国北部、东部地区各省公共场所禁烟率最高，而中、西部地区公共场所吸烟情况较为普遍。同时，我国西部欠发达地区室内燃料使用情况更为普遍，这些可能是导致西部地区女性肺癌负担较重的原因。

（二）胃癌

胃癌新发病例在全世界男性、女性中分别排名第四位、第五位，死亡病例在全世界男性、女性中分别排名第三位、第五位，东亚地区胃癌发病率最高。我国胃癌发病率、死亡率由高到低依次为中、东、西部地区。不良饮食结构、不健康的生活饮食习惯、慢性 HP 感染可能是胃癌高发的危险因素。我国辽东半岛、山东半岛、长江三角洲、太行山脉和甘肃等地是胃癌高发地区。中部地区胃癌发病、死亡率最高，这与胃癌高发区的分布有一定关系。

（三）结直肠癌

结直肠癌新发病例在全世界男性、女性中分别排名第三位、第二位，死亡病例在全世界男性、女性中分别排名第四位、第三位。发达国家中结直肠癌发病率明显高于发展中国家，这与发达国家较高的肥胖率、不健康的饮食习惯等因素有关。我国东部地区结直肠癌发病率、死亡率最高，这可能与东部发达地区人群生活方式明显西化有关。西部地区发病率、死亡率与东部地区相似，而中部地区的发病率、死亡率则均较低，其原因需要更多相关研究进行深入探讨。大规模人群筛查是降低结直肠癌发病率与死亡率的重要途径。目前的筛查方法包括：创木脂化学法粪便隐血试验、免疫化学粪便隐血试验、粪便 DNA 检测、血清 CEA 检测、弯曲乙状结肠镜检查、CT 仿真内镜、气钡双重造影、结肠镜检查等。应根据各地区的结直肠癌疾病负担、医疗资源及个人危险因素选择适当的筛查方式。

（四）肝癌

肝癌疾病负担男性重于女性，发展中国家重于发达国家。发达国家中男性肝癌发病排名第十位、死亡排名第六位，女性发病排名未进前十位、死亡排名第七位。发展中国家男性肝癌发病、死亡均排名第二位，女性发病排名第六位、死亡排名第五位。我国肝癌发病、死亡从高到低依次为西、中、东部地区。HBV、丙型肝炎（丙肝）病毒（HCV）感染及黄曲霉毒素及饮酒、非酒精性脂肪肝、肥胖等因素是肝癌的危险因素。1992 年全国肝炎病毒感染流行病学调查显示，我国乙肝流行率从高到低依次为东、中、西部地区列。2006 年全国调查显示，东、中部地区乙肝流行率大幅降低而西部地区仍保持在较高水平，这与西部各省乙肝疫苗接种率较低有关。西部欠发达地区应注重肝癌危险因素的防控工作，从而降低区域癌症负担。

在过去的十年里，在中国的高风险地区启动了一系列的恶性肿瘤控制项目，包括食管癌、胃癌、肝癌、女性乳腺癌和宫颈癌等恶性肿瘤筛查项目。这些项目积累了显著成果，中国政府持续扩张恶性肿瘤筛查网络至全国 31 个省的 231 个县。然而，常见恶性肿瘤的全国性恶性肿瘤筛查项目在贯彻中遇到了困难。我们正在面临的挑战包括接受程度低、低检出率、高额支出、高素质医护人员短缺和不充足的政府补助。恶性肿瘤是我们国家最重要的非传染疾病和造成死亡的主要原因，恶性肿瘤预防和控制项目和政策有效性的改善在达到这个健康生活目标上扮演了一个关键角色。

（王欢）

第二节　恶性肿瘤预防控制策略

随着工业生产的不断发展，工业生产造成的环境污染使人体肿瘤发病率不断增高，严重威胁人类的身体健康和生命安全。恶性肿瘤的预防控制已成为人们密切关注的话题，成为中国乃至全世界的公共卫生问题。

一、加强卫生法制和体制建设

中央及地方政府应制定相关法律法规，强化肿瘤控制工作的政府行为，将肿瘤的预防与控制工作纳入社会发展规划和卫生保健规划中，保障肿瘤防治工作顺利开展。组建一个由多部门参加组成的肿瘤防治领导机构，明确政府各部门参与肿瘤防治体系的相应责任，建立综合管理的肿瘤防治组织管理体系，定期组织检查、督导。加强国家、省、市、县级肿瘤防治领导机构和基层预防保健组织建设，强化医疗卫生机构对于肿瘤预防控制的责任。同时在具体的工作中应注意借鉴已有的工作基础及整合现有的恶性肿瘤防治人力资源。

二、增加公共卫生资金投入

恶性肿瘤的预防控制离不开经费的保障，在目前政府财政有限的情况下，可以采用调整卫生投入结构的办法，使政府的公共卫生投入占卫生事业费的比例有所提高。同时还应多渠道筹资，争取社会资金、基金的支持。基本公共卫生服务的投入，如恶性肿瘤等重大疾病的预防控制等基本保健项目由中央财政支付，保证贫困地区和富裕地区的每个人都能享受到，体现其公平性。其他的公共卫生投入，可以根据地方财政的实际情况实施适当配套政策。这样一方面可保证社会的公平性，发挥了财政转移支付的作用，另一方面又充分发挥分级财政的积极性，体现因地制宜的原则性。

三、完善癌症管理控制体系与肿瘤登记系统

不断完善与市场经济相适应的预防医学与公共卫生工作管理体系及运作机制，已成为新世纪预防医学与公共卫生事业发展的一个重要内容，也是肿瘤防治事业适应社会经济发展的客观需要。应该加强肿瘤防治队伍的建设，建设一支具有创造能力和团队精神的肿瘤防治队伍，为推动我国癌症预防控制工作健康地向前发展提供人力保障。肿瘤登记工作是预防控制工作的基础，是预防控制工作策略制订与调整的依据。因此，应当建立健全全国肿瘤登记系统，扩大覆盖面，加强能力培训，提高数据质量，确保数据的可利用性，这些举措对于制订国家卫生发展规划、恶性肿瘤预防与控制计划，评价恶性肿瘤防治效果等具有重要意义。

四、治理环境污染、保障食品卫生安全

研究表明，80%的肿瘤与环境因素有关，环境污染是肿瘤发生的一个极其重要原因。环境中的化学、生物、物理因素以及其相互交织引起肿瘤的发生。与肿瘤有关的环境因素有职业接触、环境污染、食品污染、电离辐射、不良生活方式、慢性感染等。应该积极采取有效的措施，依靠全社会的力量，治理环境污染，减少各种有害环境因素，坚持可持续发展的战略，同时倡导健康的生活方式，是癌症综合预防措施的重要组成部分。如今食品安全已经成为社会的热门话题，食物污染带来的危害，特别是亚硝酸盐、黄曲霉毒素、农药以及铅、汞、镉等重金属污染已引起极大关注。医学研究已经证实，食物中的硝酸盐进入体内后可转化成致癌物亚硝酸盐，黄曲霉毒素是诱发肿瘤（特别是肝癌）的一大“元凶”。因此要建立严格的食品卫生标准和完善的食品卫生监督体系，严格执法，制止这些问题的出现。

五、建立以社区预防为中心的三级肿瘤防治体系模式

基于信息协作平台的社区医院和二、三级医院组成的肿瘤三级防治网络，是由社区医院负责健康教育，肿瘤早期筛查；二、三级医院进行技术指导，并开通诊断和治疗的绿色通道。充分利用社区医院的优势开展肿瘤防治，以社区医院为重点，二、三级医院协同的肿瘤三级防治网络，普及肿瘤科普知识、进行社区高危人群筛查，必然会得到居民的配合和支持，使居民不出社区，即可获得肿瘤防治知识和预防手段，实现了肿瘤防治的重心前移。调动社区医院各方面的有利因素，积极推进慢性病防治工作，建立有效的合作机制，探索出社区慢性病防治结合的新模式。国外也强调社区和医院示范项目的重要性。

六、积极开展肿瘤早诊早治

肿瘤的早期诊断、早期治疗对于提高患者的生存质量和生命安全具有重要的意义。因此，应将早发现、早诊断及早治疗作为提高患者5年生存率及降低死亡率的主要策略之一，逐步扭转以治疗中、晚期患者为主的状况，提高肿瘤预防控制资源的利用效率。应积极推进重点肿瘤早诊早治项目，完善技术方案，探索有效的运行机制，同时注重基层社区医生的培训，逐步提高基层医疗机构癌症早期诊断水平。

七、加强健康教育

加强健康教育和肿瘤防治知识宣传，普及防治知识是有效预防肿瘤发病的重要措施。近年来随着健康教育理念的不断更新，对于疾病的防控知识的重要作用也逐渐得到了肯定。通过健康教育，使群众对肿瘤的预防和控制的知识有新的认识，一旦全社会对肿瘤病因、肿瘤早期症状有了一定的了解，认识到肿瘤是可以预防和控制的，可能会改变公众一些不良生活方式，减少肿瘤的发生风险。

总之，恶性肿瘤防治是一项艰难而复杂的工程，但我们相信，在以政府为主体，决策层高度重视，完善的政策和充足的资金支持下，通过进一步完善肿瘤防治体系、提高

肿瘤防治技术，整合全社会各方面的力量，综合开展肿瘤防治工作，就一定能降低肿瘤的发病率和死亡率，控制恶性肿瘤发病率和死亡率的上升趋势。

（王欢）

第三章　颅内肿瘤

第一节　概　述

颅内肿瘤并不少见，人群发病率为（3.8～15）/10万，占全身肿瘤2%，任何年龄均可发病，以20～40岁最多见。儿童发生率较高，约占其全身肿瘤的7%，占全部颅内肿瘤的20%～25%，男略多于女。

在颅内肿瘤中，以神经胶质瘤（即神经上皮组织肿瘤）最常见，占颅内肿瘤的40%～51.8%；其后依次为三大良性肿瘤，脑膜瘤占15%～18%，垂体腺瘤占10%～12%，听神经瘤占8%～12%。

一、2021版WHO中枢神经系统（CNS）肿瘤完整分类

（一）胶质瘤、胶质神经元肿瘤和神经元肿瘤

1. 成人型弥漫性胶质瘤

1）星形细胞瘤，IDH[①]突变型。

2）少突胶质细胞瘤，IDH突变伴1p/19q联合缺失型。

3）胶质母细胞，IDH野生型。

2. 儿童型弥漫性低级别胶质瘤

1）弥漫性星形细胞瘤，伴*MYB*或*MYBLI*改变。

2）血管中心型胶质瘤。

3）青少年多形性低级别神经上皮肿瘤。

4）弥漫性低级别胶质瘤，伴MAPK信号通路改变。

3. 儿童型弥漫性高级别胶质瘤

1）弥漫性中线胶质瘤，伴H3K27改变。

2）弥漫性半球胶质瘤，H3G34突变型。

3）弥漫性儿童型高级别胶质瘤，H3及IDH野生型。

4）婴儿型半球胶质瘤。

4. 局限性星形细胞胶质瘤

1）毛细胞型星形细胞瘤。

2）具有毛样特征的高级别星形细胞瘤。

3）多形性黄色星形细胞瘤。

4）室管膜下巨细胞星形细胞瘤。

5）脊索样胶质瘤。

6）星形母细胞瘤，伴*MNI*改变。

---

① IDH为异柠檬酸脱氢酶。

5. 胶质神经元肿瘤和神经元肿瘤
1）节细胞胶质瘤。
2）婴儿促纤维增生型节细胞胶质瘤/婴儿促纤维增生型星形细胞瘤。
3）胚胎发育不良性神经上皮肿瘤。
4）具有少突胶质细胞瘤样特征及簇状核的弥漫性胶质神经元肿瘤。
5）乳头状胶质神经元肿瘤。
6）形成菊形团的胶质神经元肿瘤。
7）黏液样胶质神经元肿瘤。
8）弥漫性软脑膜胶质神经元肿瘤。
9）节细胞瘤。
10）多结节及空泡状神经元肿瘤。
11）小脑发育不良性节细胞瘤（Lhermitte－Duclos 病）。
12）中枢神经细胞瘤。
13）脑室外神经细胞瘤。
14）小脑脂肪神经细胞瘤。
6. 室管膜肿瘤
1）幕上室管膜瘤。
2）幕上室管膜瘤，*ZFTA* 融合阳性。
3）幕上室管膜瘤，*YAPI* 融合阳性。
4）颅后窝室管膜瘤。
5）颅后窝室管膜瘤，PFA 组。
6）颅后窝室管膜瘤，PFB 组。
7）脊髓室管膜瘤，伴 *MYCN* 扩增。
8）黏液乳头型室管膜瘤。
9）室管膜下瘤。
（二）脉络丛肿瘤
1. 脉络丛乳头状瘤。
2. 不典型脉络丛乳头状瘤。
3. 脉络丛癌。
（三）胚胎性肿瘤
1. 髓母细胞瘤
1）髓母细胞瘤分子分型
（1）髓母细胞瘤，WNT 活化型。
（2）髓母细胞瘤，SHH 活化/*TP53* 野生型。
（3）髓母细胞瘤，SHH 活化/*TP53* 突变型。
（4）髓母细胞瘤，非 WNT/非 SHH 活化型。
2）髓母细胞瘤组织学分型。

2. 其他类型的 CNS 胚胎性肿瘤

1）非典型畸胎样/横纹肌样肿瘤。

2）筛状神经上皮肿瘤。

3）伴多层菊形团的胚胎性肿瘤。

4）CNS 神经母细胞瘤，*FOXR2* 激活型。

5）伴 *BCOR* 内部串联重复的 CNS 肿瘤。

6）CNS 胚胎性肿瘤。

（四）松果体肿瘤

1. 松果体细胞瘤。

2. 中分化松果体实质瘤。

3. 松果体母细胞瘤。

4. 松果体区乳头状肿瘤。

5. 松果体区促纤维增生型黏液样肿瘤，*SMARCBI* 突变型。

（五）脑神经和椎旁神经肿瘤

1. 神经鞘瘤。

2. 神经纤维瘤。

3. 神经束膜瘤。

4. 混合型神经鞘瘤。

5. 恶性黑色素型神经鞘瘤。

6. 恶性外周神经鞘瘤。

7. 副神经节瘤。

（六）脑（脊）膜瘤

脑（脊）膜瘤。

（七）间叶性非脑膜上皮来源的肿瘤

1. 软组织肿瘤

1）成纤维细胞和肌纤维母细胞来源的肿瘤

孤立性纤维性肿瘤。

2）血管来源的肿瘤

（1）血管瘤和血管畸形。

（2）血管网状细胞瘤。

3）横纹肌来源的肿瘤

横纹肌肉瘤。

4）尚未明确的分类

（1）颅内间叶性肿瘤，*FET－CREB* 融合阳性。

（2）伴 *CIC* 重排的肉瘤。

（3）颅内原发性肉瘤，*DICERI* 突变型。

（4）Ewing 肉瘤。

2. 软骨及骨肿瘤
1）成软骨性肿瘤
（1）间叶性软骨肉瘤。
（2）软骨肉瘤。
2）脊索肿瘤
脊索瘤（包含差分化型脊索瘤）。
（八）黑色素细胞肿瘤
1. 弥漫性脑膜黑色素细胞肿瘤
脑膜黑色素细胞增多症和脑膜黑色素瘤病。
2. 局限性脑膜黑色素细胞肿瘤
脑膜黑色素细胞瘤和脑膜黑色素瘤。
（九）淋巴和造血系统肿瘤
1. 淋巴瘤
1）CNS 淋巴瘤
（1）CNS 原发性弥漫性大 B 细胞淋巴瘤。
（2）免疫缺陷相关的 CNS 淋巴瘤。
（3）淋巴瘤样肉芽肿。
（4）血管内大 B 细胞淋巴瘤。
2）CNS 各种罕见淋巴瘤
（1）硬脑膜 MALT 淋巴瘤。
（2）CNS 的其他低级别 B 细胞淋巴瘤。
（3）间变性大细胞淋巴瘤（*ALK+/ALK-*）。
（4）T 细胞或 NK/T 细胞淋巴瘤。
2. 组织细胞肿瘤
1）Erdheim-Chester 病。
2）Rosai-Dorfman 病。
3）幼年性黄色肉芽肿。
4）朗格汉斯细胞组织细胞增生症。
5）组织细胞肉瘤。
（十）生殖细胞肿瘤
1. 成熟性畸胎瘤。
2. 未成熟性畸胎瘤。
3. 畸胎瘤伴体细胞恶变。
4. 生殖细胞瘤。
5. 胚胎性癌。
6. 卵黄囊瘤。
7. 绒毛膜癌。
8. 混合性生殖细胞肿瘤。

（十一）鞍区肿瘤

1. 造釉细胞型颅咽管瘤。

2. 乳头型颅咽管瘤。

3. 垂体细胞瘤，鞍区颗粒细胞瘤和梭形细胞嗜酸细胞瘤。

4. 垂体腺瘤/PitNET①。

5. 垂体母细胞瘤。

（十二）CNS 的转性肿瘤

1. 脑和脊髓实质的转移性肿瘤。

2. 脑膜的转移性肿瘤。

二、临床表现

（一）颅内压增高症状

颅内压增高的发生决定于以下因素：①肿瘤生长的速度，如肿瘤生长迅速，在很短期内就占领了较大的空间，使生理调节跟不上恶化的形势，症状就很快出现，如恶性肿瘤，或虽为良性肿瘤，但肿瘤内发生了出血或囊变。②肿瘤的部位，后颅凹及中线的肿瘤，很容易引起静脉窦回流障碍和脑脊液循环通路阻塞，造成脑脊液的淤积，会较早期出现颅内压增高的症状。③肿瘤的性质，发展迅速的恶性肿瘤，因都伴有明显的脑水肿，故常早期出现颅内压增高的症状。颅内压增高的症状表现为：

1. 头痛

20%的患者以头痛为发病的第一个症状。在整个病程中，有头痛者占 70%。头痛常是间歇的，晨间较重。头痛的部位、程度、性质变化很大。如头痛持续并局限于某一部位，便有定位价值。约 30%的患者，其头痛位于肿瘤相应的表面。一般认为，头痛是由于某些对疼痛敏感的结构如大血管、静脉窦、脑神经受到牵伸所致。

2. 呕吐

10%的患者第一个症状是呕吐。在脑肿瘤病程中，有 70%的患者有呕吐。与头痛一样，多在晨间，与饮食无关，吐前常无恶心，多呈喷射性。呕吐、头痛在 4 岁以下儿童中常呈间歇性。其原因是颅内压的增高被一时期一时期的颅缝分离所缓解。

3. 视盘水肿

发生率为 60%～70%，可见视盘色红、边缘不清、水肿高起、静脉扩张，视网膜有时见出血，晚期视盘皖白，视物模糊以至失明。

4. 其他

可有头晕、耳鸣、烦躁、嗜睡、精神欠佳、复视、癫痫发作等。严重者可发生脑疝、昏迷，以至死亡。

（二）局灶症状及体征

若颅内肿瘤位于脑重要功能区及其附近，由于压迫或破坏，导致神经功能缺失，这时诊断定位有重要意义。

---

① PitNET 为垂体神经内分泌肿瘤。

1. 大脑半球肿瘤

破坏性病灶者出现偏瘫、失语、肢体感觉障碍或精神障碍；刺激性病灶者出现癫痫发作、幻嗅、幻视等症。非功能区肿瘤通常无上述症状。

2. 小脑半球肿瘤

小脑半球肿瘤可引起眼球水平震颤、病侧共济失调、肌张力低下等，小脑蚓部肿瘤可引起躯干性共济失调，小脑半球肿瘤则出现同侧肢体共济失调。

3. 桥小脑角肿瘤

桥小脑角肿瘤以听神经瘤最常见。早期为病侧耳鸣和进行听力减退。逐渐出现同侧第Ⅴ、Ⅶ脑神经功能障碍和小脑症状。晚期可有舌咽和迷走神经受累。

4. 脑干肿瘤

脑干肿瘤产生交叉性感觉和（或）运动障碍，即病变侧出现脑神经受损，而病变对侧出现中枢性瘫痪。

5. 第Ⅲ脑室邻近病变

定位体征较少，主要表现为颅内压增高症状。影响下视丘时可出现睡眠障碍、体温异常、尿崩症和肥胖等。

6. 蝶鞍区肿瘤

蝶鞍区主要结构为视交叉和垂体，其病变典型表现是视觉和内分泌障碍。有双眼视力下降，双颞侧偏盲直至双目失明，视盘原发性萎缩。嫌色细胞瘤导致肥胖、生殖无能。嗜酸性细胞腺瘤表现为肢端肥大症或巨人症。ACTH 细胞腺瘤可致 ACTH 综合征。

（三）远隔症状

远隔症状是由于肿瘤和颅内压力增高引起脑组织移位，神经受牵拉和压迫而产生的一些局部症状。如展神经受压和牵拉而出现复视；一侧大脑半球肿瘤将脑干推向对侧，使对侧大脑脚受压产生病灶侧偏瘫等。

（四）各类不同性质颅内肿瘤的特点

1. 神经胶质瘤

神经胶质瘤来源于神经外胚叶及其衍生的各种胶质细胞，是颅内最常见的恶性肿瘤，占颅内肿瘤的40%～51.8%。其中髓母细胞瘤恶性程度最高，好发于儿童颅后窝中线部位，常占据四脑室堵塞导水管引发脑积水，对放疗敏感；多形性胶质母细胞瘤，亦为极恶性，对放疗、化疗均不敏感；星形细胞瘤恶性程度较低，约占胶质瘤的40%，生长缓慢，常有囊性变，切除彻底者有望根治；室管膜瘤，约占胶质瘤的7%，亦有良、恶性之分，后者术后时有复发。

2. 脑膜瘤

脑膜瘤发生率仅次于脑胶质瘤，约占颅内肿瘤的20%，好发于中年女性，良性居多，病程长，多见于矢状窦旁和颅底部，瘤体供血丰富，多数颅内颅外双重供血，手术失血一般较多，如能全切，预后良好。

3. 垂体腺瘤

垂体腺瘤为来源于垂体前叶的良性肿瘤，发病率日渐增多，约占颅内肿瘤的10%，生长缓慢，好发于青壮年。根据瘤细胞分泌功能不同分为 PRL 细胞腺瘤、GH 细胞腺瘤、ACTH 细胞腺瘤及混合瘤等。瘤体较小限于鞍内者可经鼻—蝶窦入路行显微手术切除，肿瘤大者需经前额底部入路行剖颅手术切除，大部分患者术后需加放疗，术后垂体功能低下者，应给予相应激素的替代治疗，出现尿崩症者需投以适量的抗利尿激素。

4. 听神经瘤

听神经瘤系第Ⅷ脑神经前庭支上所生长的良性脑肿瘤，一般位于桥小脑角，约占颅内肿瘤的10%，良性。直径小于3 cm者可用γ刀照射治疗，大者需剖颅手术。术后应注意面神经功能障碍的保护及后组脑神经的损伤，特别是闭眼与吞咽功能有无障碍。

5. 颅咽管瘤

颅咽管瘤为先天性良性肿瘤，约占颅内肿瘤的5%，位于鞍区，多见于儿童及青少年，男多于女。常为囊性，与周围重要结构的粘连较紧，难以全切，易复发。

三、实验室及其他检查

（一）X 线检查

常规摄正、侧位X线片，必要时摄特殊位头颅X线片。了解颅骨大小，骨缝有无分离，脑回压迹有无增多和加深，肿瘤内钙化斑点，蝶鞍扩大及前后床突的吸收和破坏、钙化，松果体的移位，视神经孔扩大（视神经胶质瘤），内耳孔扩大（颅咽管瘤）等。

（二）脑电图检查

脑电图可发现表浅占位的慢波灶，对中线、半球深部和幕下占位的病变帮助不大。

（三）X 线造影检查

气脑、脑室及脑血管造影术，对患者来说有一定的痛苦与潜在的危险，应慎重。

（四）CT 和 MRI

两者可清晰地显示脑沟回和脑室系统。MRI 还可见脑血管，因无颅骨伪影，适用颅后窝和脑干肿瘤。CT 或 MRI 增强检查时，富于血运或使血脑屏障受损的肿瘤影像加强。功能 MRI 可揭示肿瘤与大脑皮质功能间的关系。肿瘤 CT 异常密度和 MRI 信号变化、脑室受压和脑组织移位、瘤周脑水肿范围，可反映肿瘤组织及其继发改变如坏死、出血、囊变和钙化等情况，并确定肿瘤部位、大小、数目、血供和与周围重要结构解剖关系，结合增强扫描对绝大部分肿瘤可作出定性诊断。

（五）正电子发射体层摄影（PET）

利用能发射正电子的^{11}C、^{13}N、^{15}O等核素，测量组织代谢活性蛋白质的合成率以及受体的密度和分布等，反映人体代谢和功能的图像，帮助诊断肿瘤和心脑血管疾病。对早期发现脑肿瘤，研究脑肿瘤恶性程度，原发、转移或复发灶及脑功能有一定价值。

（六）放射性核素检查

放射性核素检查包括扫描、γ闪烁照相和发射计算机断层显像（ECT）。对脑肿瘤的定位具有较高的价值。

（七）脑脊液检查

测量脑脊液压力及检查脑脊液可充分了解病情变化。如在脑脊液中查到肿瘤细胞有助于脑肿瘤的定性。为避免形成脑疝，有颅内压增高时应谨慎。

（八）头颅超声波

头颅中线波的移位以及有时见到的肿瘤波，可提示一侧大脑半球占位性病变存在，其可靠性在95%左右。

（九）活检

肿瘤定性困难影响选择治疗方法时，可应用立体定向和导航技术取活检行组织学检查确诊。

四、诊断和鉴别诊断

（一）诊断标准

1. 慢性起病，进行性加重。

2. 有颅内压增高症状，如头痛、呕吐、视盘水肿等。

3. 有上述局灶症状及体征。

4. 有上述实验室及特殊检查结果。

（二）鉴别诊断

1. 视神经炎

视神经炎可误认为视盘水肿而作为脑肿瘤的根据。视神经炎的充血要比视盘水肿明显，乳头的隆起一般不超过2个屈光度。早期就有视力减退。而视盘水肿一般隆起较高，早期视力常无影响。

2. 脑蛛网膜炎

起病较急，病程进展缓慢，常有视力减退、颅内压增高和局灶性脑症状，易与脑肿瘤相混淆。但脑蛛网膜炎的病程较缓和，可多年保持不变，有条件可做CT或MRI检查，即可作出鉴别。

3. 良性颅内压增高

患者有头痛和视盘水肿，但除了颅内压增高的体征和放射改变外，神经系统检查无其他阳性发现，各项辅助检查均属正常。

4. 硬脑膜下血肿

有明显外伤史者鉴别多无困难。患者可有头痛、嗜睡、视盘水肿和轻偏瘫。在没有明确头颅外伤病史，与颅内肿瘤鉴别困难时，可做CT检查确诊。

5. 癫痫

脑肿瘤患者常有癫痫发作，因此常需与功能性癫痫作鉴别。后者多数于20岁以前发病，病程长而不出现神经系统异常体征或颅内压增高症状。但对于可疑或不典型的病例，应随访观察，必要时做进一步检查。

6. 脑脓肿

脑脓肿具有与脑肿瘤同样的症状，因此容易与脑肿瘤相混淆。脑脓肿起病急，绝大多数有全身或局部感染史，如慢性中耳胆脂瘤、肺脓肿、化脓性颅骨骨髓炎、败血症、皮肤疮疖等。小儿患者常有发绀型先天性心脏病史。起病时有发热并有明显脑膜刺激征。周围血常规有白细胞增多，脑脊液内有炎性细胞。细心诊察多数不难区别。

7. 脑血管疾病

脑肿瘤患者常有偏瘫、失语等症状，可能与脑血管病混淆。但脑血管病患者年龄较大，有高血压史，起病急，颅内压增高不如脑肿瘤明显，如遇诊断困难，可做 CT 检查。

8. 内耳眩晕症

内耳眩晕症与桥小脑角肿瘤一样可引起耳鸣、耳聋、眩晕，但无其他脑神经症状，内耳孔不扩大，脑脊液蛋白质含量不增加，可资鉴别。

9. 先天性脑积水

小儿脑肿瘤的继发性脑积水需和先天性脑积水作鉴别。脑肿瘤很少于 2 岁以前发病，而先天性脑积水自小就有头颅增大，病程较长，并常伴有智力障碍。

10. 散发性脑炎

少数散发性脑炎患者可出现颅内压增高，但散发性脑炎发病较急，全脑症状突出，脑电图是弥散性高波幅慢波，CT 检查可鉴别。

11. 神经症

无颅内压增高症状及体征，眼底无水肿，可以鉴别。

五、治疗

目前治疗脑肿瘤仍以手术治疗为主，辅以化疗和放疗，有颅内压增高者需同时脱水治疗。

（一）降低颅内压

颅内压增高是脑肿瘤产生临床症状并危及患者生命的重要病理生理环节。降低颅内压在脑肿瘤治疗中处于十分重要的地位。常用的方法主要有：

1. 脱水治疗

脱水药物按其药理作用可分为渗透性脱水药及利尿性脱水药。前者通过提高血液渗透压使水分由脑组织向血管内转移，达到组织脱水的目的。后者通过水分排出体外，血液浓缩，增加从组织间隙吸收水分的能力。脱水药物的作用时间一般为4 ~ 6 小时。应用脱水药时应注意防止水、电解质平衡紊乱。

2. 脑脊液体外引流

1）侧脑室穿刺：通常穿刺右侧脑室额角，排放脑脊液后颅内压下降。但排放脑脊液速度不可过快，以防止颅内压骤降造成脑室塌陷或桥静脉撕裂引起颅内出血。

2）脑脊液持续外引流：多用于开颅手术前、后暂时解除颅内压增高症状及监视颅内压变化。

3. 综合防治措施

1）低温冬眠或亚低温：多用于严重颅脑损伤、高热、躁动并有去大脑强直发作的患者。

2）激素的治疗：肾上腺皮质激素可改善脑血管的通透性，调节血脑屏障，增强机体对伤病的反应能力，可用于防治脑水肿。应用激素时应注意防治感染，预防水、电解质紊乱。持续用药时间不宜过久。

3）限制水钠输入量：可根据生理需要补充，注意维持内环境稳定，防止水、电解质紊乱和酸碱平衡失调。

4）保持呼吸道通畅：昏迷患者应及时吸痰。必要时气管插管或气管切开，以保持呼吸道通畅和保障气体交换。

5）合理的体位：避免胸腹部受压及颈部扭曲，条件允许时可将床头抬高15°～30°以利于颅内静脉回流。

（二）手术治疗

手术是治疗脑肿瘤最常用的方法，一旦诊断确立且定位可靠时，应及早手术治疗。良性肿瘤如能切除，可获得治愈。对于肿瘤生长在重要部位而不能被全部切除，也应尽可能地多切除肿瘤组织以利于缓解由于肿瘤压迫脑组织而引起的症状，也可减轻其后放疗或化疗所针对的肿瘤负荷。总之，由于多数颅内肿瘤生长在中枢神经系统，手术难度较大，死亡率和致残率也较高，其手术方式应根据肿瘤部位、性质及术者技术条件来决定。一般包括肿瘤切除、内减压术、外减压术、姑息手术等。

（三）放疗

对手术无法彻底切除的胶质瘤，在手术后可以辅以放疗，能延迟复发，延长生存期；对一些不能进行手术的肿瘤，如脑干或重要功能区的肿瘤，放疗成为主要治疗方法；对放射线敏感的肿瘤如髓母细胞瘤，放疗效果较手术为佳；垂体瘤、松果体瘤可施以放疗。放疗采用的放射线有X线、β射线、γ射线及高能电子、中子和质子，使用的仪器有X线治疗机、^{60}Co治疗机、感应和直线加速器等。放射剂量取决于肿瘤性质，脑组织耐受量及照射时间等因素。

（四）化疗

化疗药物品种不少，但许多药物因血脑屏障的关系，进入脑内达不到有效浓度而归于无效。故成熟的经验很少。目前认为对脑肿瘤疗效较好，又能通过血脑屏障的抗癌药物包括亚硝基脲类、替尼泊苷（VM26）等，如卡莫司汀（BCNU）125 mg溶入葡萄糖液中静脉滴注，连续2～3天为一个疗程。用药后4～6周血常规正常可行第二疗程。单用BCNU有效率为31%～57%。洛莫司汀（CCNU）与BCNU作用大致相同，但可口服，对造血功能有明显的延迟性抑制作用。口服每次80 mg，连续服用2天为一疗程。近年来，第四军医大学采用恶性脑肿瘤埋化疗囊治疗，先手术切除部分瘤体，然后把化疗囊埋进残瘤腔内，每月向化疗囊中注射一次BCNU，药物转流至瘤体内杀灭肿瘤细胞，近期有效率达90%。此法不产生全身不良反应，患者痛苦小。无须再进行放疗。

原发性脑肿瘤的联合化疗方案如下：

1. PCV方案

丙卡巴肼（PCZ）：100 mg/m^2，po①，$d_{1,14}$。

CCNU：100 mg/m^2，po，d_1。

长春新碱（VCR）：1.5 mg/m^2，iv②，$d_{1,14}$。

---

① po为口服。

② iv为静脉注射。

每4周重复1次。

2. CVM方案

CCNU：100 mg/m^2，po，每6周1次。

VCR：2 mg/m^2，iv，每周1次，连用4周，以后每4周1次。

甲氨蝶呤（MTX）：25 mg/m^2，用法同VCR，在VCR用后2小时使用。

（五）生物学治疗

近年发现干扰素（IFN）具有多种生物活性，不仅对病毒，而且对某些脑肿瘤有抑制增殖的效果。

（六）其他治疗

1. 溴隐亭

溴陷亭为多巴胺能药物，该药可降低各种原因引起的PRL浓度升高，使之恢复正常。国外报道12例垂体腺瘤患者，其中9例为PRL细胞腺瘤，2例为GH细胞腺瘤，1例激素浓度正常。经口服单次剂量溴隐亭2.5 mg，8小时后PRL浓度即降至基线水平的65% ~95%，每日继服2.5 ~7.5 mg后，有7例PRL细胞腺瘤患者血清PRL浓度降至正常范围，且一般情况改善，溴隐亭不仅可降低垂体腺瘤患者的血中PRL浓度，而且可使肿瘤体积缩小。一般报道肿瘤回缩需用药3个月，也有治疗4 ~6周即见明显效果者。另有人认为，对瘤体超出蝶鞍的PRL细胞腺瘤用溴隐亭治疗效果优于手术。更大的侵犯海绵窦的肿瘤，用该药治疗可完全替代手术，对经手术和放疗失败的肿瘤，则溴隐亭就是患者的救星。一般用量2.5 mg，从每日1次开始，渐增至每日3次，此后视病情需要而再增大，可为每日10 ~30 mg。治疗肢端肥大症时，每日可用10 ~60 mg。常见的不良反应有轻度恶心、呕吐、便秘、眩晕、体位性低血压和排尿性晕厥，多于开始治疗时出现，但很快消失，与食物同服可减少恶心。

2. 赛庚啶

赛庚啶通过拮抗5－羟色胺而使ACTH分泌减少，皮质醇降至正常，且昼夜节律及地塞米松抑制试验恢复正常，治疗垂体ACTH细胞腺瘤（又称库欣病）可使临床症状改善。国内有人用本药治疗4例库欣病患者（其中1例为垂体腺瘤术后），每日用量12 ~20 mg，随访6个月至1年，症状稳定者3例，1例病情加重。

3. 生长抑素（SS）

SS及其类似物可抑制垂体腺瘤分泌PRL和ACTH，并可抑制由促甲状腺素释放激素（TRH）引起的TSH分泌和由Nelson综合征、库欣病引起的ACTH分泌，临床使用适当剂量的外源性SS，可有针对性地治疗GH细胞腺瘤、ACTH细胞腺瘤、TSH细胞腺瘤和PRL细胞腺瘤等。尤其对手术、放疗或溴隐亭治疗失败的垂体腺瘤患者，单用或合用SS及促性腺激素释放激素更为适宜。有人治疗的5例GH细胞腺瘤患者，均行垂体腺瘤切除术，但术后血GH仍明显高于正常，用SS后血GH全部降至正常水平，且SS的不良反应很小。

4. 激素类药物

已有脑膜瘤细胞体外培养试验证实，生理浓度的雌二醇和孕酮可以刺激肿瘤细胞生长，而孕酮受体拮抗剂或药理浓度的孕酮抑制其生长。但已有的临床试用报告尚未得到满意效果，可能与脑膜瘤生长缓慢，临床疗效难以观察，病例未经性激素受体测定筛选等有关。这类药物有：

他莫昔芬（TAM）：10 mg，口服，2 次/天，若 1 个月内无效剂量可加倍。

氨基导眠能（AG）：为雌激素合成抑制剂。用 TAM 无效者该药仍可能奏效。用法：250 mg，口服，2 次/天，两周后改为 3～4 次/天，但日剂量不宜超过 1 000 mg，同时服氢化可的松，开始每日 100 mg（早晚各 20 mg，睡前再服 60 mg），两周后减量至每天 40 mg（早晚各 10 mg，睡前 20 mg）。用 AG 有效者，一般在服药后 10 天左右症状缓解，如果治疗后 3 周症状无改善，则认为无效。

美服培酮（RU486）：系人工合成的孕激素拮抗剂。实验表明，对抑制体外培养脑膜瘤的生长有明显的作用，在动物体内也有抑制肿瘤作用，但合适的临床用量尚有待探索。

甲羟孕酮（MPA）：100 mg，口服，3 次/天，或 500 mg，口服，2 次/天。

甲地孕酮（MA）：160 mg，口服，1 次/天。在用孕酮做临床用药时，应注意在体外试验中孕酮对脑膜瘤的作用是有争议的。

丙酸睾酮：50～100 mg，肌内注射，隔日 1 次，可用 2～3 个月。

类固醇激素：Gurcay 等在实验性脑肿瘤、Chen 和 Mealey 在人脑胶质瘤的组织培养中观察到类固醇激素有细胞毒作用。以类固醇激素治疗原发性脑肿瘤或脑转移瘤，可使症状显著好转。一般认为，其治疗效果主要是消除脑水肿。当停用类固醇激素时，疗效消失，所以一般需连续应用数天或数周以维持疗效。地塞米松是最常用的类固醇激素，剂量一般为 10～20 mg/d，但有时为获得疗效可采用更大剂量。

六、预后

颅内肿瘤的预后，主要取决于肿瘤的性质、部位和患者就诊时全身状态及治疗情况。

良性肿瘤，位于浅表、非功能区，术前患者一般情况较好，如能及时全切，预后往往较好，有可能恢复甚至胜过手术前患者的体力及脑力情况，而且术后不复发。如果肿瘤已经侵犯、包围了重要神经、血管或其他重要结构（如颈内动脉、动眼神经、延脑呼吸中枢）等，虽然肿瘤性质属于良性，但预后不佳，术后往往出现严重后遗症甚至危及生命；如果治疗不及时，则已经失明或接近失明的视力无法恢复。

恶性肿瘤，虽然一般不向颅外转移，但预后不佳，即使给予手术、放疗及化疗，一般仅只延长生命。尽管如此，对于恶性肿瘤，近年来主张采用显微手术，尽可能做到“镜下全切”，然后给予放疗及化疗，包括多种药物化疗、支持营养治疗等，可以明显延长生存期，改善患者生存质量。在恶性肿瘤中，小脑星形细胞瘤的预后较大脑半球者好，伴有长期癫痫发作者较无癫痫者好。

（李占忠）

第二节　神经胶质瘤

神经胶质瘤是指发生于神经外胚叶组织的肿瘤，也称胶质细胞瘤，简称胶质瘤。胶质瘤属颅内肿瘤，是最常见的颅内肿瘤，占颅内肿瘤的40% ~51.8%。其中星形细胞瘤和胶质母细胞瘤占66%，其次是髓母细胞瘤、少突胶质细胞瘤等。胶质瘤的部位和类别与患者年龄有一定的关系，小脑及脑干胶质瘤多见于儿童，大脑半球星形细胞瘤和多形性胶质母细胞瘤则多见于成人；成人的脑干肿瘤常为星形细胞瘤，儿童的脑干肿瘤常为极性成胶质细胞瘤。

胶质瘤包括两类，一类由神经间质细胞形成的肿瘤，包括星形细胞瘤、星形母细胞瘤、间变性星形细胞瘤、少突胶质细胞瘤、松果体细胞瘤、室管膜瘤、脉络膜乳头状瘤、多形性胶质母细胞瘤、极性成胶质细胞瘤、髓母细胞瘤等；另一类是由神经元形成的肿瘤，包括神经节细胞瘤、神经节胶质瘤、神经节母细胞瘤。

星形细胞瘤

星形细胞瘤起源于星形细胞，占神经上皮性肿瘤的21.2% ~51.6%，颅内肿瘤的13% ~26%，男∶女约为3∶2，发病高峰为31 ~40 岁。星形细胞瘤可发生于中枢神经系统任何部位，成年人多位于大脑半球，以额叶、颞叶多见，顶叶次之，枕叶则少见。儿童多发生于小脑半球。WHO 将星形细胞瘤分为Ⅰ级毛细胞型星形细胞瘤，Ⅱ级弥漫性星形细胞瘤，Ⅲ级间变性（恶性）星形细胞瘤，Ⅳ级多形性胶质母细胞瘤。其中Ⅰ、Ⅱ级组织学分化相对良好，Ⅲ、Ⅳ分化不良，恶性程度高。

一、病理

星形细胞瘤是最常见的脑胶质瘤，在成人多见于额、顶、颞叶，儿童常见于小脑半球。肿瘤没有明显的包膜，在脑白质内侵袭性生长是其特点。小脑星形细胞瘤常呈囊性，囊内有瘤结节，其中Ⅰ ~Ⅱ级占90%。肿瘤由成熟的星形细胞构成，根据星形细胞瘤病理形态，分为原浆型、纤维型和肥胖细胞型。

二、临床表现

星形细胞瘤生长缓慢，平均病史2 ~3 年，可达10 余年；分化不良型肿瘤生长较快，病史较短。肿瘤占位效应或阻塞脑脊液循环引起颅内压增高。约1/3 大脑半球星形细胞瘤以癫痫为首发症状。若肿瘤侵犯额叶、胼胝体或扩散到对侧额叶，表现为精神障碍、表情淡漠、情感异常、记忆力减退、性格改变、对周围事物不关心等。

三、实验室及其他检查

（一）星形细胞瘤的CT检查

CT平扫星形细胞瘤的共同表现多为以低密度为主的混杂密度病灶，但亦可表现为均匀低密度、等密度或以低或等密度为主的混杂密度病灶，极少数病例可表现为高密度病灶。在这些病灶中，均匀低密度病灶多为实质性肿瘤本身含水分较多，亦可为肿瘤大部或完全囊变所致。在混杂密度病灶中低密度区多为肿瘤本身所致。等密度区常为肿瘤的实质部分，而高密度者多与肿瘤内较新鲜出血或钙化有关。肿瘤内出血表现为不规则的高密度区，出血量较多者可与病灶囊变区形成高、低密度液平。肿瘤内钙化率约为20%，呈点状、斑片状或弧线状，可位于肿瘤内或囊壁上。多数肿瘤呈浸润性生长，造成肿瘤边界模糊不清。有时肿瘤浸润范围很广，一侧大脑半球内的肿瘤可沿胼胝体侵及对侧大脑半球，形成两侧大脑半球内病灶。如果这类肿瘤位于前额部，则可在CT横断面扫描上见病灶经胼胝体前部侵及对侧，双侧前额部病灶呈蝴蝶状生长；但在侧脑室体部附近的这类病灶，由于层次及部分容积效应的关系，CT横断面扫描对胼胝体受犯情况不能显示或显示较差，易误诊为两侧大脑半球内的多发病灶。此时，CT冠状面扫描可较清楚地显示两侧病灶在胼胝体处相连续。但必须注意，亦有少数星形细胞瘤（特别是恶性者）为颅内多发性病灶。

增强后扫描，多数肿瘤出现不同程度的强化，多为不均匀增强，少数可为均匀增强。在不均匀增强的病灶中，可表现为病灶大部增强，其内有斑片状不增强区或增强较弱区，亦可表现为明显单环状或多环状增强，增强环可不规则，厚薄不均呈花圈状，其环可连续或不连续，增强的环壁上有时可出现一增强的肿瘤结节。多数肿瘤增强后扫描边界仍不清楚，亦有部分肿瘤无明显增强效应。关于星形细胞瘤增强的机制，一般认为与肿瘤内血管情况有关，若肿瘤内血管丰富，且受到肿瘤侵蚀，其微血管的超微结构异常，内皮细胞之间连接出现空隙，则造影剂外溢，造成病灶增强；若肿瘤内血管受侵蚀较轻或未受侵蚀，其微血管内皮细胞结合紧密，无或仅轻微造影剂漏出，则不出现增强。

（二）星形细胞瘤的MRI检查

在MRI图像上该肿瘤的T_1和T_2弛豫时间均延长，后者延长更明显，因此，肿瘤在T_1加权图像上表现为略低信号灶，在T_2加权图像上表现为明显高信号灶。肿瘤的信号强度可均匀一致，亦可不均匀，造成信号不均匀的原因主要有肿瘤的坏死、囊变、出血、钙化和肿瘤血管供应等。其中，肿瘤内的坏死和囊变，可为斑点状，亦可涉及肿瘤大部或全部，由于其囊液内蛋白质含量较高，故T_1弛豫时间的延长不如正常脑脊液明显，因此，在T_1加权图像上其信号强度低于脑组织和肿瘤实质部分，但高于正常脑脊液；在T_2加权图像上其信号亦略高于肿瘤实质部分。肿瘤内出血的信号变化则依其出血时间的长短而不同，多数表现为T_1加权图像和T_2加权图像上的高信号。肿瘤钙化可出现在肿瘤实质内或囊壁，但MRI的显示不及CT，只有较大钙化才能显示，表现为T_1加权图像和T_2加权图像不规则低信号区。此外，在T_1加权图像和T_2加权图像上常可见到粗短的条状低信号区，为部分恶性或偏恶性的肿瘤内部血管流空现象。注射Gd－

DTPA 后，多数良性或偏良性肿瘤无增强，但大多数恶性程度较高的肿瘤出现增强。其表现多样，可呈均匀一致性增强，亦可呈不均匀或环状增强。当一侧大脑半球肿瘤穿过胼胝体侵及对侧时，其穿越部分亦可增强。

四、治疗

大多数浸润生长的大脑半球星形细胞瘤无法手术治愈，尤其是老年患者。手术应以延长患者高质量生存时间为目标，在不增加神经功能损伤前提下，尽量切除肿瘤。术后行全脑加瘤床放疗。小脑半球星形细胞瘤完整切除后有望根治。

五、肿瘤复发和预后

星形细胞瘤疗效判定标准目前尚不统一，可参考增强 CT 影像为判定标准：①显效，肿瘤病灶消失；②有效，肿瘤缩小 50% 以上；③微效，肿瘤缩小在 25% ~50%；④无变化，肿瘤缩小 25% 以下，增大在 25% 以内者；⑤恶化，肿瘤增大超过 25% 或出现新病灶。

肿瘤复发与再手术：①肿瘤复发，指原手术部位及其周围 2 cm 范围内重新发现肿瘤。根据临床表现判断肿瘤复发，主客观因素干扰多。术后 3 天内复查增强 CT 和 MRI，记录肿瘤切除程度，对日后判断肿瘤是否复发十分重要。术后数天，手术部位出血块及血性脑脊液显示高密度，充血脑组织被强化，都影响对残余肿瘤的观察。②再手术指征，恶性星形细胞瘤复发，再手术的必要性及适应证存在争论。全身状态好、两次手术间隔 6 个月以上者，再手术效果可能良好。

预后：40 岁以下低级别星形细胞瘤，手术全切肿瘤能使生存期延长。丘脑或脑室肿瘤，肿瘤直径≥5 cm，疗效差。分化不良的星形细胞瘤治疗困难，预后差，90% 于确诊后 2 年内死亡。

胶质母细胞瘤

胶质母细胞瘤占神经上皮性肿瘤 22.3%，仅次于星形细脑瘤。好发年龄为 30 ~50 岁，男多于女，为（2 ~3）:1，以大脑半球最常见，常累及数个脑叶，并可经胼胝体延至对侧大脑半球，向皮质深部侵犯丘脑、基底节等部位，脑干、颅后窝则极少见。肿瘤起源于白质，呈浸润性生长，肿瘤生长迅速，易产生坏死、囊变。组织学表现复杂，为明显多形性，同一肿瘤不同部位亦不一致，可由星形细胞瘤恶变而来。本病病程短，颅内高压严重者可出现意识障碍和脑疝。癫痫发生率较低。

一、临床表现

病程短，多数在 3 个月内就诊，个别病例因肿瘤卒中而就诊。头痛、呕吐、视力减退及视盘水肿等颅内压增高症状较早出现，这是因为肿瘤迅速增殖的同时引起严重脑水肿所致。成人的大脑半球多形性胶质母细胞瘤依肿瘤部位不同而临床表现各异，多有不同程度的偏瘫、失语或偏盲等。如肿瘤出血可出现脑膜刺激征。约 25% 的患者可表现为局限性或全身性癫痫发作。

二、MRI 和 CT 检查

MRI 与 CT 一样可显示病变的广泛性及病灶的囊变和坏死，病灶边缘不规则，占位征象明显，常累及胼胝体，使中线结构变形，脑室变小、封闭，向对侧移位。注射 Gd－DTPA 后显示广泛的病灶中有少许不规则的高强度信号增强影。

三、治疗

（一）手术治疗

与星形细胞瘤相似。肿瘤恶性程度高，呈浸润性生长，很难全切。

（二）术后治疗

辅以放疗或化疗，同时给予降低颅内压及抗癫痫治疗。

少突胶质细胞瘤

少突胶质细胞瘤是一种少见的胶质瘤，占胶质细胞瘤的 6% ～8%。多见于成人 30～50岁。肿瘤大多数发生于大脑半球，好发于额叶白质，其次是顶叶、颞极等处。肿瘤常与星形细胞瘤共存，称混合性胶质细胞瘤。

一、病理

（一）肉眼观察

肿瘤开始生长于皮层灰质内，部位表浅，容易察觉。局部脑回扁平而弥散性肥大，脑沟变窄，切面见瘤与周围脑组织界限不清，较正常的脑灰质更加灰暗或灰红。体积大的肿瘤可向下波及白质，并有出血和囊性变发生，但坏死不常见。瘤内常有不同程度的钙化，故以刀切之有沙砾感。

（二）镜下观察

镜下最突出的特点是瘤细胞的蜂窝状结构和瘤细胞均匀一致的排列。瘤细胞颇似植物细胞，圆形，胞核为正圆形，浓染，位于中央。核周围呈透明状空泡间隙，称为蜂窝状或盒状结构，这种现象可用细胞内水肿或黏液样变解释。胞质边缘为一薄膜，有时与邻近的细胞相连接而构成网格状。在一个蜂窝盒内一般只有一个细胞核，偶可有两个以上。在金属浸染的切片上，细胞突稀少，胞核不浸染，而呈透亮的小点状。瘤细胞排列较丰富密集，均匀一致，细胞间的距离大体相等。间质稀少，仅有近乎正常或稍扩张的毛细血管，管壁薄，不增生，胶质纤维亦较少。钙化较其他胶质细胞瘤多见，成为本瘤诊断的特征之一。但仅就该瘤而言，只有 20% 左右的病例有钙化，所以对其诊断价值不能过分强调。钙化常发生在血管壁内，亦可见于肿瘤的任何区域，甚至瘤外的脑组织内。钙化的大小不一，小者仅在镜下察见，大者可占瘤的大部分；其形成多呈不规则的斑块状，呈同心环状者极少见。囊性变较多见，坏死少见。

二、临床表现

肿瘤生长缓慢，病程长，从出现症状到就诊一般为3～5年。患者常以长时间的局灶性癫痫为首发症状，占52%～80%，为胶质瘤中最常见者。颅内高压症状出现迟。其他症状及体征与星形细胞瘤一样，并无特殊。

三、颅骨X线片

X线可显示肿瘤钙化斑，呈条状或点、片状，肿瘤钙化率高达70%。

四、CT检查

少突胶质细胞瘤CT多表现为等或稍低密度病灶，边缘不清楚，周围水肿甚轻或无脑水肿，轻度不均一强化或无增强效应，表浅的肿瘤可有局部颅骨受侵蚀变薄征象。特征性表现为病灶内出现明显钙化。恶性少突胶质细胞瘤内钙化不明显，常表现为稍低密度病灶伴少量钙化或不伴钙化，病灶多呈明显强化，瘤周水肿严重，占位征象明显。

五、MRI检查

瘤体边界十分清楚，几乎无脑水肿，注射Gd－DTPA明显增强。MRI不能可靠地显示钙化灶，小的斑点状钙化灶不能显示，大的钙化灶在T_2加权图像呈圆点状黑影。

六、诊断与鉴别诊断

少突胶质细胞瘤典型的CT表现为大脑半球（尤其是额叶）的略低或等密度病灶，边界不清，其内出现大而明显的条状或斑片状钙化，一般诊断不难。MRI可帮助进一步了解肿瘤部位和范围。

在鉴别诊断方面，少突胶质细胞瘤主要应与颅内易出现钙化的病灶相鉴别。

1. 星形细胞瘤

其亦常出现肿瘤内钙化，但钙化多为斑点状，远不如少突胶质细胞瘤的钙化明显，且常出现肿瘤内囊变和环形增强，与少突胶质细胞瘤不同。

2. 脑膜瘤

其亦可发生钙化，易与脑表浅部少突胶质细胞瘤相混淆，但前者钙化多呈斑点状均匀散布，肿瘤边界清楚，平扫多为均匀稍高密度，常伴颅骨增生性改变，可资与少突胶质细胞瘤鉴别。

3. 颅内动静脉畸形

该病常出现条状明显钙化，与少突胶质细胞瘤相似。但前者无占位征象，增强扫描可见血管强化影，脑血管造影可帮助确诊。

4. Sturge－Weber综合征

其亦可出现颅内明显钙化，但钙化较广泛，沿大脑半球表面分布，且常伴患侧大脑半球的萎缩，有时尚可见沿三叉神经分布的颜面血管瘤。

5. 脑内结核瘤

脑内结核瘤常表现为脑内实质性占位病灶，伴小片状钙化，但病灶多较小，周围水肿较明显。

七、治疗

（一）手术治疗

手术切除方式与星形细胞瘤相似，应尽可能全切肿瘤。

（二）术后放疗或化疗

可延长生存期。

髓母细胞瘤

髓母细胞瘤是儿童最常见的原发性肿瘤，多见于5～15岁，第二次发病高峰年龄为20～25岁。约占全部颅内肿瘤的1.8%，占儿童颅内肿瘤的10%。

一、病理

（一）肉眼观察

肿瘤界限一般比较清楚。肿瘤富于细胞和血管，质脆软，呈紫红色或灰红色，似果酱，肿瘤有侵犯软脑膜的倾向。脑膜被浸润后引起增生，致使瘤组织具有弹性且较硬。浸润软脑膜的倾向又可带来蛛网膜下隙和脑室系统转移。肿瘤中心部发生坏死较少见。囊性变和钙化更罕见。

（二）镜下观察

瘤细胞往往呈椭圆形、长圆形或胡萝卜形，细胞质非常稀少，或几乎看不到；细胞核多呈椭圆形，亦可呈圆形或略长形。核染色质丰富而深染，一般不易察见核膜和核仁；有时少数瘤细胞可以略大些，染色质较少而略显得苍白，可见核膜和核仁，这种细胞曾被认为是瘤细胞向神经元分化的证据。张福林等报道的218例髓母细胞瘤中，有40例（18.35%）见到向神经元过渡。

瘤细胞非常丰富，大小一致，排列密集，分布不均，无一定方向，倾向于成丛簇状集聚。本瘤可形成对诊断有意义的纤维心菊形团；一般认为2/3病例不见菊形团，但张福林等报道的病例有72.48%观察到典型和不典型的菊形团结构。一部分病例的瘤细胞分化高，染色浅淡，出现胞突，排列也较疏松，这些表现被认为是髓母细胞瘤的瘤细胞向胶质过渡。张福林等报告的病例有54.13%出现此种过渡。瘤内不形成胶质纤维，亦不形成网状纤维。肿瘤几乎没有间质，血管亦不甚多，血管的管壁甚薄，管腔较小，大多属于毛细血管。大片坏死不常发生，多见个别瘤细胞的坏死。瘤边缘每可见到瘤细胞向正常脑组织浸润，往往首先浸润于小血管周围形成瘤细胞袖口，并借此再向远处蔓延。仔细检查可发现有软脑膜浸润。

二、临床表现

肿瘤高度恶性、生长快、病程短，平均病程4个月左右。主要症状有颅内压增高和小脑症状。肿瘤易阻塞第四脑室产生脑积水及颅内压增高症状，如头痛、恶心、呕吐、视盘水肿，晚期可出现强直性发作及慢性枕骨大孔疝。恶心、呕吐多较严重，这可由两方面原因引起：其一是肿瘤所致的脑脊液循环通路梗阻，引起颅内高压；其次是肿瘤突入第四脑室刺激第四脑室底部的迷走神经核或慢性枕骨大孔疝压迫和刺激了脑神经的一种保护性反射。

肿瘤主要破坏小脑蚓部，损害小脑、小脑蚓部与前庭脊髓之间的联系，表现为躯干性共济失调，身体平衡障碍，步态不稳，步履蹒跚，行走时双足间距加大，闭目站立试验（Romberg征）向前倾倒为上蚓部受损的表现，向后倾倒者为下蚓部受损的表现。

三、CT检查

小脑蚓部可见一边界相对较清楚的略高密度灶，密度常较均匀，少数呈等密度，周围脑水肿轻。肿瘤常突入、压迫或闭塞第四脑室，引起阻塞性脑积水。有时肿瘤可通过正中孔长入小脑延髓池，或通过侧孔长入脑桥小脑角池。增强后肿瘤呈明显均匀性强化，CT值多数上升10～20 Hu，少数为片状不均匀增强。

四、MRI检查

呈长T_1或T_2，T_1加权图像上肿瘤呈低信号区，T_2加权图像为等或高信号区。T_2像呈等信号，可能与肿瘤细胞中细胞核所占比例大、细胞核含水比细胞质少有关。MRI还可以显示髓母细胞瘤转移情况。

五、治疗

手术尽量切除肿瘤，术后放疗或化疗，一半患者可生存5年。术后30%～40%需行侧脑室—腹腔分流术，分流可造成肿瘤种植。文献报告，5%的患者发生颅外、骨、淋巴结和肺转移。

室管膜瘤

室管膜瘤占颅内神经胶质瘤5%～6%，占儿童脑肿瘤9%。60%～70%位于幕下，肿瘤常起源于Ⅳ脑室侵犯闩部，灰色似有边界，全切除不容易，可通过脑脊液“种植”播散，恶性程度不如髓母细胞瘤高，预后差。患者多伴有颅内压增高、共济失调、眩晕。幕上肿瘤会发生癫痫。室管膜下室管膜瘤常发生脑室室管膜下胶质细胞，分化好，生长缓慢，预后较好。如肿瘤起源Ⅳ脑室底，常伴脑积水。MRI T_1加权像为混杂信号，T_2加权像为显著高信号，CT有时可见钙化。手术切除肿瘤，术后放疗。如脊髓转移，应行全脊髓小剂量照射。术后行脑脊髓放疗，5年生存率为41%，儿童预后差仅为30%。

（李占忠）

第三节 脑膜瘤

脑膜瘤一词由 Harvey Gushing 于 1922 年提出，用于描述中枢神经系统的脑膜、脊膜的良性肿瘤。脑膜瘤从神经外胚层发育而来，起源于蛛网膜内皮细胞，占脑肿瘤的 5% ~18%。几百年来，脑膜瘤以它引人注目的外观形状，所能达到的巨大体积以及特别的临床表现吸引了外科医生、病理学家和解剖工作者的注意。正是由于脑膜瘤有一种使颅骨增厚的倾向，早在史前的人类颅骨上就留下了它的印记。脑膜瘤系良性肿瘤，早期表现不典型，且由于脑膜瘤血运丰富，常位于颅底及重要血管旁，手术难度大，所以脑膜瘤的研究一直是神经外科的重要课题之一。

起源于脑膜的肿瘤有三大类，即脑膜细胞肿瘤（脑膜瘤）、间充质细胞肿瘤和原发性黑色素细胞肿瘤，其中以脑膜瘤最为多见。脑膜瘤是颅内常见肿瘤，其发病率仅次于胶质瘤。脑膜瘤起自蛛网膜细胞，这些细胞常密集于静脉窦和硬脑膜反折等蛛网膜颗粒分布的部位。脑膜瘤偶尔也可起自异位于海绵窦、脑室及鼻腔的蛛网膜细胞。脑膜瘤可以根据部位进行分类，如矢状窦旁脑膜瘤、大脑凸面脑膜瘤、蝶骨翼脑膜瘤等；也可以根据组织病理学进行分类，如上皮细胞型脑膜瘤、成纤维细胞型脑膜瘤、血管母细胞型脑膜瘤等。恶性脑膜瘤常有脑或血管浸润、细胞增殖指数高或有特殊抗原标记物。

关于脑膜瘤的发病率在尸体解剖发现的肿瘤中，脑膜瘤约占 30%。一般地说，随着年龄增长而发病率有所增加。儿童发病率低于 0. 3/10 万，成人则可高达 8. 4/10 万。

脑膜瘤发病率女性高于男性，其比例为 2:1。在儿童，发病率为 1% ~4%，无明显性别差异。随着 CT 及 MRI 技术的应用，脑膜瘤的发病率有明显增高，尤其是老年人，许多无症状的脑膜瘤常为偶然发现。多发性脑膜瘤占 1% ~2%，但文献报道中有家庭发病史。

一、病因

脑膜瘤的发生与某些遗传因素和环境因素密切相关。头部外伤、病毒、高剂量或低剂量照射、神经纤维瘤病Ⅱ型（BANF）都可能是脑膜瘤的致病因素。

（一）遗传因素

神经纤维瘤病是最常见的常染色体显性遗传性疾病，3 000 个新生儿中大约有 1 例患儿。神经纤维瘤病Ⅰ型（VRNF）与 BANF 在临床上有显著区别，具有特定的遗传学异常。很早就发现 BANF 与脑膜瘤相关联。BANF 患者往往在十多岁或二十多岁就出现明显的听力障碍，影像学检查双侧听神经瘤的同时有时能发现多发性脑膜瘤。现在已知任何一型神经纤维瘤病都可伴发脑膜瘤，但更常见于 BANF。

（二）环境因素

1. 外伤

Gushing 和 Eisenhardt 曾经回顾分析了 295 例颅内脑膜瘤，发现 93 例（32%）有头部外伤史，Gushing 因此认为头部外伤是脑膜瘤发生的重要致病因素。但是否在外伤的同时已有脑膜瘤的存在并不十分清楚，也许因为头部外伤引起医生对颅脑区域的重视，原先容易忽视的无症状性脑膜瘤才得以发现。至今诸多对照研究仍不支持头部外伤和脑膜瘤之间的关系。Ghoi 等的回顾分析发现脑膜瘤患者和对照组在过去头部外伤的发生频率上并无差别。虽然头部外伤可能是一些脑膜瘤生长的辅助因素，但大多数研究表明外伤并非脑膜瘤发生的重要致病因素。

2. 放射

放射线可诱导 DNA 单链和双链的断裂，引起基因缺失和易位。这种改变和肿瘤细胞的形成有关。放射诱导性肿瘤的诊断标准包括：①在放射野出现新的肿瘤；②在放射和新近出现的肿瘤之间存在较长的潜伏期；③新近出现的肿瘤与放射前原有的肿瘤组织类型不同。

（三）病毒

在啮齿类和非人类的灵长类动物中，许多 DNA 和 RNA 病毒都能够在中枢神经系统诱发新生物（瘤）。有关病毒感染在脑膜瘤发生过程中的作用已经研究了 20 多年，这些研究大部分集中在 DNA 病毒上，特别是乳多空病毒，包括类人猿病毒 40（SV40）、人类乳多空病毒（BK）和其他相似于 SV40 的病毒。虽然乳头瘤多瘤病毒 T 抗原在人类脑膜瘤中常可测出，但这些病毒在实验动物中从来没有产生过脑膜瘤。一项研究发现，采用不同病毒 DNA 探针的原位杂交技术发现 7 例脑膜瘤中，3 例有与 SV40 有相关的核酸系列。从人的脑膜瘤中分离出来的 SV40 和自然发生的 SV40 调节和强化作用不同。类似的技术可被用作探测脑膜瘤相关腺病毒的 RNA 系列。虽然这些发现提供了在脑膜瘤发生中这些病毒的 DNA 起作用，然而确切的因果关系仍然不十分清楚。如果肿瘤发生是一个多步骤过程，那么正常蛛网膜细胞的病毒感染就可能起作用。

（四）基因、激素和生长因子受体

基因、激素和生长因子受体在脑膜瘤的发生过程中也起了一定的作用。

二、病理

肿瘤大都有完整包膜，多为结节状或颗粒状，表面常有迂曲而丰富的血管。质地常较坚韧，有时有钙化或骨化，很少有囊性变。大部分肿瘤为灰白色，少数由于有出血或坏死灶，瘤质变软，色暗红，剖面粗糙，有的呈鱼肉样改变。囊性脑膜瘤少见。所谓囊性脑膜瘤，不包括显微镜下的囊性变。

少数脑膜瘤界限不清，呈浸润性生长，甚至侵蚀颅骨，导致颅骨破坏或反应性骨质增生，严重者可侵犯头皮或颞肌。骨质增生显著的，可能被误诊为颅骨骨瘤，有时很像外生骨疣并突入眼眶和鼻腔。剖面可见骨板增厚，但仍可辨认出内外板的层次，骨小梁粗大，骨腔充血。镜下可见瘤细胞呈弥散性浸润。一般认为，骨质增生与瘤的浸润或肿瘤所造成的硬膜和血管的分离有关，但也有人认为与肿瘤细胞的化生有关。

显微结构：纤维型脑膜瘤的纤维成分多，由梭形狭长的成纤维细胞构成，细胞间有大量的胶原纤维成分，结构上形成典型的或不典型的旋涡状。内皮型脑膜瘤由蛛网膜上皮构成，胞质均匀，细胞核结构清晰，有时出现异形性，大小不一，无核分裂象，纤维成分少。砂粒型脑膜瘤是在纤维型或内皮型脑膜瘤的旋涡状或同心圆结构中发生透明变或钙化，形成砂粒体。血管型脑膜瘤以血管或血窦为基础。这些血管或血窦由极薄的血管内皮细胞构成，和蛛网膜细胞一起形成索状结构，容易发生液化囊变或瘤内出血。脑膜肉瘤为恶性脑膜瘤，呈浸润性生长，组织学上可见大量的细胞核分裂象，甚至失去典型的组织学结构。

三、临床表现

脑膜瘤生长缓慢，其临床表现取决于肿瘤起源部位、大小及其对邻近脑组织、脑神经以及脑脊液循环通路的影响。

（一）颅内高压症状

头痛、呕吐、视力进行性减退。

（二）癫痫

成年人幕上脑膜瘤的癫痫发生率较高，尤以位于中央沟区域及其附近者更为常见。癫痫常为单纯性部分性发作，多伴有对侧肢体的不全瘫痪。嗅沟脑膜瘤、额叶前份脑膜瘤可出现癫痫大发作。

（三）定位症状与体征

由于肿瘤生长部位的不同，产生与受累部位神经功能有关的临床表现：

1. 大脑镰旁及矢状窦旁脑膜瘤

因肿瘤生长的位置不同症状差别大：

1）肿瘤位于前1/3：可因肿瘤压迫额叶而出现精神障碍，表现为欣快感、不拘礼节、表情淡漠、性格改变等。

2）位于中1/3：早期，由于中央前后回受到刺激，可能出现部分性癫痫（Jackson癫痫），发作后对侧上下肢出现暂时性瘫痪，称为一过性（Todd）瘫。晚期出现对称性上、下肢瘫。

3）位于后1/3：一般只引起视野改变，晚期出现颅内压增高症状、同向偏盲等。

2. 嗅沟脑膜瘤

常长至较大时才出现症状。早期常有额部头痛，可放散至眼窝后部。可有一侧嗅觉减退或丧失，但不易被患者觉察。有时出现记忆力减退、注意力不集中或表情淡漠等精神症状，但很少发展至痴呆程度。肿瘤向后生长可压迫视神经，引起原发性视神经萎缩，单眼视力下降，还可因颅内压增高引起对侧视盘水肿，此即福斯特—肯尼迪综合征。巨大肿瘤也可同时侵犯两侧视神经，引起双眼的视力、视野障碍。少数患者有癫痫大发作，但出现肢体运动障碍者很少。

3. 鞍结节脑膜瘤

患者大多有隐匿性进行性发展的视力、视野障碍，而且常常是不对称的。约80%的患者以此为首发症状，少数为急性视力障碍或症状有波动。单侧视力障碍占55%，双侧视力障碍占45%。视野障碍以双颞偏盲或单眼失明最为常见，而另一眼颞偏盲多见，也可以表现为单眼视力基本正常，另一眼颞侧偏盲。怀孕有可能加重症状。眼底视盘原发性萎缩多见，高达80%。还可以出现福斯特—肯尼迪综合征。头痛占20%～25%，大多表现为额部疼痛，也可以表现为眼眶、双颞部疼痛。

肿瘤侵及嗅神经时出现幻嗅、嗅觉减退或丧失；额叶受损患者可出现精神障碍，如嗜睡、记忆力减退、焦虑等；较少有动眼神经麻痹、三叉神经第一支功能障碍；极少数患者由于肿瘤经眶上裂侵入眶内出现眼球突出；个别患者可出现癫痫。

4. 蝶骨翼脑膜瘤

蝶骨翼脑膜瘤通常被称为蝶骨嵴脑膜瘤，但越来越多的文献称之为蝶骨翼脑膜瘤。由于该部位的脑膜瘤主要附着于蝶骨大小翼及其内侧的前床突，并非只附着于线状的蝶骨嵴上，因此，称之为蝶骨翼脑膜瘤更为合理。该瘤为颅中窝最常见的肿瘤，占颅内脑膜肿瘤的10.9%。

Cushing依据肿瘤附着部位将蝶骨翼脑膜瘤分为内1/3型（又称床突型）、中1/3型（小翼型）和外1/3型（大翼或翼点型）。McDermott和Wilson在此基础上增加扁平型。因中1/3型和外1/3型或翼点型在临床表现上，特别是手术方法上有相似之处，因此，目前多数学者主张将蝶骨翼脑膜瘤分为外侧型（中1/3型和外1/3型或翼点型）、内侧型（床突型或内1/3型）和扁平型。Bonnal等在Cushing分类的基础上对蝶骨翼脑膜瘤进行了全面细致的研究，将其分为A～E五组。

A组：深部、前床突或蝶骨海绵窦球形脑膜瘤。附着于蝶骨翼内侧部分，前床突及海绵窦的硬脑膜上，向上长入颅腔，向下侵入海绵窦。与视神经、视束关系密切，常推移、拉长、包绕颈内动脉及其分支。

B组：蝶骨翼侵袭性扁平形脑膜瘤。肿瘤广泛侵袭蝶骨大翼使之增厚，并常侵及蝶骨翼和海绵窦硬脑膜。颅内的颈内动脉及其分支未受累。视神经可因视神经管变狭窄而受压。肿瘤易于通过颅底向外侵袭，进入眼眶、颞窝、翼突上颌窝、咽旁间隙、咽鼓管、鼻筛腔隙、蝶窦、额窦、上颌窦等。

C组：蝶骨翼侵袭球形脑膜瘤。兼有A和B组的特点，侵袭性极强，可越过中线甚至抵达斜坡。

D组：蝶骨嵴中部脑膜瘤。不同程度地向额叶和颞叶内生长。虽然硬脑膜附着点较深在，但附着点总是较小，与颈内动脉和视神经没有关系。

E组：翼点或侧裂点球形脑膜瘤。肿瘤附着于蝶骨翼的外侧部分，颅底和穹隆部交界处，压迫额叶和颞叶，穹隆部骨质受累较颅底部明显。

A型脑膜瘤类似于Cushing的内1/3，B型和C型是Bonnal分类的特点，但其附着点与Cushing的中间及外侧1/3相似。

不同类型的脑膜瘤有不同的临床特征：

A组：表现为单侧视力下降和视神经萎缩，可伴有偏盲。出现动眼神经麻痹则表明海绵窦受累。肿瘤较大，压迫额、颞叶时，可引起癫痫，特别是颞叶癫痫，或偏瘫、失语。颅内压增高时，可发现福斯特—肯尼迪综合征。

B组、C组：由于蝶骨嵴增生，可早期出现单侧眼球突出、颞窝膨隆，然后出现单眼视力下降和视神经萎缩。肿瘤侵犯额筛窦或筛窦，可导致鼻出血，压迫耳咽管则引起单耳听力减退。C组常伴有颅内压增高、癫痫等症状。

D组：只表现为额、颞叶受压引起的癫痫和颅内压增高等症状。

E组：除D组脑膜瘤的症状，尚可伴有额颞部膨隆的外观改变和局部疼痛。

5. 小脑脑桥角脑膜瘤

内听道前小脑脑桥角脑膜瘤病程较短，平均1.1年。临床症状以同侧三叉神经、展神经、面神经和前庭蜗神经损害常见。最多见的脑神经损害症状是早期出现耳鸣、眩晕，中晚期出现听力下降；其次是面肌抽搐、轻度的面瘫；再次是面部麻木，感觉减退，颞肌、咬肌萎缩等三叉神经损害的表现。内听道后小脑脑桥角脑膜瘤生长缓慢，早期症状不明显，因此，起病更为隐匿，病程较长，平均2.7年。临床上主要表现为小脑功能障碍，如步态不稳、粗大水平眼球震颤及患侧共济失调，瘤体巨大时可出现颅内压增高症状和后组脑神经损害症状，而三叉、面、听神经损害少见。

四、辅助检查

（一）头颅X线片

脑膜瘤异常表现包括颅内压增高、松果体钙化斑移位、骨质改变、肿瘤钙化和血管压迹改变。单纯颅内压增高无定位、定性价值，松果体钙化斑移位诊断价值也有限，其余征象则有定位和（或）定性诊断价值。其中脑膜瘤经平片定位者占30%~75%，定性者占20%~30.5%。

（二）CT检查

平扫肿块呈等或略高密度，常见斑点状钙化。多以广基底与硬膜相连，类圆形，边界清楚，瘤周水肿轻或无，静脉或静脉窦受压时可出现中或重度水肿。颅板侵犯引起骨质增生或破坏。增强扫描呈均匀性显著强化。

（三）MRI检查

T_1加权图像呈等或稍高信号，T_2加权图像呈等或高信号，均一性强化，邻近脑膜强化称为“脑膜尾征”，具有一定特征。磁共振血管成像（MRA）能明确肿瘤对静脉（窦）的压迫程度及静脉（窦）内有无血栓。

（四）脑血管造影

利用数字减影血管造影（DSA）的脑血管影像，可以显示肿瘤血液循环不同时相的血管影像，对于了解肿瘤对静脉窦的影响有非常重要的意义。脑血管造影除见颅内肿瘤一般改变外，还可见下列特点：①颈内外动脉系统同时供血，即肿瘤血运不仅有颈内动脉、大脑前动脉、大脑中动脉等的供血，还有脑膜中动脉、颞浅动脉、枕动脉等的供血；②瘤周血管包围肿瘤，呈“手抱球”状；③晚期动脉相、毛细血管相或静脉相可见肿瘤染色。

五、诊断

根据进行性加重的头痛等颅内高压症状，局灶性及全身性大发作癫痫病史，偏瘫、失语等阳性体征，一般应考虑颅内占位性病变，通过头颅X线片、CT及MRI检查，一般可明确诊断。

六、鉴别诊断

生长在大脑凸面、小脑凸面、矢状窦旁、大脑镰旁的脑膜瘤需与相应部位的结节型胶质瘤、转移瘤及其他实质性肿瘤相区别。鞍区脑膜瘤应与垂体腺瘤、颅咽管瘤相区别；脑桥小脑角、岩尖斜坡区的脑膜瘤应分别与听神经瘤、三叉神经鞘瘤、表皮样瘤等相区别。根据各种病变相应的临床表现和典型的影像学改变，作出上述鉴别诊断并不困难。

七、治疗

（一）手术治疗

脑膜瘤为颅内良性肿瘤，约占颅内肿瘤的15%。其最佳的治疗方法为完整地切除肿瘤，但由于其血供丰富，增加了手术的难度。对脑膜瘤进行术前栓塞，对减少术中出血、缩短手术时间有很大的帮助。栓塞后肿瘤中心坏死、软化使得术中处理更加容易，可减少因手术操作而引起的周围脑实质的损伤并能减少术后肿瘤的复发。

1. 术前检查

术前检查包括全身情况和脑膜瘤本身的检查。全身检查包括心、肺、肝、肾、血液、内分泌、电解质酸碱平衡等方面的检查，评估患者对手术的耐受力。如果患者全身情况欠佳，手术耐受力不良，需做积极和细致的特殊准备后，方可施行手术。

脑膜瘤本身的检查有CT、MRI平扫加增强扫描，这些检查可以了解肿瘤的部位、形态、大小、性质及其与周围结构的关系等；脑血管造影［包括冠状动脉造影（CAG）、CT血管成像（CTA）、MRA、DSA］能了解肿瘤的血供、肿瘤与大血管的关系，如动脉的移位、包裹、闭塞等，中央静脉大脑深静脉系统及静脉窦的通畅情况，以及确定是否有术前栓塞。球囊闭塞试验（BOT）可以观察了解颈内动脉系统的侧支循环情况，判断海绵窦等脑膜瘤术中能否牺牲颈内动脉；诱发电位检查（SSEPs、VEPs、听觉诱发电位等）可以了解皮质、脑干及脑神经受累情况。脑膜瘤本身的检查有助于肿瘤可切除性分析及手术方案的制订。

临床上，并不是所有颅内脑膜瘤患者都需要手术。决定是否手术要考虑到许多因素，如患者的年龄、全身情况、期望生存期（根据寿命表分析）、Karnofsky评分和神经功能状况，以及肿瘤大小及部位、风险—利益比率等；如果全身健康状况不佳，如有不能控制的高血压和糖尿病，增加了外科手术风险；还要考虑到影像学检查所见应与患者的症状和体征相符，如果影像学检查和临床病史和体征不一致，那么整个手术计划必须重新考虑，患者需要进一步检查，不能贸然手术。如果患者没有症状，脑膜瘤是因为某种其他原因行影像学检查时偶然发现的，是否手术可通过观察肿瘤是否生长而作出判断，如果肿瘤生长缓慢或不生长可暂不手术。

2. 术前用药及准备

1）激素：提高脑组织对手术创伤的耐受性和改善颅内顺应性。

2）抗惊厥药物：脑膜瘤患者术前、术后容易出现癫痫发作，大多数临床医生主张术前应用抗惊厥药物，直至血清内药物浓度达到治疗浓度后再手术。

3）抗生素：对手术复杂，手术时间长的颅底脑膜瘤手术，需在手术前一天及手术中预防性应用抗生素。

4）脱水剂：对严重颅内高压、中线结构移位及瘤周水肿明显者，术前可适当应用脱水剂。

5）镇静剂：保证患者手术前晚休息好，缓解其紧张情绪。

6）术前一般应留置导尿管。

3. 手术原则

手术原则是，在不造成神经功能损害的前提下尽可能全切除肿瘤，因此，手术中必须保护好脑皮质（特别是功能区脑皮质）、脑血管和脑神经。

4. 手术技巧

若脑膜瘤包膜完整，没有突破周围蛛网膜生长，没有包裹、侵犯邻近的动脉和神经，手术切除的一般方法是先处理肿瘤的基底部，阻断肿瘤血供，后做瘤体内切除肿瘤，然后沿蛛网膜界面分离肿瘤包膜，并将其牵离周围脑皮质和神经、血管结构，分块切除，最后处理附着硬脑膜和受累骨质。铲除肿瘤附着的方法是，一手拿吸引器，另一手拿双极电凝，用吸引器吸除出血、夹碎的或质软的肿瘤；用双极电凝烧灼供血血管和分离、夹碎肿瘤组织。若脑膜瘤已经突破周围蛛网膜生长，侵犯邻近的神经组织和动脉壁，甚至造成血供管腔闭塞，手术切除时首先要判断重要血管、神经在瘤体内的部位和走向，以免在做瘤体内切除时损伤这些结构。铲除肿瘤附着、阻断血供后，尽可能在肿瘤的近端或远端找到被肿瘤包裹的血管和神经，然后顺行或逆行追踪血管和神经，分离、切除肿瘤。

5. 注意事项

1）重视显微外科技术的应用。

2）注意利用蛛网膜界面来分离切除肿瘤。

3）尽量采用锐性分离，锐性分离是最安全的分离，永远不要用力牵拉任何脑组织。

4）保留、修补或重建血管非常重要，因为血管里流淌着的是维持生命和功能的血液。

5）应特别注意保护静脉，因为它更脆弱。

6）第1次手术时应以最大的热情和耐心来寻求全切除肿瘤，因为这是能治愈患者的最佳时机。

7）肿瘤会破坏正常解剖结构，因此要时刻警惕被移位的重要结构，不要在产生损伤后才意识到这是重要的结构。

8）要维持正常脑灌注压，避免低血压和过度牵拉脑组织。

9）开颅前就应想到关颅，切除前就应想到修补，保留就是最好的重建。

6. 术后处理

术后处理和其他颅脑手术相似。

1）体位：麻醉清醒后上身抬高15°~30°，坐位手术者取半坐位1~2天。

2）生命体征监测：包括意识、瞳孔、血压、脉搏、呼吸等，每小时检查1次，平稳后改为每2小时1次、每4小时1次。

3）饮食：清醒患者，术后第1天可进流质；昏迷患者及有后组脑神经损伤、饮水呛咳者禁食2天后给鼻饲流质。

4）液体和电解质：术后每日补液1 500～2 000 ml，定期监测电解质，如发现有低钠、低钾等情况应做相应补充。大剂量应用甘露醇及老年患者要定期监测肝、肾功能和血糖并做相应处理。

5）术后用药：酌情应用抗生素、激素、脱水剂。有皮质损伤者预防性应用抗癫痫药物，如无癫痫发作，1年后逐渐减量停药。疑有脑血管痉挛者术后第2天开始应用扩血管药。有下丘脑或脑干缺血或挫伤者术后给予西咪替丁或奥美拉唑等预防消化道出血。术后高热、经脑脊液检验证实有颅内感染者要调整抗生素，必要时经鞘内给药控制感染。

6）切口：硬脑膜外引流一般在术后24～48小时拔除。幕上切口缝线5～7天拆除，幕下及脊髓8～10天拆除。糖尿病及营养不良者应适当推迟拆线。术后发生脑脊液漏者应缝合漏口，并做腰椎穿刺（腰穿）引流脑脊液5～7天，促使漏口愈合。

出院后1个月即开始随访，最好能复查MRI或CT，了解有无肿瘤残留，以备日后复查对比。以后每隔3个月、6个月随访1次，再后每年随访1次。

7. 手术并发症

1）出血和失血：出血和失血是脑膜瘤手术过程中突出的问题。术前栓塞可以减少颈外动脉分支供血，术中出血将明显减少。

2）皮质损伤：皮质损伤可以是由于手术造成的皮质挫伤、裂伤，也可以是由于皮质血管损伤造成的皮质微小梗死。临床表现为癫痫、偏瘫、失语等神经功能障碍。

3）脑神经损伤：主要见于颅底脑膜瘤，如在海绵窦脑膜瘤、岩斜脑膜瘤和斜坡脑膜瘤手术过程中很容易出现脑神经损伤。

4）凝血功能状态：有出血倾向患者在术中、术后容易出现出血，术后出现颅内血肿，甚至脑疝形成；血液黏滞度增高引起高凝状态，加上术后应用止血剂均可以导致静脉血栓形成，引起肺栓塞。

5）年龄：高龄患者手术危险性明显较中、青年患者高，如术后肺栓塞在老年患者中更容易出现，是老年患者严重的术后并发症之一。

6）全身状况：Karnofsky计分高于50分、CT显示肿瘤占位效应不明显、瘤周水肿轻微者并发症发病率低，预后良好。

脑膜瘤手术死亡率为7%～14.3%。术前一般情况差、临床症状明显（如癫痫）、高龄、肿瘤不能全切除以及并发症（如肺栓塞、颅内血肿等）的出现会使手术死亡率明显增加。

（二）放疗

1. 普通放疗

过去认为脑膜瘤对放疗较抗拒，主要是因为该肿瘤分化较完全，放疗肿瘤退缩很慢，甚至不退缩。近年来，国内外越来越多的临床资料证实放疗确有良效，可减轻头瘤，改善视力和眼球运动，明显防止和延缓不完全切除者的术后复发，提高未手术者的局部控制率及生存率。因此通常认为，对确实完全切除的良性脑膜瘤可不做术后放疗，但必须在术后1年重复行影像学检查，如发现复发可再次手术，术后行放疗，如不宜手术者，可单纯放疗。对手术切除不彻底，特别是位于颅底、鞍旁、静脉窦旁者宜行术后放疗。对于非典型及恶性脑膜瘤，无论肿瘤位于何处，手术是否彻底，术后均应给予放疗。关于照射剂量，多数学者认为应加大局部剂量以期提高疗效。

2. 立体定向放射外科

立体定向放射外科（SRS）是指将高能射线（γ射线或X射线）三维非共面聚焦于某一局限性病灶的单次大剂量照射治疗，使受照病灶发生放射反应而凋亡，而病灶外周组织因剂量迅速递减而免受累及，从而在其边缘形成一如刀割一样的界面，类似外科切除的效果。目前SRS主要是通过由直线加速器产生的高能X射线实施治疗的X刀系统和由^{60}Co为放射源产生的γ射线实施治疗γ刀系统完成的，由于高能X射线及γ射线均属于光子流，其放疗的生物效应是相似的，因此，放疗的效果及损伤也是很相近的。

脑膜瘤以下特性使其适合SRS治疗：①通常有完整的包膜；②除非是恶性脑膜瘤，一般不会侵犯脑组织；③SRS放射剂量在照射野外围迅速减小适合治疗边缘不规则的脑膜瘤；④能在增强CT和MRI上清楚地显示出来；⑤即使瘤体很小也能发现；⑥大剂量照射后硬脑膜血管会逐渐闭塞。

在适应证掌握方面要考虑到：①病变本身因素，如病变的大小、部位及周边脑组织的移位和水肿情况等。病变太大，如大于3 cm，影像学上可以见到脑组织的明显移位及水肿，则放射本身即可加重原有的水肿，严重时可能会达到颅内高压的临界点，造成严重的后果；鞍区脑膜瘤和视神经、视交叉的距离小于4 mm，则应考虑边缘剂量对视神经的损害。②患者因素，如患者的体质、对手术的意愿和恐惧以及对术后可能出现并发症的接受程度等。

具体适应证为：①肿瘤直径小于3 cm，无明显的神经系统体征及颅内高压，患者无意手术者；②年龄偏大，不能耐受麻醉及手术创伤者；③体质较弱，全身情况比较差，内环境不稳定者；④病变位于颅底、矢状窦旁或松果体区，累及动脉、脑神经或长入静脉窦，手术风险大，可切除性低者等，均可施行放射外科治疗。

3. X刀治疗

在计算机和医学影像学高速发展的今天，Betti等（1983年）首先提出将医用直线加速器应用于放射外科，其后，德国的Sturm、意大利的Colombo、美国的Loeffer等人相继应用直线加速器进行放射外科的临床探索，和γ刀采用^{60}Co所产生的γ射线为放射源不同的是，X刀采用直线加速器产生4～18 MeV的X射线作为放射源，通过加速器机头多个等中心非共面弧形聚焦照射，一次性精确地聚焦于病灶，造成靶病灶的局灶性毁损或血管闭塞，而靶区以外的组织因放射锐减形成刀切样的边缘，达到γ刀一样的效果。故又将直线加速器放射外科称为X刀。

X刀对于脑深部的小型肿瘤具有独特的疗效，但原则上肿瘤直径不宜大于4 cm，肿瘤体积和总剂量具有相关性，肿瘤周边剂量应控制在各敏感区的耐受剂量之下。

4. γ 刀治疗

1951 年，瑞典神经外科专家 Lars Leksell 教授最早提出了“立体定向放射外科”的概念。他设想在不开颅手术的情况下，用一次性的高剂量放射线准确地聚焦后辐射并毁损颅内的靶点。他与同事设计安装了世界上第一台 γ 刀，并于 1967 年运用于临床治疗。

γ 刀治疗脑膜瘤的适应证包括：①生长在颅底或脑内深部的脑膜瘤；②肿瘤平均直径小于 30 mm；③肿瘤边缘距离视神经、视交叉和视束须大于 5 mm；④多发性脑膜瘤、手术后残留或复发的脑膜瘤；⑤高龄（ >70 岁）患者，且影像资料证实肿瘤持续生长者；⑥患有心肺肾疾病、血液系统疾病或糖尿病等手术禁忌或不能耐受手术情况的患者。

（三）化疗

虽然已有许多关于生物的和不同药物对培养的脑膜瘤细胞生长有抑制作用，并对载瘤裸体鼠模型瘤抑制的报道，但临床上却无药物治疗脑膜瘤的成功报道。细胞毒因子和激素受体阻断因子可以试用。

1. 细胞毒因子

使用抗代谢或者烷基化物因子进行细胞毒内化疗的成功报道事实上是不存在的。用 CTX、多柔比星（ADM）、VCR 治疗的 11 例复发性恶性脑膜瘤的报道中，Wilson 发现 1 年内的失败率为 73%，2 年失败率为 100%。未来显然需对脑膜瘤的化疗进行研究。

2. 激素受体阻断因子

早期的实验室研究指出，在脑膜瘤细胞中存在低浓度的雌激素受体和高浓度孕酮受体，妊娠促进脑膜瘤生长的临床现象也提示雌激素刺激肿瘤生长。Markwalder 等采用抗雌激素因子 TAM 治疗 6 例复发性不宜手术的脑膜瘤患者。在 8 ~ 12 个月的治疗期内，1 例有初步肿瘤反应，2 例无肿瘤生长，2 例 CT 提示肿瘤有进展，1 例由于肿瘤生长需要再次手术。在一同类的研究中，美国西南肿瘤学组报道，用 TAM 治疗 21 例患者，随访 15.1 个月，22% 有自觉改善，32% 稳定在影像学上，53% 影像学显示疾病进展。

（四）中医治疗

多年来，许多医生运用中医药治疗本病，总结了不少经验，取得了一定的疗效。周仲瑛认为病因上应突出肝肾亏虚、风痰瘀毒阻脑，治疗上倡导标本兼顾、攻补并用，用药时注意虫类药物的使用，“巅顶之上，唯风药可到”。也重视化痰祛痰，习用僵蚕、水蛭、泽兰，主张以毒攻毒，常伍用马钱子散。李旭蕃常以补阳还五汤治疗本病，认为有改善脑循环、增加心肌收缩力、增强机体免疫功能、加快神经损伤后恢复。潘国贤用药以蜈蚣、地龙、全蝎、丹参、川芎、僵蚕、半夏为首选药，注意息风清热，化痰散结，祛瘀通络，佐以滋补肝肾。钱伯文认为治疗应首选化痰开郁，并用消肿软坚、滋补肝肾等法治疗。使用补益肝肾药物时，多用补而不腻之品，如细生地、白芍、山萸肉、穞豆衣、女贞子、杜仲、桑寄生等。

另外，在辨证用药的基础上，根据不同部位的病症，选择适当的循经药物，如前额加白芷、薄荷、升麻，巅顶加藁本，少阳经加川芎、细辛，可增加疗效。尚需注意，不少抗肿瘤药物有一定的毒性，应用不宜过量或太久。

（李占忠）

第四节 垂体腺瘤

垂体腺瘤是由腺垂体细胞组成的良性肿瘤，也是颅内最常见的肿瘤之一，约占颅内肿瘤的10%，在颅内肿瘤中仅低于脑胶质瘤和脑膜瘤。垂体腺瘤主要通过：①垂体激素过量分泌或因肿瘤压迫使垂体激素低下而引起一系列的代谢紊乱和脏器损害；②压迫鞍区相邻结构导致相应功能的严重障碍，对机体造成损害。

垂体瘤的发病率在男性和女性之间有显著的年龄差异。小于20岁或大于71岁时，垂体瘤的发病率均很低。男、女两性中发病的高峰在20～40岁。有报道，女性有2个发病高峰，即20～30岁和60～70岁；而男性的发病率在20～70岁，随年龄的增加而增加。

一、垂体腺瘤的分类

（一）垂体腺瘤的放射学分类

1. 根据垂体腺瘤大小可分为：①微腺瘤（直径<1.0 cm）；②大腺瘤（直径>1.0 cm）；③巨大腺瘤（直径>3.0 cm）。

2. 根据CT、蝶鞍断层X线片和其他神经放射学检查及临床症状，将垂体腺瘤分为两型六级：

1）局限型

0级：肿瘤直径<4 mm，蝶鞍大小正常，鞍结节角正常≥110°，CT、MRI检查难以检出。

Ⅰ级（微腺瘤）：肿瘤直径≤10 mm。蝶鞍大小正常，鞍结节角减小，鞍底有局限性骨质变薄、下凹，双鞍底，病侧鞍底倾斜。CT可以发现肿瘤。

Ⅱ级（鞍内型）：肿瘤直径>10 mm。位于鞍内或轻度向鞍上生长，蝶鞍扩大、不对称，鞍结节角小于90°。鞍底局限性变化明显，病侧鞍底下沉呈双鞍底。CT显示肿瘤位于鞍内或扩展到鞍上池前部。

2）侵蚀型

Ⅲ级（局部侵蚀型）：肿瘤直径>2 cm，向鞍上生长，蝶鞍扩大较著，鞍底骨质有局限性侵蚀、破坏。CT可见肿瘤扩展至视交叉池，第三脑室轻度抬高。

Ⅳ级（弥散侵蚀型）：肿瘤直径在4 cm左右，肿瘤向鞍上或蝶窦内生长，蝶鞍显著扩大，鞍壁骨质弥散性破坏，呈幻影蝶鞍，第三脑室前下部明显抬高。

Ⅴ级（巨大腺瘤）：肿瘤直径>5 cm，肿瘤除向鞍上或蝶窦生长外，并可向前、中、后颅窝及海绵窦生长，第三脑室室间孔阻塞，有脑积水。

（二）根据免疫组化技术分类

垂体腺瘤可分为：①PRL细胞腺瘤；②GH细胞腺瘤；③ACTH细胞腺瘤；④TSH

细胞腺瘤；⑤促卵泡素（FSH）细胞腺瘤；⑥黄体生成素（LH）细胞腺瘤；⑦多功能细胞腺瘤；⑧无功能细胞腺瘤。

（三）垂体腺瘤的病理分类

根据HE染色将垂体腺瘤分为嫌色性、嗜酸性、嗜碱性及混合性腺瘤，这种方法一直沿用至今。近20年来，由于组化、电镜及免疫组化的发展，根据超微结构特点，垂体腺瘤可以分为以下几种：

1. GH细胞腺瘤

占分泌性腺瘤的20%～30%。

1）颗粒密集型GH细胞腺瘤的瘤细胞呈卵圆形，核球形，分泌颗粒多，直径多为200～350 nm。

2）颗粒稀疏型GH细胞腺瘤的瘤细胞形状不规则，可有不同程度异型性，直径多为100～250 nm。

2. PRL细胞腺瘤

占垂体腺瘤的40%～60%。瘤细胞多为嫌色性，呈乳头状排列，瘤内可有小钙化灶，少数瘤细胞为嗜酸性。多数瘤细胞内分泌颗粒较少，体积较小，直径120～300 nm；可为圆形、卵圆形、短杆形、泪滴状。

3. ACTH细胞腺瘤

占垂体腺瘤的5%～15%。又可分为三类：

1）伴有Cushing综合征的ACTH细胞腺瘤：瘤细胞类似非肿瘤ACTH细胞，细胞卵圆或多边形，分泌颗粒球形或轻度不规则，直径300～350 nm，具有转移性膜渗出。

2）伴有Nelson综合征的ACTH细胞腺瘤：肿瘤体积常较大，血中ACTH浓度很高。

3）静止的ACTH细胞腺瘤：临床无ACTH分泌增加的表现，电镜下难与前者鉴别。

4. 促性腺激素细胞腺瘤

罕见。瘤细胞排列紧密，多边形，分泌颗粒圆而小，直径100 nm。

5. TSH细胞腺瘤

占垂体腺瘤的1%，瘤细胞排列紧密，细长而有角，胞质少，分泌颗粒少，球形，直径50～150 nm，分泌颗粒电子致密核心与界膜之间有明显电子透亮，空晕是其特征。

6. 其他

1）无特征性细胞腺瘤可伴高PRL血症，一些腺瘤胞质中有嗜酸性颗粒的形态，免疫组化阴性或散在一种或多种激素阳性，瘤细胞小。排列紧密、胞质内充满线粒体分泌颗粒，直径100～250 nm。

2）嗜酸性粒细胞瘤：无内分泌功能，免疫组化阴性，散在嗜酸性瘤细胞可对一种或多种垂体激素显示阳性，而无临床生化分泌根据，细胞内含异常大量线粒体就可诊断，分泌颗粒少，直径100～250 nm。

3）未分化腺瘤由各种激素结合的细胞组成，大部分相当分化，但不像任何已知的垂体瘤细胞，一些肿瘤可产生两种或多种化学成分、免疫反应和生物作用不同的激素。

（四）垂体腺瘤WHO五层次新分类法（Kovacs）

1. 层次一

按患者临床表现和血激素值分类。

1）内分泌物功能亢进：①肢端肥大症/巨大症，GH血值增高；②高PRL血症；③库欣病，ACTH和皮质醇血值增高；④甲状腺功能亢进（甲亢），伴不适当TSH过度分泌（SITSH）；⑤FSH、LH和（或）α－亚单位血值明显增高；⑥多种激素过度产生。

2）临床无功能。

3）功能状态不确定。

4）异位性内分泌功能亢进：①继发于异位GH释放因子过度产生的临床肢端肥大症（增生/腺瘤）；②继发于异位ACTH释放因子过度产生的库欣病（增生/腺瘤）。

2. 层次二

按神经影像学和手术信息分类。

1）根据部位：①鞍内；②鞍外；③异位（罕见）。

2）根据大小：①微腺瘤（≤10 mm）；②大腺瘤（>10 mm）。

3）根据生长类型：①扩张型；②肉眼可见硬膜、骨、神经和脑的侵犯；③转移（脑脊髓或全身）。

3. 层次三

按肿瘤切片光镜下所见分类。

1）腺瘤：①典型；②不典型（多形性、核分裂多及高MIB－1、PCNA标记指数）。

2）癌：转移和（或）侵犯脑。

3）非腺瘤：①原发或继发于非腺垂体瘤；②类似腺瘤的垂体增生。

4. 层次四

垂体腺瘤的免疫组织化学分类见表3－1。

表3－1 垂体腺瘤免疫组化分类

主要免疫反应	继发免疫反应	主要免疫反应	继发免疫反应
GH	PRL,a－sub(f),TSH,FSH,LH(i)	FSH/LH/a－sub	PRL，GH，ACTH（i）
PRL	a－sub（i）	TSH	a－sub，GH（f），PRL（i）
GH、PRL混合	a－sub（f），TSH（i）	罕见的激素组合	
ACTH	LH，a－sub（i）	无免疫反应	

注：a－sub. 亚单位；f. 常见；i. 少见。

5. 层次五

按肿瘤细胞的超微结构特征分类。

肿瘤类型/变异与电镜的应用。

1）GH细胞腺瘤：①颗粒密集型，电镜为选择性，如GH免疫反应确定，通常缓慢生长；②颗粒稀疏型，电镜为选择性，如GH免疫反应确定和细胞角化素抗血清测到核旁纤维体，很可能有侵犯性。

2）PRL细胞腺瘤：①颗粒稀疏型，电镜为选择性，如高尔基型PRL免疫反应全面并强阳性，血 PRL 轻、中度增高，组织内 PRL 免疫反应稀少或不肯定应做电镜来证实诊断；②颗粒密集型，电镜为选择性，如 PRL 免疫反应强阳性，为罕见类型，临床意义不大。

3）GH、PRL 混合瘤：①GH、PRL 细胞混合瘤；②促乳腺及促生长细胞瘤；③嗜酸干细胞瘤。由于免疫组化反应重叠，为将 5～7 分开，必须采用电镜。缓慢生长的 6 与 1 相同而 5 和 7 可为侵犯性的。

4）ACTH 细胞腺瘤：①颗粒密集型，电镜为选择性，如嗜碱性肿瘤对 ACTH 有肯定的免疫反应，多为微腺瘤；②颗粒稀疏型，电镜为可能需要，如 ACTH 免疫反应缺乏或不确定，很可能是侵犯性大腺瘤；③Crooke 细胞型，电镜为选择性，如 ACTH 免疫反应肯定形态学变异无明显临床意义。

5）TSH 细胞腺瘤：为确定诊断必须要电镜，如临床表现和 TSH 免疫反应均不肯定。

6）FSH、LH 细胞腺瘤：①男性类型；②女性类型。为鉴别肿瘤类型必须做电镜检查，因为 12～15 的免疫组化反应交叉，生物行为相似。但为临床处理则非必要。

7）临床无功能腺瘤：①非肿瘤细胞（无细胞）；②瘤细胞性。

8）细胞来源不明的腺瘤：①静止性“促皮质素”亚型 1，如嗜碱性，ACTH 免疫反应阳性，但无库欣病的临床表现，电镜检查为选择性，形态学上与 8 不能区别；②静止性“促皮质素”亚型 2，必须用电镜来识别此类肿瘤；③静止性腺瘤亚型 3，必须用电镜来诊断；④其他（未分类的多激素瘤，如功能性 GH－TSH，PRL－TSH，PRL－ACTH 等），为描绘各瘤型特征性表现和避免错误，建议用电镜检查。

二、临床表现

（一）内分泌功能障碍

垂体腺瘤的内分泌功能障碍包括①分泌性垂体腺瘤相应激素分泌过多引起的内分泌亢进症状；②无分泌性垂体腺瘤及分泌性垂体腺瘤压迫、破坏垂体造成的正常垂体激素分泌不足所致的相应靶腺功能减退两组症状。

1. 垂体腺瘤激素分泌过多产生的内分泌症状

垂体腺瘤所导致的内分泌亢进症状仅见于分泌性垂体腺瘤，且随肿瘤分泌激素种类的不同而表现为相应症状。

1）PRL 细胞腺瘤

（1）女性 PRL 细胞腺瘤：多见于 20～30 岁，典型临床表现为闭经—泌乳—不育三联症。

闭经：闭经或月经稀少几乎见于所有病例，这主要是由高 PRL 细胞腺瘤血症所致。青春期前发生 PRL 细胞腺瘤可引起发育延迟和月经初潮延迟，随后月经稀少至最终闭经；青春期后发生 PRL 细胞腺瘤表现为逐渐出现的继发性闭经。闭经的期限可自数月至数年不等。

泌乳：多数患者表现为自发性泌乳、多为双侧；部分患者在检查时发现，需挤压乳头后才出现少量乳汁。

不孕：PRL 细胞腺瘤目前已成为不孕症的最常见原因之一。

其他症状：部分患者可因雌激素水平低落，出现肥胖，性情急躁，性欲减退，阴道干燥，性交困难，精神异常（8%）等。

（2）男性 PRL 细胞腺瘤：男性 PRL 细胞腺瘤并不少见。由于临床症状较为隐匿，早期诊断较为困难，往往发展至大腺瘤时才作出诊断。

早期主要症状为性功能减退：表现为性欲减退或缺失、阳痿、精子减少。可能与促性腺激素分泌不足或 PRL 影响雄性激素的生成以及对精子生成的直接干扰有关。部分患者表现为男性乳房发育、泌乳、不育、睾丸萎缩、胡须稀少等。严重者可引起生殖器萎缩，但引起女性变者少见。

2）GH 细胞腺瘤：GH 腺瘤在青春期以前发生表现为巨人症和肢端肥大症。

（1）肢端肥大症：女性多于男性，常于 30～50 岁起病，病程缓慢，早期诊断困难。肢端肥大常常是患者最早出现的临床表现。长期过量 GH 的刺激引起骨骼的过度发育和结缔组织增生，造成头颅、手和足的体积增大，上颌和下颌增大造成牙齿分离，同时造成容貌的改变，面部软组织增厚使面容的变形加重，额部皮纹增多，眼睑、耳、鼻、嘴唇增厚变阔，舌体肥大、皮脂腺过度分泌使皮肤富含皮脂，汗腺肥大造成多汗，因鼻甲肥大、咽喉部增生肥大造成打鼾甚至睡眠性呼吸障碍（38%）。

（2）代谢紊乱：患者甲状腺常常肿大，但功能多为正常，也可出现甲亢、甲状腺功能减退（甲减）。基础代谢率往往增高，当伴发垂体功能减退时，基础代谢率降低。约 60% 的患者胰岛素耐受性增加、糖耐量减低、糖尿病。糖尿病的发生主要与肿瘤细胞长期大量分泌的 GH 有关，多数随 GH 水平的控制而逐渐好转。部分患者因肾小管对磷的重吸收，血清钙、磷升高，尿钙升高，发生尿结石。

（3）心血管系统表现：肢端肥大症患者全身脏器增生肥大，但心脏肥大的程度往往比其他脏器更为明显，部分存在肥厚型心肌病，主要表现为左室肥厚、充血性心力衰竭、心律失常甚至心肌梗死。常伴有动脉硬化，尤其是冠状动脉粥样硬化。部分患者伴高血压。

（4）垂体性巨人症：GH 细胞腺瘤在儿童期起病表现为巨人症，大多数患者肢体特别长；在少年期起病者表现为肢端肥大性巨人症，即身体既高大，又有肢端肥大症的表现。GH 分泌过度和性激素分泌不足是造成肢体过度发育的原因。

（5）其他症状：大部分患者性腺发育迟缓，生殖器发育不良；绝大多数女性患者表现有月经失调甚至闭经，患者一般无排卵功能，不能生育。男性患者在疾病早期可呈性欲亢进，生殖器增大，随着病程的进展，性欲逐渐减退以至完全消失，并逐渐出现生殖器萎缩。

3）ACTH 细胞腺瘤：库欣综合征又称皮质醇增多症，是由于肾上腺皮质激素分泌过多所产生的一组临床症状群，它可以由垂体 ACTH 分泌增多、肾上腺皮质肿瘤、肾上腺皮质结节性增生、异位 ACTH 或 ACTH 释放因子（CRF）分泌性肿瘤等多种原因引起。其中因垂体 ACTH 分泌增多导致双侧肾上腺皮质增生所引起的库欣综合征，称为库欣病。

本病多见于青壮年，女性多于男性，任何年龄均可发病，以 20～40 岁居多，起病大多缓慢。

（1）一般表现：肥胖是最常见的临床表现（85%～96%），典型患者表现为以躯干为主的向心性肥胖，面部、颈部、躯干和腹部的皮下脂肪积聚导致满月脸、水牛背、锁骨上窝脂肪垫增厚和腹壁脂肪肥厚。重度肥胖比较少见。80%左右的患者伴有高血压，水肿少见。部分患者有腰背疼痛、骨质疏松，肌肉无力也比较常见。

（2）皮肤改变：表皮及皮下结缔组织萎缩导致面部潮红，皮肤菲薄透亮，皮下血管清晰可见。血管脆性增加使皮肤稍受外力即可出现淤斑，静脉穿刺处有时也可出现广泛的皮下出血。紫纹的发生率约为50%，紫纹多见于年轻患者，老年患者相对少见，最常见于下腹部，也可发生于大腿部、乳房、臀部、髋部和腋窝等处。一般的细菌感染也不易局限，往往趋慢性经过或向周围扩散。皮肤色素沉着较少见。

多毛见于65%～70%的女性患者，表现为眉毛浓黑，阴毛增多，呈男性分布，面颊和两肩毳毛增多、在须眉区或胸腹部也可出现粗毛。但男性化少见。

（3）性腺功能障碍：性腺功能减低是比较常见的症状，在病程较长的患者中尤显。75%的绝经期前患者有月经稀少或闭经，常常伴有不育。男性患者表现为性欲低下和阳痿，精子生成减少。

（4）代谢障碍：绝大多数的患者糖耐量降低，20%有显性糖尿病，糖尿病性微血管病变和酮症较少见；10%的患者有肾结石，可能与皮质醇诱导的高钙血症有关；10%的患者有多饮多尿，可能与高钙血症及糖尿病有关。

（5）精神症状：85%的患者出现精神症状，可表现为情感障碍（抑郁症、欣快）、认知障碍（注意力和记忆力减退）和自主神经功能障碍（失眠、性欲减退）等。抑郁症与皮质醇/ACTH比值的高低有关。欣快也是比较常见的情绪变化。

2. 垂体前叶功能减退症状

分泌性垂体腺瘤和无分泌性垂体腺瘤均可产生垂体前叶功能减退症状，这是由于肿瘤对正常垂体的压迫、破坏所造成的。促性腺激素分泌不足，在男性表现为性欲减退、阳痿、外生殖器萎缩、睾丸和前列腺萎缩、精子量减少、第二性征不明显、皮肤细腻、阴毛呈女性分布；在女性则主要表现为月经稀少或闭经、不孕、子宫和附件萎缩、性欲减退、阴毛和体毛稀少。TSH分泌不足主要表现为畏寒、疲劳乏力、精神不振、食欲减退、嗜睡。ACTH分泌不足主要表现为虚弱无力、厌食、恶心、抵抗力差、血压偏低、低血糖；在急性严重肾上腺功能不足时表现为极度淡漠、无力。GH分泌不足在儿童可影响生长发育。垂体后叶激素分泌不足极为少见。

（二）局部压迫症状

1. 头痛

早期约2/3的患者有头痛，常位于双额、前额或眼球后，呈间歇性发作或持续性隐痛。头痛与肿瘤大小有关，垂体微腺瘤头痛常常较为显著，可能是肿瘤刺激局部鞍膈和硬膜所致，一旦肿瘤明显向鞍上发展，头痛也随之减轻；少数巨大腺瘤向鞍上发展突入第三脑室，造成脑室梗阻。出现颅内高压时头痛剧烈，或肿瘤坏死、出血时头痛剧烈。

2. 视力损害

由于鞍膈与视神经之间一般有2～10 mm的间距，因而垂体腺瘤需要达到一定体积、向鞍上发展到一定程度才能接触视神经，再继续发展一定程度才能因为直接压迫视神经、视交叉和视束的视觉传导纤维或影响视觉传导纤维的血液供应而造成视力障碍。因而早期无视力损害，随着肿瘤长大出现视力损害。初期主要表现为视野障碍，随后再出现视力受损。视野障碍的类型与肿瘤向颅上生长的方式及视交叉的位置有关，当肿瘤在视交叉前下方向上压迫视交叉，则视野以颞上象限—颞下象限—鼻下象限—鼻上象限的顺序发展，双颞侧偏盲为最常见的视野障碍，两侧视野改变的程度可以不相同，当肿瘤偏侧向鞍上发展时可表现为单侧视野障碍。

视力减退大部分是从一侧开始。视力减退可以是渐进性的，也可以是迅速发展的，晚期视力减退是肿瘤压迫视神经引起视神经萎缩所导致。

3. 其他结构受压表现

肿瘤显著向海绵窦内发展，可以影响展神经或动眼神经出现患侧眼球内斜或患侧上睑下垂、瞳孔散大、眼球固定；肿瘤向前伸展至额叶，可引起癫痫、精神症状；肿瘤显著向鞍上发展，可以影响下丘脑出现嗜睡、多食、肥胖、行为异常等症状；肿瘤向蝶鞍和鼻腔发展，可出现鼻出血、脑脊液鼻漏。

三、实验室及其他检查

（一）内分泌学检查

内分泌学检查是诊断垂体腺瘤的重要依据。详细的内分泌学检查不仅可以检测异常增高的肿瘤激素，为定性诊断和判断病情提供依据；而且还可以了解正常垂体功能受肿瘤累及的程度，确定是否需要替代治疗。

1. 分泌性垂体腺瘤的内分泌学检查

1）PRL 细胞腺瘤

（1）血清 PRL 测定：血清 PRL 水平检测是诊断垂体 PRL 细胞腺瘤特别是 PRL 细胞微腺瘤重要的内分泌学指标，也是判断疗效的可靠指标。PRL 的正常值女性为30 μg/L，男性为 20 μg/L。明显升高（ >200 μg/L）的 PRL 水平可以肯定垂体 PRL 细胞腺瘤的诊断。垂体微腺瘤患者血清 PRL 水平多为轻度升高，一般不超过 100 μg/L，明显升高提示肿瘤向海绵窦内侵袭生长。在肿瘤坏死、囊变时血清 PRL 水平则相应减低。

（2）动态试验：TRH 兴奋试验、甲氧氯普胺兴奋试验、胰岛素兴奋试验和左旋多巴抑制试验等多种，可帮助诊断。

2）GH 细胞腺瘤

（1）基础 GH 水平测定：基础 GH 水平是目前诊断垂体 GH 腺瘤和反映肿瘤活动程度的主要内分泌学指标。休息状态 GH 的正常值为 2 ~4 μg/L，明显升高（ >30 μg/L）和显著降低（ <2 μg/L）的基础 GH 水平可以肯定或排除活动性肢端肥大症。20% 活动性 GH 腺瘤患者 GH 轻度升高（浓度 10 μg/L），但轻度升高的 GH 水平也可见于正常人，特别是激烈运动、应激状态和睡眠时。

（2）动态试验：GH 分泌的动态试验有胰岛素兴奋试验、精氨酸刺激试验、左旋多巴抑制试验、胰高血糖素兴奋试验等。对垂体 GH 细胞腺瘤，GH 分泌的动态试验主要是葡萄糖抑制试验。正常人体在生理条件下 GH 水平常被抑制在 5 μg/L 以下，肢端肥大症患者的 GH 水平不被高血糖所抑制。

（3）血清生长介素 C 测定：目前认为血清生长介素 C 比 GH 浓度更能反映 GH 细胞腺瘤的活动程度。

3）ACTH 细胞腺瘤：内分泌学检查对垂体 ACTH 腺瘤的诊断和鉴别诊断处于重要地位，通过 ACTH 和皮质醇的测定结合各种抑制和刺激试验，一般均可明确诊断。

（1）库欣综合征的筛选试验：皮质醇是肾上腺皮质束状带分泌的主要糖皮质激素，占肾上腺各种皮质类固醇总量的 81%，在血浆中以结合和游离 2 种形式存在，即一种和皮质类固醇结合球蛋白及白蛋白结合，无生物活性，不能从肾脏滤过，不随尿液排出；另一种以游离形式存在，有生物活性，可从肾脏滤过，随尿液排出。

尿游离皮质醇或皮质醇代谢产物的测定：尿游离皮质醇或皮质醇代谢产物 17－羟类固醇、17－酮类固醇的测定能准确地反映肾上腺皮质的功能状态，不受皮质醇阵发性脉冲式分泌的影响。尿游离皮质醇正常值为 20～80 μg/24 h，大于 100 μg 有临床意义。

血浆皮质醇测定：库欣综合征患者皮质醇的分泌增加，但单次采血检测并不能完全真实地反映库欣综合征患者的肾上腺功能，因为：①受 ACTH 分泌节律的影响，皮质醇的分泌也有昼夜节律，午夜含量最低，清晨 4 时左右开始升高，6～8 时达到高峰，以后逐渐下降，晚上入睡后逐渐降至最低水平；②库欣综合征患者清晨血浆皮质醇水平可以处于正常值范围，但在大多数情况下，下午和晚上的血浆皮质醇水平总是高于正常水平，即昼夜节律丧失；③应激反应也可使皮质醇的分泌增加，昼夜节律丧失，因此，测定皮质醇时患者必须处于心理及生理的非应激状态，多次测定动态观察。

隔夜地塞米松抑制试验：隔夜地塞米松抑制试验比血浆皮质醇的测定更有诊断价值。午夜口服地塞米松 1 mg 能够抑制 90% 以上的正常人清晨 ACTH 的分泌，从而降低血浆皮质醇浓度 50% 以上。库欣综合征患者不能抑制到这一水平，即隔夜地塞米松抑制试验阳性。隔夜地塞米松抑制试验阳性高度提示为库欣综合征，应进一步行库欣综合征的确诊试验。

（2）库欣综合征的确诊试验：对隔夜地塞米松抑制试验阳性或尿游离皮质醇或皮质醇代谢产物升高的患者，应进一步行小剂量地塞米松抑制试验以肯定或排除库欣综合征。方法是试验前 1～2 天收集 24 小时尿测定尿游离皮质醇和（或）17－羟类固醇、17－酮类固醇，试验第一天上午 9 点开始口服地塞米松 0. 5 mg，每 6 小时一次，共 8 次，同时收集 24 小时尿标本，正常情况下，服药第 24～48 小时的尿游离皮质醇或皮质醇代谢产物应抑制 50% 以上，如不能抑制，即可确诊为库欣综合征。

（3）库欣综合征的病因诊断试验：即血浆 ACTH 测定。绝大多数肾上腺肿瘤患者由于肿瘤分泌的高浓度皮质醇对下丘脑及垂体的反馈抑制，血浆 ACTH 水平极低甚至难以检出，血浆 ACTH 处于正常值范围或升高者极为少见，后者可能与肿瘤产生 ACTH 有关。库欣综合征患者血浆 ACTH 轻度增高或处于正常值范围。约 1/3 的异位 ACTH 分泌性肿瘤患者血浆 ACTH 水平处于正常值范围，其余 2/3 血浆 ACTH 水平明显升高。血浆 ACTH 水平测定能够鉴别出绝大多数肾上腺肿瘤及大部分异位 ACTH 分泌性肿瘤。

大剂量地塞米松抑制试验：方法与小剂量地塞米松抑制试验基本相同，只是将地塞米松由每次口服 0. 5 mg 改为 2 mg。服药第二日尿游离皮质醇和（或）17－羟类固醇抑制超过50%，即可诊断为库欣病；没有抑制或抑制<40%提示为肾上腺肿瘤或异位ACTH分泌性肿瘤。

甲吡酮试验：甲吡酮能够抑制肾上腺11-β羟化酶的活性，阻断11-去氧皮质醇向皮质醇的转化，血浆皮质醇浓度的降低反馈性增加垂体ACTH的合成及分泌，ACTH进一步刺激肾上腺皮质醇的合成过程，使皮质醇的前体-11-去氧皮质醇或其代谢产物尿17-羟类固醇明显增加。库欣综合征患者由于一定程度的反馈调节机制的存在及垂体ACTH细胞具有合成及分泌ACTH的功能，服药后血浆ACTH水平明显升高。相反，肾上腺肿瘤及异位ACTH分泌性肿瘤患者由于垂体ACTH细胞处于高浓度皮质醇的长期抑制状态，ACTH的分泌并不能迅速增加。甲吡酮试验对库欣病的诊断准确性为91%。甲吡酮试验可区别库欣病与肾上腺肿瘤。

ACTH释放激素（CRH）刺激试验：CRH刺激试验主要用于区别库欣病与异位ACTH分泌性肿瘤。注射CRH释放激素后，库欣病患者血浆ACTH浓度明显上升。而异位ACTH分泌性肿瘤患者对CRH无反应，ACTH水平并不上升。CRH刺激试验对库欣病的敏感性为89%，诊断准确性为90%。

库欣综合征的鉴别诊断主要依靠皮质醇分泌的抑制或刺激试验，这些试验结果的解释是假设皮质醇的分泌处于一种近于稳定的状态。然而，部分库欣病、肾上腺肿瘤及异位ACTH或CRH分泌性肿瘤的皮质醇呈阵发性分泌。这种阵发性分泌可以是随机的，没有任何规律；也可具有一定的周期性，这种周期性节律可以是持续不变的，也可有某些变异。皮质醇的阵发性分泌可使某些试验出现错误的结果或使同一患者的不同试验结果相互矛盾。但一般采用多个试验时不可能都得出同一错误的诊断，因此，当试验结果相互矛盾时应重复进行，或连续数天检测皮质醇、尿游离皮质醇或皮质醇代谢产物，以明确皮质醇的分泌是持续稳定的还是阵发性不稳定的。

4）TSH细胞腺瘤：真性和假性TSH腺瘤患者血清TSH均明显升高。然而真性TSH细胞腺瘤患者在血清TSH显著增高的同时，血清TSH水平也明显升高；假性TSH细胞腺瘤患者虽然血清TSH也显著升高，但血清甲状腺激素水平却显著降低。内分泌学检查是区别真性与假性TSH细胞腺瘤的重要步骤。

2. 垂体功能检测

正常垂体功能检测包括垂体激素检测和促激素类激素靶腺功能检测两方面内容。包括ACTH和肾上腺功能（肾上腺皮质激素）检测、促甲状腺激素和甲状腺功能（甲状腺激素）检测、促性腺激素（LH和FSH）水平检测、GH水平检测和PRL水平检测。目的在于反映正常垂体及其靶腺受肿瘤激素及肿瘤本身的直接破坏所造成的功能障碍和程度，为垂体功能评估和替代治疗提供依据。

（二）垂体腺瘤的影像学表现

1. 正常垂体的CT和MRI表现

1）垂体高度：一般认为，正常垂体的高度男性≤5 mm，女性≤7 mm。垂体高度与年龄呈负相关，青春期或生育期由于内分泌功能活跃，垂体高度较高。一般认为，青春期或生育期正常垂体高度应≤8 mm。故正常人垂体高度≥10 mm则可肯定为异常。

2）垂体密度（信号）：正常垂体CT为低密度，也可呈不均匀的混杂密度，增强扫描垂体强化的程度主要取决于其血液供应，血供越丰富密度越高；其次，也与垂体的组织结构有关，组织结构越致密，密度越高。前叶的血供较后叶丰富且组织结构较后叶致密，因而密度较高。正常垂体 MRI，T_1 信号与 CT 相同，T_2 信号呈均匀一致的高信号区，增强扫描与 CT 相同。正常情况下局部异常密度（信号）区的大小应小于垂体体积的 1/3 或直径在 3 mm 以下。明显的局部低密度（信号）区常为一些先天性变异如中间部囊肿等。

3）垂体上缘形态：正常垂体多数上缘平坦或稍微凹陷，少数上缘膨隆。垂体上缘膨隆多见于年轻女性，而上缘凹陷多见于老年人，且与鞍膈孔较大、鞍上池压迫垂体有关。

4）垂体柄：一般认为，绝大多数垂体柄居中或稍微偏离中线。但详细的 MRI 研究发现，46% 的正常垂体柄可以或多或少地偏离中线。根据垂体与垂体柄及大脑中线（纵裂）的关系，垂体柄的位置可分为 3 种类型：①垂体居中，垂体柄无偏斜；②垂体居中，垂体柄偏；③垂体偏离中线，垂体柄仍在垂体中线。由此可见，部分正常人的垂体柄也可稍微偏离中线，只有当垂体柄明显偏离中线，或伴有其他异常时才可以认为异常。

2. 垂体腺瘤的 CT 和 MRI 表现

1）垂体腺瘤的 CT 表现

（1）垂体大腺瘤的 CT 表现：多数垂体大腺瘤都涉及鞍上池，或局限于鞍内生长，或只向下或略偏一侧生长。平扫时肿瘤的密度多数均匀，少数不均匀；多数可见鞍上池前部充盈缺损，少数显示为鞍上池闭塞。充盈缺损的后界常显示清楚，前界则常与额底脑组织相连而不易区分。增强扫描，除坏死、囊变、出血和钙化区外，整个肿瘤病灶均有强化。肿瘤在鞍上部分大多数为圆形或椭圆形，少数呈分叶状，由于有包膜存在，肿瘤边缘常光滑而锐利。

肿瘤强化的速度一般慢于垂体组织强化的速度，而强化持续的时间则长于垂体组织。增强后扫描，病灶轮廓和病灶中的囊变、坏死区显示得格外清楚。

肿瘤体积较大者，还常伴占位效应所致的邻近结构的受压和移位。肿瘤直径超过 3 cm者，可见第三脑室前部受压而闭塞，影响孟氏孔时，还可伴有不同程度的侧脑室扩大；肿瘤更大者，还可见侧脑室前角内缘受压；肿瘤向鞍旁生长，可将明显强化的颈内动脉推移向外，甚至将颈内动脉包裹在内。

垂体腺瘤卒中：CT 平扫时，肿瘤可呈现为低密度（水肿或坏死），也可出现高密度区（出血）。注射造影剂后，肿瘤可呈现周边性强化。

（2）垂体微腺瘤 CT：呈现为等密度病灶或低密度区。如前所述，垂体组织往往先于肿瘤组织增强，而肿瘤组织增强的持续时间长于正常垂体组织。所以在增强扫描的早期阶段，微腺瘤在增强的垂体组织内呈现为局限性低密度区，边界多数常较清楚；肿瘤形态可为圆形、椭圆形或不规则形。如果扫描时间相对较迟或者注射速度较慢，则垂体微腺瘤可以呈现为等密度或高密度病灶。

微腺瘤间接征象：垂体高度增加，垂体上缘凸向上、垂体柄移位和垂体向外膨隆推压颈内动脉，鞍底局限性下限或局限性骨质吸收破坏。

2）垂体腺瘤的 MRI 表现

（1）垂体大腺瘤：垂体大腺瘤的 T_1 和 T_2 弛豫时间大致和正常脑灰质相仿，所以在 T_1、T_2 和质子密度加权图像上可以显示鞍内肿物向鞍上和鞍旁生长，信号强度与脑灰质相似或略低，形态呈圆形、椭圆形或略不规则形，轮廓清楚、光滑或略有分叶。当出现坏死和囊变时，在 T_1 加权图像上，肿瘤中央或偏一侧出现低信号区，其信号强度可以略高于脑脊液者；在 T_2 加权图像上，则呈现高信号区。发生垂体卒中时，在 T_1 和 T_2 加权图像上，如为出血所致，则可显示病灶内高信号区；如为梗死所致，则整个或大部分病灶显示低信号区。

（2）垂体微腺瘤：在 T_1 加权图像上，微腺瘤呈现为低信号区，伴出血时可呈现为高信号区，往往位于垂体的一侧。在 T_2 加权图像上，微腺瘤呈现为高或等信号区。同时 MRI 可显示垂体高度增加、垂体上缘上凸和垂体柄移位等垂体腺瘤的间接征象。注射造影剂后，增强的早期病灶信号强度低于正常垂体者，后期病灶强度高于正常垂体者，介于两者之间 时则为等信号。

四、诊断

一旦垂体腺瘤诊断可能成立，其鉴别诊断及对症治疗就相对明确了，但遗憾的是，由于部分垂体腺瘤临床多无明显特异症状，其临床治疗往往为时较晚。如临床上表现的头痛易被误诊为偏头痛或被认为与紧张有关；内分泌症状如乏力、性功能减退、体重增加常被认为与年龄或情绪低下有关；视力视野障碍经常被认为有眼疾而反复就诊于眼科。以上这些情况常使部分患者延误诊断甚至误诊，因此，临床上对于一名神经外科医生的一个巨大挑战就是当患者表现有以上这些非特异症状时，要考虑到垂体腺瘤或垂体功能低下可能，并根据不同类型腺瘤的临床表现、视功能障碍及其他脑神经和脑损害，结合内分泌检查和放射学检查有助诊断。随着神经影像学的发展，尤其是 MRI，部分患者也因外伤、头痛或为了排除其他颅内疾病而偶然发现了垂体腺瘤。

五、鉴别诊断

（一）与肿瘤性疾病

1. 颅咽管瘤

颅咽管瘤多见于儿童，也可见于成年人；造釉细胞型颅咽管瘤可见于儿童和成人，特点是有钙化、易囊变；鳞状乳头型仅见于成人，无钙化和囊变。无垂体功能亢进症状，而表现为垂体功能低下如发育迟滞、性征发育不良等，易出现颅内压增高症状；蝶鞍正常或呈盆性扩大，2/3的患者有鞍上钙化斑块，蛋壳样钙化对确诊更有价值。CT 和 MRI 检查肿瘤多发生于鞍上，向鞍上池、第三脑室和鞍内生长；70% ~90% 为囊性，壁薄呈环状强化，多有钙化。

2. 鞍结节脑膜瘤

鞍结节脑膜瘤几乎均见于中老年女性，内分泌症状缺如，以视力损害为突出表现，且视力损害的程度与肿瘤大小不成比例；蝶鞍无扩大，几乎无骨质破坏，肿瘤向鞍后发展显著时可见鞍背上端骨质吸收；CT 呈高密度影像，显著均匀强化，肿瘤主要位于鞍上且偏前，肿瘤与垂体之间有间隙；矢状重建图像或 MRI 检查可见肿瘤位于鞍上池内、垂体上方，基底位于鞍结节，多数向鞍结节后上方发展较著，可见特征性的“燕尾征”。

3. 脊索瘤

脊索瘤多见于成年人。无垂体功能亢进症状，可见垂体功能低下表现，眼球运动障碍较为显著，向鞍上发展较著时可出现视力损害。X 线片检查可见蝶鞍及邻近蝶骨体、蝶骨大翼和枕骨基底部广泛骨质破坏；CT 和 MRI 检查显示肿瘤主要位于颅底，骨质破坏范围广泛，蝶窦、蝶鞍、斜坡等部位被肿瘤侵蚀破坏，呈低密度病灶，中度增强，内有残存的被破坏的碎骨片。

（二）其他非肿瘤性疾病

1. 空泡蝶鞍综合征

分为先天性和继发性两类。先天性者系鞍膈先天性缺损或形成不全（占 21.5%）。继发性者为垂体手术和放射线疗法后所致。一般无症状，CT 表现为蝶鞍内的低密度区，诊断关键为脑池造影 CT，发现造影剂进入蝶鞍的蛛网膜下隙。如有脑脊液漏及进行性视力、视野障碍是手术适应证。

2. 垂体脓肿

一般为全身性疾病的垂体部位的表现，少见。多发生在应用免疫抑制剂、激素后患者。放射诊断上可见蝶鞍扩大或破坏，与肿瘤鉴别困难。使用大量抗生素如效果不好，可考虑经蝶手术引流。

3. 拉克囊肿

正常人的垂体前后叶之间，有 13% ~22% 存在着直径 1 ~5 mm 的小囊肿。当囊肿增大可引起垂体功能减退、蝶鞍扩大、视交叉受压和其他神经症状，与鞍内型颅咽管瘤或无分泌活动的垂体腺瘤的临床表现相似。很难区别，只有通过活检方能确诊。

4. 鞍区动脉瘤

鞍区动脉瘤临床少见，偶见于中老年人，缺乏内分泌障碍表现，以眼球运动障碍和视力损害为主要表现，且视力损害的程度和眼球运动障碍的出现与病变大小不成比例；蝶鞍多无明显改变、偶尔可见扩大。CT 显示病变边缘清晰，显著增强，且与颈内动脉等脑底动脉关系密切；MRI 扫描可见病变内部的流空效应，病变和脑底动脉环相连，可有附壁血栓；DSA 检查可以明确诊断，但要警惕垂体腺瘤合并动脉瘤的情况。

5. 交通性脑积水

交通性脑积水可致脑室普遍扩张，第三脑室前部扩张，伸至蝶鞍内引起蝶鞍扩大，视力视野可有障碍，CT 可帮助鉴别诊断。

六、治疗

不同病理类型的鞍区肿瘤，其治疗原则不同。患者的年龄和一般情况也影响到治疗方案的选择，包括手术、放疗和药物治疗等。但某些情况下，鞍区病变在手术之前，得不到准确的病理诊断；但一部分功能性垂体腺瘤通过内分泌检查可以得到确诊，从而有针对性地选择治疗方案。

垂体腺瘤的治疗目的，一方面是去除或减少功能性垂体腺瘤异常合成及分泌的激素，改善激素过度分泌对全身脏器和代谢的影响；同时也要去除或破坏肿瘤，以解除或减轻压迫症状，尤其是对视交叉的压迫。此外，还要防治继发的垂体功能低减、垂体卒中、肿瘤颅内扩展、糖尿病、高血压、动脉硬化、心脑血管意外、感染等并发症，尽量保证患者良好的生存质量。

（一）垂体腺瘤治疗方法的选择

1. 微腺瘤、鞍上发展不严重的腺瘤，首选经蝶手术，术后酌情放疗。

2. 瘤体大、明显鞍外发展、严重影响视功能以及肿瘤有急性出血、囊性变的，采用经额手术行肿瘤大部切除术。对于经验丰富的医生，也可考虑经蝶入路，出现并发症的机会较少。术后加用放疗抑制残余肿瘤生长。

3. 瘤体大、视力视野已经无望恢复、手术有生命危险及不愿手术者，采用放疗。

4. PRL 细胞腺瘤首选溴隐亭治疗。鞍上发展的大腺瘤也可手术后药物治疗。

（二）药物治疗

垂体肿瘤造成的损害主要包括分泌过多的有生理活性的内分泌激素引起的全身性的组织细胞异常改变，以及肿瘤细胞增生对局部压迫、侵犯引起的局部异常。对于其药物治疗，目前较为公认的是 PRL 瘤以药物治疗为首选，部分 GH 和 ACTH 瘤因发现较晚，激素水平持续增高引起全身性病理改变，使患者不能耐受手术治疗，需要先用药物控制，一般状况改善后再考虑手术。

（三）放疗

垂体腺瘤的放疗包括传统的常规放疗和近年来开展的 SRS 两种方法。

1. 目的

1）尽可能消灭肿瘤细胞。

2）对肿瘤周围组织减压，尤其对神经组织，如视交叉等。

3）使内分泌功能稳定或正常。

4）尽量避免因放疗引起的并发症或后遗症。

2. 适应证

1）手术未能做肿瘤全切术，可行术后放疗。

2）术中证实有脑膜、骨质侵蚀，或有恶变者。

3）有手术禁忌证，或不愿接受手术者。

4）肿瘤复发不宜再手术者。

3. 禁忌证

1）有视力、视野严重受损者。

2）对年轻要求生育者，不应首选放疗。

3）垂体腺瘤已卒中，瘤体已大部囊变者。

4. 放疗时机

一般情况下，对于视力功能良好者，伤口愈合后即可放疗；若视功能障碍明显者，可适当延长；对于术前视力严重障碍者，术后视力有所改善或仍无改善者，若过早放疗可引起原来仅有视力又恶化甚至丧失。由于术后 3 个月左右是视神经恢复的最佳时期，严重视功能障碍者，可在术后 3 ~6 个月再进行放疗为宜。

5. 靶区的确定

1）原发灶：垂体腺瘤源于脑垂体组织，其原发病灶位于蝶鞍垂体窝内。垂体腺瘤如同脑膜瘤一样，可局部侵袭生长，向上可侵至鞍膈、鞍上池等鞍上组织，向左右可侵至海绵窦区，向下可至蝶窦。需根据 CT、MRI 等检查和手术所见确定。

2）淋巴结转移区：垂体瘤属于良性肿瘤，无淋巴结转移可能。只有极为少见的垂体癌才有颅内其他部位或颅外淋巴结、肺、肝、骨等脏器的转移。

6. 常规放疗

垂体腺瘤对放疗的敏感性与组织学类型有关，GH 细胞腺瘤对放疗最为敏感，而 ACTH 细胞腺瘤最不敏感。常规放疗治疗垂体腺瘤的主要缺点是治愈率较低。

7. SRS

SRS 虽有 30 多年的历史，但直至 20 世纪 80 年代中期 γ 刀和 X 刀的出现才有了质的飞跃。γ 刀和 X 刀采用高能射线聚焦一次性照射颅内病灶而达到靶组织放射性坏死的目的，从根本上区别于神经外科手术和依靠组织对放射敏感性差异的普通放疗。但是由于某些因素的限制，γ 刀和 X 刀仍不能替代常规手术。

（四）手术治疗

鞍区是以蝶鞍为主的骨质和周围软组织构成的，其包括的解剖结构有蝶鞍、蝶窦、海绵窦、垂体、视交叉、下丘脑以及经海绵窦出颅的第Ⅲ、Ⅳ、Ⅵ脑神经和三叉神经第 1 支。鞍区直径不超过 3 mm，但解剖结构复杂，构成了一个典型的神经外科手术区域。

鞍区肿瘤种类繁多，依据肿瘤发生所在的解剖位置可分为鞍内、鞍旁、鞍上（鞍结节）、鞍前（蝶骨平台）、鞍后（斜坡上部）和鞍底肿瘤。鞍内肿瘤主要是垂体腺瘤。目前并没有任何一种理想的手术方式对所有垂体腺瘤都有效。经蝶手术和开颅手术切除垂体腺瘤分别适用于不同的病例。经蝶垂体腺瘤摘除手术是目前广为采用的方法，具有手术简单、费时少、不经脑、创伤小、手术死亡率低等特点，适用于单纯鞍内生长的中小腺瘤，尤其对微腺瘤有可能完全摘除并保留正常垂体功能，疗效在 40% ~80%，对 ACTH 瘤甚至达 90%。经额垂体腺瘤部分切除、视交叉减压手术主要应用于向鞍外发展的大腺瘤，尤其是出现明显视交叉压迫或其他脑神经压迫症状及垂体卒中时。术后一般均加用放疗来防止肿瘤复发或抑制残余肿瘤。

1. 经颅垂体瘤切除术

经颅垂体瘤切除术包括经额叶、经颞叶和经蝶骨翼前外侧入路。近年来，随着显微神经外科技术的发展，经颅内手术的安全性与准确性的提高，在开颅直视下手术，可以更清楚地显示肿瘤与视神经、颈内动脉及垂体柄的关系，从而有利于保护上述重要结构，同时还可运用激光等仪器，能更多地切除延伸到鞍上、鞍旁的肿瘤。另外，有人主张经额—翼点联合入路（扩大翼点入路）、经额—腔及双额底—内侧入路等联合入路而其临床上达到了较满意的效果，因此其适应证又有逐渐扩大的趋势。

适应证：①巨型垂体腺瘤向鞍上发展而蝶窦不扩大者；②肿瘤位于鞍膈上下呈哑铃形生长者；③肿瘤位于鞍内但有鼻腔感染者或蝶窦气化不良者；④肿瘤向前、中、后颅窝生长者。

1）经额叶入路：Horsley 于 1889 年采用此入路做了第一例垂体腺瘤。20 世纪 70 年代以前为神经外科常规垂体瘤切除的术式，其手术适应证主要是较晚期较大的垂体瘤且向鞍上发展，有视功能障碍者，可在直视下切除肿瘤，对视交叉减压较彻底。但对视交叉前置者进入蝶鞍内困难大，对微腺瘤手术更为困难。在经蝶手术开展多的医疗中心已很少采用此术式。

2）经颞叶入路：Horsley 于 1906 年采用经颞入路切除向鞍旁发展的垂体瘤，但此术式对鞍内肿瘤的切除不满意，对向视交叉后上方发展的肿瘤多被经蝶窦入路替代。

2. 经蝶窦切除垂体腺瘤

经蝶窦入路始于 Schloffen（1907），以后经 Cushing 等加以改进。成为目前广泛应用的经口、鼻中隔、蝶窦入路手术方法。由于应用显微手术，从而对垂体微腺瘤行选择性切除，保留正常垂体组织，使许多分泌性腺瘤患者术后能恢复正常内分泌功能。近年来许多人对大型肿瘤亦采用经蝶窦入路手术，同样取得了较好的疗效。

适应证：各种分泌性微腺瘤，鞍内和鞍上垂直生长者；无分泌功能腺瘤鞍内或鞍上垂体生长者；肿瘤向蝶窦内生长、垂体肿瘤伴有脑脊液鼻漏者；蝶窦气化良好者。

以下几种情况不适合经蝶窦手术切除垂体腺瘤：①显著向额叶或颞叶发展的垂体腺瘤；②显著向海绵窦和上颌窦侵袭生长的垂体腺瘤；③蝶窦发育差或合并蝶窦急性、慢性化脓性炎症的垂体腺瘤；④肿瘤向鞍上发展的部分与鞍内部分连接处明显狭窄的垂体腺瘤。常用的手术方式有经口鼻蝶窦切除垂体腺瘤和经单侧鼻腔—蝶窦入路切除垂体腺瘤两种。

3. 手术常见并发症的治疗

1）脑脊液鼻漏的治疗：漏液较轻时 1～2 天多可自行愈合，无须特殊处理。漏液较重或虽然漏液较轻但 3 天后仍未减轻或停止者，由于漏道周围组织浸泡在脑脊液中往往很难愈合，且一旦继发颅内感染则可能危及患者生命，因此应行腰穿蛛网膜下隙置管持续体外引流。一般引流 5 天左右均可治愈脑脊液漏。引流期间平卧位，全身应用抗生素。引流管不通时多数将引流管向外拔出少许即可，偶尔被蛋白质凝块等堵塞可用盐水冲洗。一般置管引流后数小时脑脊液漏即停止，持续 3 天无脑脊液漏则抬高引流袋高度至接近室间孔水平，如 24 小时内仍无脑脊液漏即可夹闭引流管，夹管 24 小时仍无脑脊液漏即可拔管，抬高和夹闭引流过程中一旦出现脑脊液漏则应再次低位引流。腰穿蛛网膜下隙置管持续体外引流将脑脊液引流至体外，从而避免脑脊液对漏道周围组织的浸泡，促进漏口早日愈合，是处理术后脑脊液漏简单、安全、有效的方法。对腰穿蛛网膜下隙置管不成功者，可再次行经蝶窦手术取自体肌肉修补。

2）尿崩的治疗：对尿崩症的治疗多年来也存在认识上的误区，一是认为由于抗利尿激素缺乏，尿液浓缩功能障碍，尿液成分几乎均为水，电解质含量极低，因而治疗上单纯补充大量水分如 5% 葡萄糖溶液即可；二是认为术后尿崩为一过性，治疗上不宜使用升压素等长效药物。研究发现，术后尿崩患者尿液电解质（主要是氯化钠）含量约相当于血浆的一半。

术后尿崩多为一过性，如处理正确及时，多在 1～3 天内稳定，1～2 周好转。治疗中注意以下原则：

（1）控制尿量：对轻度尿崩，口服氢氯噻嗪（25～50 mg，每天3～4次）可将尿量控制。氢氯噻嗪为噻嗪类利尿药，主要通过抑制磷酸二酯酶的活性来增加肾脏远曲小管和集合管细胞对水的通透性，因而能明显减少尿崩患者的尿量。对中重度尿崩，则应使用升压素来控制尿量。术后急性期用量30～60 U，多可在1～2小时将尿量控制正常，必要时可重复使用，注意从小剂量开始，如用量过大可用呋塞米等利尿药拮抗，尿崩基本控制后改用氢氯噻嗪口服。

（2）纠正水、电解质紊乱：尿崩急性期即予以控制则一般不会发生水电解质紊乱。如尿量控制不满意，术后急性期按尿量的一半补充等渗电解质溶液即可将血浆渗透压控制在大致正常范围内；亚急性期由于患者长期多尿、大量电解质丢失，再加上口服和静脉补液时电解质补充不足，因而临床几乎均表现为低渗性脱水。术后尿崩导致的低渗性脱水用等渗盐水很难纠正，必须用3%～5%高渗盐水才能产生良好效果。

（五）内镜辅助手术

近十年来，内镜被应用于神经外科领域，具有灵活、损伤小、全景化视野等优点，符合微创神经外科的要求，是传统显微神经外科的重要补充。内镜下或内镜辅助下经蝶手术切除垂体瘤具有微创、并发症少、肿瘤切除彻底等优点。

内镜下或内镜辅助手术适用于各种类型的微腺瘤，凡经口—鼻—蝶入路的肿瘤大部分可以内镜下单鼻孔入路，各种类型的较大腺瘤，影像学资料显示瘤组织硬韧者切除范围很难满意。巨大垂体瘤尤其是明显偏向一侧、向鞍上背侧或向额叶底部生长者不宜选择此种方法。

（六）神经导航辅助下蝶窦垂体腺瘤的微创手术

影像导航技术也有人称为计算机辅助手术，是在有框架立体定向技术基础上发展起来的。立体定向技术最早起源于19世纪末的俄国，最初是为了给神经外科医生手术中提供病变确切的位置而发展起来的。导航系统借助于一些特殊设计的计算机软件把术前CT或MRI图像与手术实时相结合，通过有特殊功能的手术显微镜自动导航，帮助医生避开“险境”，将手术器械安全地抵达预定的地点。导航系统的最大优点是可以在术中的监视屏幕中实时反馈手术器械在术野中位置，显示病灶离开器械的间距，连续不断显示手术通路上的解剖结构，让医生选择最佳入路，识别重要结构，了解局部操作和整体的关系。这样使手术的损伤及并发症的发生减少到最小。

（李占忠）

第四章　颈部肿瘤

第一节 甲状腺癌

甲状腺癌是最常见的甲状腺恶性肿瘤，是来源于甲状腺上皮细胞的恶性肿瘤。早期临床表现不明显，多无自觉症状，颈部肿块往往为非对称性硬块。肿块易较早产生压迫症状，如伴有声音嘶哑、呼吸不畅、吞咽困难，或局部压痛等压迫症状。颈静脉受压时，可出现患侧静脉怒张与面部水肿等体征。特别在甲状腺肿大伴有单侧声带麻痹时，为甲状腺癌的特征之一。

一、病因

具体确切的病因目前尚难肯定，但从流行病学调查、肿瘤实验性研究和临床观察，甲状腺癌的发生可能与下列因素有关：

1. 遗传因素

5% ~10% 甲状腺髓样癌有明显的家族史，而且往往合并有嗜铬细胞瘤等闰，推测这类癌的发生可能与染色体遗传因素有关。

2. 碘和 TSH

摄碘过量或缺碘均可使甲状腺的结构和功能发生改变。如瑞士地方性甲状腺肿流行区的甲状腺癌发病率，较柏林等非流行区高出 20 倍。相反，高碘饮食也易诱发甲状腺癌，冰岛和日本是摄碘量最高的国家，其甲状腺癌的发现率较其他国家高。这可能与 TSH 刺激甲状腺增生等因素有关。实验证明，长期的 TSH 刺激能促使甲状腺增生，形成结节和癌变。

3. 其他甲状腺病变

临床上有甲状腺癌、慢性甲状腺炎、结节性甲状腺肿或某些毒性甲状腺肿发生癌变的报道，但这些甲状腺病变与甲状腺癌的关系尚难肯定。以甲状腺腺瘤为例，甲状腺腺瘤绝大多数为滤泡型，仅 2% ~5% 为乳头状瘤；如甲状腺癌由腺瘤转变而成，则绝大多数应为滤泡型，而实际上甲状腺癌半数以上为乳头状癌，推测甲状腺腺瘤癌变的发生率也是很小的。

4. 放射性损伤

用 X 线照射实验鼠的甲状腺，能促使动物发生甲状腺癌。实验证明 ^{131}I 能使甲状腺细胞的代谢发生变化，细胞核变形，甲状腺素的合成大为减少。可见放射线一方面引起甲状腺细胞的异常分裂，导致癌变；另一方面使甲状腺破坏而不能产生内分泌素，由此引起的 TSH 大量分泌也能促发甲状腺细胞癌变。

在临床上，很多事实说明甲状腺的发生与放射线的作用有关。特别令人注意的是，在婴幼儿期曾因胸腺肿大或淋巴结样增殖而接受上纵隔或颈部放疗的儿童尤易发生甲状腺癌，这是因为儿童和少年的细胞增殖旺盛，放射线是一种附加刺激，易促发其肿瘤的形成。成人接受颈部放疗后发生甲状腺癌的机会则不多见。

二、分型

（一）分类

1. 分化型甲状腺癌

甲状腺癌一般分为分化型甲状腺癌包括甲状腺乳头状（微小）癌和甲状腺滤泡状癌，低分化型甲状腺癌如髓样癌，还有一些少见的恶性肿瘤，如甲状腺淋巴瘤、甲状腺转移癌及甲状腺鳞癌等。其中，甲状腺乳头状癌的比例约为90%，甲状腺滤泡状癌的比例约为5%，甲状腺髓样癌的比例约为4%，其余为甲状腺未分化癌等其他恶性肿瘤。

2. 未分化型甲状腺癌

甲状腺未分化癌系高度恶性肿瘤，较少见，占全部甲状腺癌的5%～10%，好发于老年人。未分化癌生长迅速，往往早期侵犯周围组织。肉眼观癌肿无包膜，切面呈肉色，苍白，并有出血、坏死，组织学检查未分化癌可分为梭形细胞型及小细胞型两种。主要表现为颈前区肿块，质硬、固定、边界不清。常伴有吞咽困难，呼吸不畅，声音嘶哑和颈区疼痛等症状。两颈常伴有肿大淋巴结，血行转移亦较常见。

（二）病理分型

1. 乳头状癌

约占成人甲状腺癌总数的70%，而儿童甲状腺癌常常都是乳头状癌。乳头状癌常见于中青年女性，以21～40岁的妇女最多见。该类型分化好，生长缓慢，恶性程度低。该病有多中心性发生倾向，且可能较早出现颈部淋巴结转移，需争取早期发现和积极治疗，预后较好。

2. 滤泡状癌

约占15%，多见于50岁左右的妇女。此型发展较快，属中度恶性，且有侵犯血管倾向。颈淋巴结转移仅占10%，因此预后不如乳头状癌。

3. 未分化癌

占5%～10%，多见于老年人，发展迅速，高度恶性，且约50%便有颈部淋巴结转移，或侵犯喉返神经、气管或食管，常经血运向远处转移。预后很差，平均存活3～6个月，一年存活率仅5%～10%。

4. 髓样癌

少见，发生于滤泡旁细胞（C细胞），可分泌降钙素。细胞排列呈巢状或束状，无乳头或滤泡结构，其间质内有淀粉样沉着，呈未分化状，但其生物学特性与未分化癌不同，恶性程度中等，可有颈淋巴结转移和血行转移。

（三）分期

甲状腺癌分期是按照美国癌症联合会（AJCC）制定的TNM分类进行的：

1. 原发灶（T）

所有分类都可以分为：（s）单灶和（m）多灶（最大者直径决定分期），未分化癌T分期与分化型甲状腺癌T分期相同。

1）T_x：原发肿瘤不能评估。

2）T_0：没有原发肿瘤证据。

3）T_1：肿瘤最大直径≤2 cm，且局限在甲状腺内。

（1）T_{1a}：肿瘤最大直径≤1 cm，且局限在甲状腺内。

（2）T_{1b}：肿瘤最大直径＞1 cm且≤2 cm且局限在甲状腺内。

4）T_2：肿瘤最大直径＞2 cm且≤4 cm且局限在甲状腺内。

5）T_3：肿瘤最大直径＞4 cm且局限在甲状腺内或任何肿瘤伴甲状腺外侵犯。

（1）T_{3a}：肿瘤最大直径＞4 cm且局限在甲状腺内。

（2）T_{3b}：任何大小的肿瘤伴有明显的侵袭带状肌的腺外侵犯。

6）T_4：肿瘤无论大小，侵犯超出带状肌。

（1）T_{4a}：任何大小肿瘤侵犯甲状腺包膜外至皮下软组织、喉、气管、食管或喉返神经。

（2）T_{4b}：肿瘤侵犯椎前筋膜或包裹颈动脉或纵隔血管。

2. 区域淋巴结（N）

区域淋巴结包括中央区淋巴、颈侧区淋巴结和上纵隔淋巴结。

1）N_x：区域淋巴结不能评估。

2）N_0：无证据表明存在区域淋巴结转移。

（1）N_{0a}：发现1个或多个经细胞学或组织学证实为良性的淋巴结。

（2）N_{0b}：无放射学或临床证据表明存在区域淋巴结转移。

3）N_1：区域淋巴结转移。

（1）N_{1a}：中央区转移（Ⅵ区）或纵隔上淋巴结，包括单侧或双侧转移。

（2）N_{1b}：肿瘤转移至单侧、双侧或对侧颈部（Ⅰ、Ⅱ、Ⅲ、Ⅳ或Ⅴ区）。

3. 远处转移（M）

1）M_0：无远处转移灶。

2）M_1：有远处转移灶。

根据以上T、N、M分期进一步对分化型甲状腺癌患者分期：

1. 对于年龄＜55岁的患者

1）Ⅰ期：TNM分期划分为任何T分期（包括T_x、T_1～T_4）、任何N分期（N_x、N_0、N_1）、M_0属于Ⅰ期。

2）Ⅱ期：TNM分期划分为任何T分期、任何N分期、M_1属于Ⅱ期。

综上，对于小于55岁的甲状腺癌患者，无论有没有淋巴结转移，只要没有出现肺部转移和骨骼转移，都属于Ⅰ期甲状腺癌。

2. 对于年龄≥55岁的患者

1）Ⅰ期：TNM分期划分为T_1～T_2、N_0/N_x、M_0属于Ⅰ期。

2）Ⅱ期：TNM分期划分为T_1～T_2、N_1、M_0或者T_{3a}/T_{3b}、任何N分期、M_0属于Ⅱ期。

3）Ⅲ期：TNM分期划分为T_{4a}、任何N分期、M_0属于Ⅲ期。

4）Ⅳ期

（1）ⅣA期：TNM分期划分为T_{4b}、任何N分期、M_0属于ⅣA期。

（2）ⅣB 期：TNM 分期划分为任何 T 分期、任何 N 分期、M_1 属于ⅣB 期。

对于大于 55 岁的甲状腺癌患者，如果出现淋巴结转移，则为Ⅱ期甲状腺癌，如果肿瘤侵犯甲状腺包膜外至皮下软组织、喉、气管、食管或喉返神经，甚至侵犯椎前筋膜或包裹颈动脉或纵隔血管，则属于Ⅲ～Ⅳ期甲状腺癌。

甲状腺癌甲状腺影像报告和数据系统（TI－RADS）分类：

另外，可以根据 TI－RADS 对甲状腺结节恶性程度进行评估，有助于规范甲状腺超声报告，建议在有条件的情况下采用，但目前 TI－RADS 分类并未统一，而且对甲状腺结节及淋巴结的鉴别能力与超声医生的临床经验相关。

1. 0 级

无结节，超声表现为弥漫性病变，恶性风险是 0。

2. 1 级

阴性，超声表现为正常甲状腺（或术后），恶性风险是 0。

3. 2 级

良性，超声表现为囊性或实性为主，形态规则、边界清楚的良性结节，恶性风险是 0。

4. 3 级

可能良性，超声表现为不典型的良性结节，恶性风险 <5%。

5. 4 级

可疑恶性，超声表现有恶性征象：实质性、低回声或极低回声、微小钙化、边界模糊/微分叶、纵横比 >1，恶性风险为 5%～85%。

1）4a 级：具有 1 种恶性征象，恶性风险是 5%～10%。

2）4b 级：具有 2 种恶性征象，恶性风险是 10%～50%。

3）4c 级：具有 3～4 种恶性征象，恶性风险是 50%～85%。

6. 5 级

恶性，超声表现有超过 4 种恶性征象，尤其是有微钙化和微分叶者，恶性风险是 85%～100%。

7. 6 级

恶性，经病理证实的恶性病变。

根据甲状腺结节 TI－RADS 分类，平时甲状腺超声报告提到的 5 类结节，从超声形态表现上 85% 以上的可能性为甲状腺恶性肿瘤，而对于穿刺细胞学或组织病理学明确为甲状腺癌的甲状腺结节，超声报告中将评价为 TI－RADS 6 类结节。

三、临床表现

甲状腺癌早期临床表现不明显，患者或家人与医生偶然发现颈部甲状腺有质硬而高低不平的肿块，多无自觉症状，颈部肿块往往为非对称性硬块，甲状腺结节肿块可逐渐增大，随吞咽上下活动，并可侵犯气管而固定，肿块易较早产生压迫症状，如伴有声音嘶哑、呼吸不畅、吞咽困难或局部压痛等压迫症状。颈静脉受压时，可出现患侧颈静脉怒张与面部水肿等体征，为甲状腺癌的特征之一。出现肺转移与骨转移等，则出现相应临床表现，甚至发生病理性骨折，而颈部肿块不明显，应仔细检查甲状腺，晚期则多表现为甲减。

1. 甲状腺乳头状癌

甲状腺乳头状癌肿块一般较小，发展变化较慢，但早期就可有转移，往往首先发现的病变就可能是转移灶，40 岁以前良性肿块比较多见，可 20 ~30 年没有进展，晚期 50 岁以上患者则进展较快。

1）发病特点：发病高峰年龄为 30 ~50 岁，女性患者是男性患者的 3 倍，在外部射线所致的甲状腺癌中，85% 为乳头状癌，人与癌瘤并存的病程可长达数年至十数年，甚至发生肺转移后，仍可带瘤生存。

2）临床表现：甲状腺乳头状癌表现为逐渐肿大的颈部肿块，肿块为无痛性，可能是被患者或医生无意中发现，故就诊时间通常较晚，且易误诊为良性病变，可出现不同程度的声音嘶哑，甲状腺乳头状癌的患者没有甲状腺功能的改变，但部分患者可出现甲亢。

颈部体检时，特征性的表现是甲状腺内非对称性的肿物，质地较硬，边缘多较模糊，肿物表面凹凸不平，肿块可随吞咽活动；若肿瘤侵犯了气管或周围组织，则肿块较为固定。甲状腺肿块生长较速，有转移灶，且有明显压迫症状，甲状腺功能减退，甲状腺扫描多冷结节，或发现甲状腺 CT 及 MRI 有异常及转移现象，最后诊断应根据病理活检，明确为甲状腺乳头状癌。

2. 甲状腺滤泡状癌

滤泡状癌发展也比较慢，特点是血行播散快，多有远处转移，可到骨组织及肺，由于其组织细胞学近似甲状腺滤泡结构，可具有吸碘功能，因此，少数患者可表现为甲亢，吸^{131}I 率升高，晚期肿瘤发展较大时，还可引起上腔静脉综合征，诊断甲状腺滤泡状癌的可靠指标是血管和包膜侵犯，以及发生远处转移，可完整切除病灶的病例为 1/2 ~2/3。

1）发病特点：可发生于任何年龄，但中老年人较多，发病的高峰年龄为 40 ~60 岁，已有明显的淋巴结转移或远处转移，甚至是远处骨转移的活检时才得出诊断。

2）临床表现：大部分患者的首发表现为甲状腺的肿物，肿物生长缓慢，肿物的质地中等，边界不清，表面不光滑，甲状腺的活动度较好，肿瘤侵犯甲状腺邻近的组织后则固定，表现为声音嘶哑，部分患者可能已发生转移，如转移至股骨。

3. 甲状腺髓样癌

甲状腺 C 细胞起源于神经嵴，与肾上腺髓质细胞，即所谓 APUD 细胞。大部分的甲状腺髓样癌与定位于第 10 号染色体 q11. 2 的 *RET* 癌基因有关。

1）发病特点和分型：本病恶性程度较高，可通过血行发生远处转移，甲状腺髓样癌可分为四型。

（1）散发型：占 70% ~80%，非遗传型，家族中无类似疾病患者，也不会遗传给后代，无伴发其他内分泌腺病变，男女发病的比例约为 2∶3，而且有该密码子突变者的预后较差。

（2）家族型：指有家族遗传倾向，但不伴有其他内分泌腺受累的患者，高发年龄为40～50岁。其基因突变模式与MEN2A相同。

（3）MEN：即多发性内分泌腺瘤病，其中与甲状腺髓样癌有关的是MEN2A和MEN2B。MEN2A包括双侧甲状腺髓样癌或C细胞增生，故男女发病率相似，高发年龄为30～40岁，涉及*RET*基因第10和11外显子的609密码子。MEN2B包括双侧甲状腺髓样癌，且为恶性，但很少累及甲状旁腺，男女发病率相似，高发年龄为30～40岁。几乎所有病例都可发现*RET*基因第16外显子中的第918密码子发生突变。

2）临床表现：大部分患者首诊时，主要表现是甲状腺的无痛性硬实结节，局部淋巴结肿大，有时淋巴结肿大成为首发症状，如伴有异源性ACTH，可产生不同的症状，血清降钙素水平明显增高，这是该病的最大特点，因而降钙素成为诊断性标志物，超过100 pg/ml，则应考虑C细胞增生或髓样癌，因降钙素对血钙水平的调节作用远不如甲状旁腺激素强大，以及神经节瘤或黏膜神经瘤，即为MEN。

体检时甲状腺肿物坚实，边界不清，表面不光滑，而家族型及MEN2的患者可为双侧甲状腺肿物，肿物活动较好，晚期侵犯了邻近组织后则较为固定，如声音嘶哑。

4. 甲状腺未分化癌

1）发病特点：甲状腺未分化癌为高度恶性肿瘤，占甲状腺癌的5%～10%，也有报道认为占5%～14%，发病年龄多超过65岁，年轻人则较少见，来源于滤泡细胞的甲状腺未分化癌还可分为巨细胞，其中以巨细胞及梭形细胞为多，也可在同一病例中同时存在分化型和未分化型癌，包括滤泡性腺癌，并有肱二头肌的转移癌，虽行颈淋巴结清扫及肱二头肌切除，仍发生肺转移而死亡。

2）临床表现

（1）绝大部分患者表现为进行性颈部肿块，占64%～80%，而发病前并无甲状腺肿大，肿块硬实，且迅速增大。

（2）甲状腺肿大，可伴有远处转移。

（3）已有多年的甲状腺肿块病史，但甲状腺肿块突然急速增大，并变得坚硬如石。

（4）已有未经治疗的分化型甲状腺癌，在经一段时间后迅速增大，并伴有区域淋巴结肿大。

5. 少见的甲状腺癌

1）甲状腺淋巴瘤：甲状腺淋巴瘤的发病率低，占原发性甲状腺肿瘤的5%以下，主要为非霍奇金淋巴瘤，男女患者比例为（2～3）：1，除快速增大的甲状腺肿块外，本病常伴有明显的局部症状，如声音嘶哑、呼吸困难和吞咽困难等，非霍奇金淋巴瘤属于网状内皮系统生长的多中心肿瘤，发生率为0～60%。30%～70%的患者合并高血压。

2）甲状腺转移癌：原发全身其他部位的恶性肿瘤可转移至甲状腺，如乳腺癌、肺癌，有较明显的原发肿瘤症状。

3）甲状腺鳞癌：甲状腺鳞癌较罕见，约占甲状腺恶性肿瘤的1%，在人群中的发生率约为2%～3%，主要来源于滤泡上皮的转化或鳞状化生，也可以是甲状腺乳头状癌广泛化生，还可以来自甲状腺舌骨管或腮裂组织。部分原发性甲状腺鳞状上皮癌伴有胸腺样成分，来自异位胸腺或腮裂囊残留组织，其预后较好，发病年龄多超过50岁，无明显性别差异，较早出现侵犯和压迫周围器官的症状，即声音嘶哑。晚期侵犯两侧叶，质地硬，固定，边界不清，伴有气管受压，颈部淋巴结肿大，预后差，目前治疗方法是尽量切除肿瘤加根治性手术或放疗。

四、辅助检查

（一）生化检查

1. 甲状腺功能化验

主要是 TSH 的测定。TSH 降低的高功能性热结节，较少为恶性，故对其甲亢进行治疗更为重要。TSH 正常或升高的甲状腺结节，以及 TSH 降低情况下的冷结节或温结节，应对其进行进一步的评估（如穿刺活检等）。

2. 针吸涂片细胞学检查

针吸活检包括细针穿刺活检及粗针穿刺活检两种，前者是细胞学检查，后者是组织学检查。对于 B 超发现的可疑恶变的甲状腺结节，可采用该方法明确诊断。

（二）其他检查

1. 核素扫描

放射性碘或锝的核素扫描检查是判断甲状腺结节的功能大小的重要手段。美国甲状腺学会指出：ECT 检查的结果包括高功能性（比周围正常甲状腺组织的摄取率高）、等功能性或温结节（与周围组织摄取率相同）或无功能性结节（比周围甲状腺组织摄取率低）。高功能结节恶变率很低，如果患者有明显或亚临床甲亢，则需对结节进行评估。如果血清 TSH 水平较高，即使是仅在参考值的最高限也应对结节进行评估，因为这时结节的恶变率较高。但是 ECT 对于小于 1 cm 的结节或微小癌常不能显示，故对此类结节不宜使用 ECT 检查。

2. B 超检查

超声是发现甲状腺结节并初步判断其良恶性的重要手段，是细针穿刺活检实施可能性的判断标准，也是效益比最高的检查手段。

五、诊断

临床上有甲状腺肿大时，应结合患者的年龄，有以下表现者应考虑甲状腺癌：

1. 一般资料

应特别注意性别，故应特别注意了解患者的碘摄入情况，尤其要询问有无较长期缺碘病史。

2. 病史

儿童期甲状腺结节 50% 为恶性，青年男性的单发结节也应警惕恶性的可能，要特别注意肿块或结节发生的部位，是否短期内迅速增大，是否伴有吞咽困难，是否伴有面容潮红，发生气管压迫引起呼吸困难，则恶性的可能性大。

通过现病史调查，要对患者的甲状腺功能状态有个总体评估，应详细了解有无食量增加，还应注意询问有无肿瘤转移的系统症状（如头痛）。

1）是否因患其他疾病进行过头颈部放射。

2）既往是否有甲状腺疾病（如慢性淋巴细胞性甲状腺炎）。

3）是否暴露于核辐射污染的环境史。从事的职业是否有重要放射源以及个人的防护情况等。

4）髓样癌有家族遗传倾向性，家族中有类似患者，可提供诊断线索。

3. 查体

可发现甲状腺肿块或结节，颈部熟练的触诊可提供有用的诊断资料，质硬或吞咽时上下移动度差而固定，病变同侧有质硬，如淋巴结穿刺有草黄色清亮液体，多为甲状腺转移癌淋巴结转移。

甲状腺癌多为单个结节，结节可为圆形或椭圆形，有些结节形态不规则，质硬而无明显压痛，常与周围组织粘连而致活动受限或固定，常伴有颈中下部，甲状腺单个结节比多个结节的甲状腺癌可能性大，但多发性结节不能排除甲状腺癌的可能，并可有压痛。

4. 辅助检查

在临床上，甲状腺的良性或恶性肿瘤均表现为可扪及的“甲状腺结节”，除多数“热”结节外，其他类型的大小结节或经影像学检查发现的“意外结节（意外瘤）”均要想到甲状腺肿瘤的可能；有些甲状腺癌亦可自主分泌甲状腺激素，故亦可表现为“热结节”，所以事实上凡发现甲状腺结节均要首先排除甲状腺肿瘤（有时甲状腺癌仅在镜下才可诊断）。①ECT 检查示甲状腺内冷结节；②CT 或 MRI 示甲状腺内有边界不清的肿物，周围无或有肿大的淋巴结；③肺或骨有原发灶不明的转移灶；血清中降钙素升高，大于 100 pg/ml。

六、治疗

（一）外科治疗

外科治疗甲状腺癌主要涉及两个问题，一是对可疑为癌的甲状腺结节如何正确处理，二是对已确诊的甲状腺癌应该采用何种最佳治疗方案。

1. 对可疑甲状腺癌性结节的处理

比较合理的方案是进行筛选，对所有甲状腺结节常规做^{131}I 扫描。除了^{131}I 扫描显示为功能性或炎性结节外，都采用手术探查。尤其有下列情况者更应早期手术治疗：

1）不除外癌性结节。

2）直径大于 3 cm 囊性结节，或穿刺检查找到癌细胞或 2 ~3 次穿刺后不消失者。

3）超声检查为实质性肿物。对单发结节的术式选择，由于单发结节癌的发生率高，可在 5% ~35%，至今又无可靠方法判断，甚至术中冰冻切片检查也有个别漏诊者，而且单纯结节摘除后，术后复发率较高。可达 16.7%。因此，我们常规对甲状腺单发实性结节、囊实性结节及囊性结节 >4 cm 者均行患侧腺叶切除加峡部切除术，术中未发现淋巴结肿大者，不予颈淋巴结清扫术。

2. 对已确诊为甲状腺癌

对已确诊为甲状腺癌者的处理应采用的处理规则，主要依据患者的体质情况、癌肿的病理类型和临床分期进行根治治疗。

（二）化疗

分化型甲状腺癌对化疗反应差，仅有选择为和其他治疗方法联用于一些晚期局部无法切除或远处转移的患者。以 ADM 最有效，反应率可在 30% ~45%，可延长生命，甚至在癌灶无缩小时长期生存。相比而言，未分化癌对化疗则较敏感，多采用联合化疗，常用药物有 ADM、CTX、丝裂霉素（MMC），VCR。

（三）内分泌治疗

甲状腺素能抑制 TSH 分泌，从而对甲状腺组织的增生和分化好的癌有抑制作用，对乳头状癌和滤泡状癌有较好的治疗效果。因此，在上述类型甲状腺癌手术后常规给予抑制 TSH 剂量甲状腺素，对预防癌复发和转移灶的治疗均有一定效果，但对未分化癌无效。中国国内一般每天用干燥甲状腺片 80 ~ 120 mg，以维持高水准的甲状腺激素的水平。

（四）放疗

各种类型的甲状腺癌对放射线的敏感性差异很大，几乎与甲状腺癌的分化程度成正比，分化越好，敏感性越差，分化越差，敏感性越高。因此，未分化癌的治疗主要是放疗。

（五）生物细胞治疗

CLS 生物免疫治疗没有副作用，不会对患者身体带来伤害，能有效提高患者的生存质量，延长生命期。CLS 生物免疫细胞治疗是可能攻克肿瘤的治疗方法，是肿瘤治疗第四模式，生物治疗联合常规传统治疗方法，效果会更好。

七、护理

（一）一般护理

1. 按外科一般术后护理常规。

2. 颈丛麻醉或全身麻醉（全麻）清醒后半卧位。

3. 严密观察血压、脉搏、呼吸、体温的变化，观察有无声音嘶哑、呛咳、呼吸困难等症状。

4. 颈两侧置沙袋。

5. 手术当日禁食，术后第 2 天流质，第一次饮白开水，防止呛咳吸入肺。

6. 甲亢术后继续服复方碘溶液 7 天，服 15 滴者每日减少 1 滴直至停止。

7. 双侧甲状腺次全或全切术后要长期服用甲状腺素片，观察有无甲状腺危象征兆。

8. 观察有无手足抽搐，面部、口唇周围和手心足底肌肉强直性抽搐和麻木者应给予补充 10% 葡萄糖酸钙或氯化钙 11 ~ 20 ml，轻者口服钙剂，并在饮食上控制含磷较高的食物，如牛奶、蛋黄、鱼等。

（二）饮食护理

1. 忌烟忌酒，吸烟酗酒不仅对于患者的恢复是不利的，对于正常人的身体也是有害的。

2. 忌油炸、熏制、腌制、烧烤、发霉等含有高热量高脂肪的食物。

3. 一些黏滞、肥腻、坚硬不易消化的食物也不要吃，会加重患者负担，不利于后期康复。

4. 在饮食上多吃高营养的食物，忌辛辣，多吃水果，可以服用人参皂苷 Rh2，含量16.2%的胶囊产品更利于吸收，能够补益元气，调理身体，抑制癌细胞的生长增殖，同时对增加癌症患者的食欲很有帮助，能有效改善胃胀、恶心、呕吐、食欲减退等症状。

（三）心理护理

1. 甲状腺癌患者对疾病的恐惧心理常常是由于对疾病的认识不充分造成的，医护人员及家属针对这种心理可通过交谈的方式，告诉患者疾病通过治疗是有希望的，另外为患者提供舒适的休息环境，还可以通过听音乐、看书、散步、与室友交心等使患者消除恐惧心理，对于恐惧心理严重的患者可以考虑通过镇静剂来减轻症状。

2. 甲状腺癌的术前护理对治疗效果非常关键。在术前需要稳定患者紧张、焦虑的情绪，减少心理刺激，充分了解其心理状况，针对性地解释、开导和安慰以预防甲状腺危象的发生。术前对心率较快者，给予普萘洛尔，精神紧张者给地西泮及一些对症处理，使术前患者基本情况稳定在心率90次/分以下。

3. 甲状腺癌术后的心理护理同样重要，由于患者会担心病情的变化以及手术的并发症或术后恢复状况，可安慰患者，嘱其多休息，保持良好的精神状态，促进手术后创伤的愈合及恢复。

4. 甲状腺癌患者大多出现疼痛症状，可指导患者使用放松技术或自我催眠术，以减轻其对疼痛的敏感度。甲状腺癌的精神疗法在甲状腺癌以后的治疗和发展中起着越来越重要的作用，保持乐观的精神情绪和健康的心理状态，对于甲状腺癌的治疗起着积极的促进作用。

5. 甲状腺癌出现并发症将会对患者健康造成更大的影响，此时需要给予患者足够的心理和精神支撑。严密观察病情的同时注意分散患者的注意力，消除其紧张、焦虑、害怕不良的情绪。

（王晓娟）

第二节 喉 癌

喉癌是喉部最常见的恶性肿瘤，其发病率目前有明显增长趋势。喉癌的地区发病率差别很大，东北地区发病率最高，占全身恶性肿瘤5.7%～7.6%，占耳鼻咽喉恶性肿瘤的7.9%～35%。其男女性别发病率差别很大，据国外资料统计男女之比为（8.4～30）:1，1986年上海市喉癌发病率男女性别之比为6.75:1，而辽宁省喉癌发病率男女性别之比为1.97:1。喉癌的高发年龄为50～70岁。发病率城市高于农村，空气污染重的重工业城市高于污染轻的轻工业城市。

一、病因和病理

病因尚不明确，目前认为喉癌的发病与吸烟、饮酒关系极为密切。在65岁以上的患者中，吸烟者患喉癌的风险是非吸烟者的9倍，当吸烟与饮酒共同存在时则会发生相加或重叠的致癌作用。此外，接触有害粉尘、口腔卫生欠佳、某些维生素和微量元素缺乏、遗传因素、EBV感染等与喉癌发病均有一定关系。

喉癌以鳞状上皮细胞癌多见，占喉部恶性肿瘤的70%，腺癌次之，约占20%。肉瘤罕见。喉癌的发生部位以声门区癌为多见，占60%；声门上癌占30%～40%；声门下癌为4%～6%。原发于声门区癌多为高分化和中分化癌，预后较好，声门上癌和声门下癌常为低分化及未分化癌，预后较差。

二、临床分期

（一）喉癌的TNM分期

1. 原发肿瘤（T）分期：

1）声门上区

T_{is}：原位癌。

T_1：肿瘤限于本区，运动正常。

T_{1a}：肿瘤限于会厌喉面，或肿瘤限于杓会厌襞或肿瘤限于喉室，或肿瘤限于室襞。

T_{1b}：会厌肿瘤侵及喉室或室襞。

T_2：会厌或室襞或喉室肿瘤，侵及声襞，无固定。

T_3：肿瘤限于喉内，已有固定的或有深部浸润。

T_4：肿瘤侵及喉外，侵犯梨状窝，或环后区，或会厌谷，或舌根。

2）声门区

T_{is}：原位癌。

T_1：肿瘤限于本区，运动正常。

T_{1a}：一侧声襞肿瘤。

T_{1b}：双侧声襞肿瘤。

T_2：肿瘤侵及声门上区或声门下区，活动正常或受限。

T_3：肿瘤限于喉内，一侧或双侧声襞固定。

T_4：肿瘤侵犯喉外，侵及软膏或梨状窝，或环后区，或皮肤。

3）声门下区

T_{is}：原位癌。

T_1：肿瘤限于本区，活动正常。

T_{1a}：肿瘤限于声门下一侧，未侵及声襞下面。

T_{1b}：肿瘤侵及声门下双侧。

T_2：肿瘤从声门下侵及一侧或双侧声襞。

T_3：肿瘤限于喉内，一侧或双侧声襞。

T_4：肿瘤超越喉外，侵及环后区或气管，或皮肤。

2. 颈部淋巴结（N）分期：

N_0：未触及区域淋巴结肿大。

N_1：同侧触及活动的淋巴结。

N_{1a}淋巴结不似转移。

N_{1b}：淋巴结考虑为转移。

N_2：对侧或双侧触及淋巴结肿大。

N_{2a}：淋巴结不似转移。

N_{2b}：淋巴结考虑为转移。

N_3：转移淋巴结已固定。

3. 远处转移（M）分期

M_0：无远处转移。

M_1：有远处转移。

（二）喉癌的临床分期

Ⅰ期：T_1，N_0 或 N_{2a}，M_0。

Ⅱ期：T_2，N_0 或 N_{2a}，M_0。

Ⅲ期：T_3，N_0 或 N_{2a}，M_0；T_4，N_0 或 N_{2a}，M_0；任何 T，N_{1b}或 N_{2b}，M_0。

Ⅳ期：任何 T，N_3，M_0；任何 T，任何 N，M_1。

三、临床表现

1. 声门上癌

早期仅有喉部异物感和吞咽不适，病变进展出现喉痛，疼痛向同侧部及耳部放射，累及会厌软骨时，痛向中间放射，吞咽时加剧。肿瘤溃破后，引起咳嗽，咳出脓血臭痰。晚期开始出现音哑，甚少引起呼吸困难。肿瘤侵犯下咽、会厌谷或舌根时，可出现吞咽困难。由于该区域淋巴组织丰富，早期可发生淋巴结转移，出现同侧颈淋巴结肿大。

2. 声门癌

早期可出现声嘶，持续存在，进行性加重，可有刺激性干咳，痰中带血，常伴呼吸困难。晚期亦可出现喉痛，肿瘤向声门上、下发展，可发生颈侧淋巴结或喉前、气管前淋巴结转移。

3. 声门下癌

该区病变较隐蔽，早期无症状，或仅有咳嗽，如累及环杓关节或声带，则产生音哑及呛咳，肿瘤溃烂则有血痰。癌肿向上发展侵犯声带深层组织，影响声带运动，可出现声嘶阻塞气管，产生呼吸困难。该型癌肿常有气管旁淋巴结转移。

四、实验室及其他检查

1. 间接、直接喉镜检查

可见癌瘤部位、大小、形状（乳头状、结节样、菜花样或表面糜烂等），并可做活检。

2. 导光纤维喉镜检查

因镜体柔软可弯曲，检查时患者痛苦小，安全，可适用于老年人，且可在直视下发现隐蔽微小病变，并可摄影及行活检。

3. 显微喉镜检查

显微镜由手术显微镜及支撑喉镜两部分组成，可很好地显露喉腔诸结构，发现早期病变，双手操作行显微手术，可以摄影及录像。但设备价值昂贵，且必须在全麻下进行，目前多用于早期声带病变的切除。

4. X 线检查

喉侧位片、断层摄片可辅助喉镜检查，观察肿瘤大小、形状等。

5. CT 检查

CT 可以显示披裂软骨、环状软骨上界、前联合、声门下区等部位是否有病变。为临床选择治疗方案及能否保留发音和吞咽功能提供较为可靠的信息。

6. B 超检查

该检查方法简单而安全，可显示淋巴转移灶及颈部血管的解剖关系。

五、诊断

根据病史、临床表现及实验室及其他检查所见，诊断困难不大，最后确诊取决于病理检查结果。

六、治疗

（一）手术治疗

为喉癌的主要治疗手段，手术既要彻底切除癌肿组织，又要保留发声功能。手术指征为：确诊为喉癌的Ⅰ、Ⅱ期及Ⅲ期部分患者；患者愿意接受手术治疗；患者一般状况良好。常用手术方法有以下几种：

1. 喉部分切除术

喉部分切除术是在彻底切除肿瘤的基础上可基本保留喉功能的手术方法。常用的手术方法有如下 3 种：①垂直半喉切除术，适用于 T_1、T_2 的声门癌；②水平半喉切除术，适用于 T_1、T_2 的声门上癌；③水平加垂直喉切除术，主要适用于 T_3、T_4 的部分病例。

2. 喉全切除术

喉全切除术为将整个喉部切除，以此治疗晚期喉癌的有效手术方法，主要适用于Ⅲ、Ⅳ期病变。喉全切除术后，由于患者呼吸改道和丧失发声能力，在生活上、工作上带来很大的困难和痛苦，故应指导患者建立相应的生活和保健制度，并根据情况解决术后发声说话问题。

3. 颈淋巴结廓清术

颈淋巴结廓清术是治疗喉癌伴有颈部淋巴结转移的有效方法。若患者全身情况允许，应争取一期手术，即进行喉切除的同时行颈淋巴结廓清术，包括胸锁乳突肌、肩胛舌骨肌、二腹肌、颈内静脉、副神经和颌下腺等组织，与淋巴结一起切除。

（二）放疗

目前多采用^{60}Co或中子加速器照射，适宜于早期声门型、低分化癌；亦适于喉癌晚期不能手术者的姑息治疗。通常情况，放射治疗多是术后应用巩固疗效，或术前应用，以缩小肿瘤范围。

（三）化疗

对不适宜手术和放疗的喉癌患者，可选用化疗。常用药有平阳霉素（PYM）、CTX、顺铂（DDP）等。化疗也可作为手术和放疗综合治疗的一部分，可单一用药，也可联合化疗。

1. DF 方案

DDP 80～100 mg/m^2静脉滴注，水化，$d_{1,29}$；

5－氟尿嘧啶（5－FU）750～1 000 mg/m^2静脉滴注，$d_{1\sim4}$，第4周重复；

6周为一疗程。

2. DMP 方案

DDP 20 mg/m^2静脉滴注，$d_{1\sim5}$；

MTX 200 mg/m^2 静脉滴注，$d_{14、21}$加 CF；

PYM 每次 10 mg 肌内注射，每周3次，隔天用。

28天为一周期。

3. PVD 方案

PYM 10 mg 肌内注射，每周3次，隔天用；

VCR 1.4 mg/m^2静脉滴注，$d_{1,8}$；

DDP 80 mg/m^2静脉滴注，d_1；

每4周重复。

七、护理

（一）手术前的准备

1. 心理护理

患者常有不良的精神刺激，产生不安、焦虑、沮丧、忧伤、恐惧等情绪，甚至丧失治疗信心。护士应主动与患者交谈，鼓励其面对现实，正视人生，勇敢地去迎接癌症的挑战。护理人员与患者的关系要融洽，对患者须怀有深切的同情心，了解他们的要求，随时提供必要的帮助，耐心解释所采取的治疗方法和意义，使患者相信医护人员在真正关心他们的病痛，并以最好的、最正确的方法治疗。这样，患者会感到自己的安全有希望，对治疗充满信心。

2. 协助完成有关检查

喉癌手术治疗一般难度大，切除范围广，手术时间长，出血较多，术前对各个重要器官进行全面检查比一般手术前检查更为重要。要及时、准确地采集标本，协助做好各项检查，包括血常规、血液生化及电解质的检查，凝血机制检查，肝肾功能检查，胸部X线检查等，以了解患者各个器官的功能，有不正常者要及时处理。

3. 改善患者的营养状况

肿瘤生长会影响胃肠功能，主要是损害小肠功能，使食欲降低，吸收不良，而肿瘤的机械作用与肿瘤代谢作用使蛋白慢性分解而导致营养不良，甚至出现恶病质，此时必须予以纠正，否则会使手术失败，因此，术前应行高营养疗法，食物以高蛋白、高热量及高维生素、低脂肪为主，同时于手术前数日开始静脉高营养疗法，一般用复方氨基酸、能量合剂及脂肪乳，使每天热量在12 600 J以上；补充足够的维生素，尤其是C族及B族维生素。必要时可行多次、少量输血，以纠正贫血，以维持麻醉和手术时充分的氧合作用，减少手术的危险，防止术后出现严重的并发症。

4. 做好皮肤、胃肠道、插管等准备

肿瘤患者的手术部位术前必须彻底清洁，以减少表面细菌引起创口感染的可能，清洁的同时要备皮，备皮时动作宜轻柔，不必按常规用肥皂水擦洗，可于剃毛后用75%酒精做局部消毒，更为安全。吸烟者应戒烟。因口腔是细菌进入人体的主要途径之一，正常人的口腔内存在着大量的细菌，机体处于健康状态下不至于引起疾病，但当机体抗病能力减退时，加上口腔内适宜的温度和湿度及积存的食物残渣，局部炎症分泌物以及肿瘤表面的溃烂组织，即成为细菌繁殖的培养基，不但可发生局部感染，还可引起全身感染，伴有口臭。口腔颌面部手术范围大，不但口内有创口，而且颌面部均有较大的创口，所以患者入院后就应给予适当的消毒液漱口，如复方硼砂液或0.05%氯己定液等，每天多次漱口。

5. 术前常规护理

洗头、沐浴、剪指（趾）甲，更换衣服。药物过敏试验，如青霉素、链霉素、普鲁卡因等，根据麻醉医生要求行术前用药，备血等。

（二）术中配合

因手术时在肿瘤的输出静脉血流中更易找到癌细胞，故常规先处理静脉以阻断肿瘤播散的途径，应注意准备的手术刀、剪要锐利。手术时要像强调无菌操作那样强调无瘤技术，防止癌细胞播散和种植。如用高频电刀切开皮肤和分离组织，可使细小血管立即凝固，避免癌细胞因出血而污染创面。近年来采用激光切割，可防止癌细胞因挤压所造成的扩散。为防止脱落的癌细胞形成种植灶或转移灶，配合手术时需随时供应纱垫以保护切口边缘和创面，手套和器械如被污染，应及时更换。由于肿瘤外科手术范围广，手术结束时需认真清点纱布及器械。

（三）术后患者的护理

按全麻术后常规护理，床边备置有关物品如吸引器、氧气、输液架、吸痰管、血压计等。麻醉未清醒患者采取平卧位，头偏向健侧，清醒后6小时如欲更换体位，头颈部手术者可予半卧位。严密观察血压、脉搏及呼吸变化。

1. 注意保持呼吸道通畅

因患者手术范围大，术后所需护理的导管也多，如全麻插管、输液管、负压引流管、导尿管等，故应防止患者在未清醒状态下因烦躁不安而自行将气管插管拔除。其次要格外注意防止舌后坠，经常巡视患者，及时吸出口咽腔内分泌物，防止呕吐物或分泌物吸入气管而引起呼吸障碍或窒息。

2. 对口腔手术后不能张口，咀嚼困难，有时还伴有口内创面渗血，不便漱口，除应用抗生素液滴入口腔外（配制1∶1 000青霉素液每天3～4次），护士必须定时做口腔冲洗，其质量的好坏往往关系到术后创口愈合及皮瓣的成败。冲洗口腔，术后3天内可配用1%～1.5%过氧化氢，用20～50 ml注射器冲洗。过氧化氢主要用于抗厌氧杆菌，因此，用它来冲洗局部创面的血性分泌物以及形成的血痂，使其发泡而脱落，然后再用生理盐水将口腔内氧化的血性泡沫冲洗干净，这样反复多次冲洗，每天上下午各做1次，以后可根据病情酌情冲洗。3天后可改用氯己定液或复方硼酸液漱口，每天数次。采用这一方法，口腔护理得到彻底干净，并减少了口臭，同时防止创口感染。有皮瓣移植者注意皮瓣的色泽，有无肿胀。正常皮瓣颜色为淡红色，无明显肿胀，若显示苍白则为动脉供血不足，发紫或暗红色示静脉回流受阻，可用复方丹参注射液或低分子右旋糖酐静脉滴注。其次应注意保持室内空气清新。术后护士应密切注意伤口引流情况，有无反应及渗液。气管切开者敷料要及时更换，切开垫每天更换2～3次。尿管要保持通畅，尿道口每天用0.1%新洁尔灭擦洗。手术后，患者由于疼痛及各种不适，以及正常生理功能的改变如出现幻觉等情况，更需护理人员的关心及体贴。如全喉切除术后患者会出现失语，护士应备好纸笔，耐心等待患者用书写形式提出主诉。对头颈部手术患者，为预防切口感染，术后多用鼻饲饮食，要特别防止鼻胃管堵塞或脱出，因再行插管有损伤吻合口的可能。另外，喉癌的手术多为破坏性手术，患者所受损伤较大，如颈淋巴结清扫术。因此，术后对患者的身心护理显得更加重要。

（四）功能锻炼

喉癌患者术后自身康复功能锻炼非常必要，可以增强患者自信心，提高抗病能力。对全喉切除患者，由于依靠永久性气管造口呼吸，并失去发音功能，术后应训练食管发音，声音虽低，但足以解决患者生活和工作需求。方法是让患者先咽下一定量的空气存在食管内，而于食管上端形成假声门，使食管内气流缓缓逸出，即可发出微弱的声音，要督促患者坚持练习，才能掌握自如。

八、健康教育

普及防癌常识。提倡忌烟、戒酒、不吃太烫的饮食。积极治疗有可能引发喉癌的其他喉部疾病如喉乳突状瘤、声带息肉、喉白斑症、慢性咽喉炎、喉角化症等。注意口腔卫生。加强对工业生产、生活中烟雾及粉尘作业的管理，防止环境的污染。对中年以上不明原因的声嘶、咽部不适、异物感、刺激性干咳等症状，经消炎、对症治疗不见好转者，应尽早到医院进一步检查。

（王晓娟）

第五章　胸部肿瘤

第一节 肺 癌

肺癌是最常见的肺原发性恶性肿瘤，绝大多数肺癌起源于支气管黏膜上皮，故亦称支气管肺癌。肺癌的分类较多，可从解剖学、组织学分类，分类是因为各种肺癌的病理特点、治疗及预后不甚相同。

肺癌是发病率和死亡率增长最快，对人群健康和生命威胁最大的恶性肿瘤之一。近50年来许多国家都报道肺癌的发病率和死亡率均明显增高，男性肺癌发病率和死亡率均占所有恶性肿瘤的第一位，女性发病率占第二位，死亡率占第二位。肺癌的病因至今尚不完全明确，大量资料表明，长期大量吸烟与肺癌的发生有非常密切的关系。已有的研究证明：长期大量吸烟者患肺癌的概率是不吸烟者的10～20倍，开始吸烟的年龄越小，患肺癌的概率越高。此外，吸烟不仅直接影响本人的身体健康，还对周围人群的健康产生不良影响，导致被动吸烟者肺癌患病率明显增加。城市居民肺癌的发病率比农村高，这可能与城市大气污染和烟尘中含有致癌物质有关。因此，应该提倡不吸烟，并加强城市环境卫生工作。

肺癌是目前对人类健康及生命危害最大的恶性肿瘤之一，在很多国家肺癌已成为肿瘤患者的第一大死因，我国是其中较为突出的国家之一。2002年全世界新增135万人肺癌病例，死亡118万人，居所有恶性肿瘤的第一位。由于吸烟人群数量庞大、环境污染日趋严重、工业的发展以及人口老龄化，近年来我国肺癌发病率和死亡率均呈明显上升趋势，其中城市肺癌的发病率和死亡率增长最快，在全部恶性肿瘤的排序中已由20世纪70年代的第四位上升到目前的第一位。根据卫生部全国肿瘤防治办公室提供的资料显示，目前我国肺癌发病率每年增长26.9%，如不及时采取有效控制措施，预计到2025年，我国肺癌患者将达到100万人，成为世界第一肺癌大国。

肺癌不仅呈现高发病率及死亡率，而且发病年龄亦有年轻化趋势，目前肺癌高峰发病年龄为51～60岁，比之前报道的71～80岁明显提前。也有报道证实，我国平均肺癌发病年龄每5年降低1岁。除发病年龄年轻化趋势外，肺癌发病率的性别差异亦日益缩小。20世纪70年代发达国家男女肺癌比例为（4～5）：1，有的甚至高达10∶1，我国男女比例为（2.1～2.3）：1。30多年来北美男性肺癌发生率有下降趋势，但是女性发病率逐渐增，2002年美国和加拿大男女肺癌比例分别为1.58∶1和1.77∶1。以往我国各地区肺癌发病率男女性别比范围在（1.70～3.56）：1，但近年来由于部分地区女性肺癌发病增长速度高于男性，男女性别比已出现下降趋势。在很多地区，肺癌已成为女性发病和死亡第一的恶性肿瘤。

肺癌发病率同样存在明显种族和地域差别。以色列一项研究比较了以色列犹太人与阿拉伯人患肺癌的风险，并与美国白人和黑人进行对比，结果发现以色列犹太人与阿拉伯人的吸烟率虽高于美国人，但患肺癌的风险却低于美国人，可能与遗传因素有关；以色列犹太人肺癌发病率低于阿拉伯人，可能与吸烟因素有关。我们国家由于地域宽广，社会、文化和经济发展存在区别，肺癌发病率也有着明显的地域差异。首先是发病率差异：城市发病率显著高于农村，而且城市越大肺癌发病率越高。1998—2002 年我国 30 个市县肿瘤登记资料显示，发病率最高的前三位地区分别为上海（58.8/10 万），大连（55.0/10 万）和广州（51.8/10 万）；而最低的三个地区是扶绥（8.6/10 万）、阳城县（9.0/10 万）和林州（9.2/10 万）。其次是增长速度差异：近年来农村增长速度高于城市，由于快速农村城市化进程，一些经济比较发达的农村地区，如浙江嘉善、江苏启东、山东临朐等地肺癌发病率已接近一些城市水平，而部分城市如上海、大连的男性肺癌发病率则出现趋稳或下降趋势，可能与人口老龄化有关。

一、病因

肺癌的病因至今尚不完全明确，大量资料表明肺癌的危险因子包含吸烟（包括二手烟）、石棉、氡、砷、电离辐射、卤素烯类、多环性芳香化合物、镍等。

1. 吸烟

肺癌的病因比较复杂。其发生与吸烟和环境因素有密切关系。长期吸烟可引致支气管黏膜上皮细胞增生，鳞状上皮化生诱发鳞状上皮癌或未分化小细胞癌，无吸烟嗜好者虽然也可患肺癌，但腺癌较为常见，纸烟燃烧时释放致癌物质。烟草的组成成分及燃烧时的烟雾中含有苯丙芘、砷、亚硝胺类多种致癌和促癌物质。据统计，70% ~80% 的肺癌是由长期吸烟引起的，吸烟人群肺癌死亡率比不吸烟人群高 10 ~20 倍，吸烟时间越长、吸烟的支数越多和开始吸烟的年龄越小，患肺癌的机会越大。妇女被动吸烟，肺癌的发病率较配偶不吸烟者高 2 倍以上。

2. 职业因素

职业因素指从事石棉、砷、铬、镍、煤焦油以及放射性元素有关的职业，由于长期接触致癌物质，肺癌的发病率高。例如云南个旧锡矿作业环境中砷和放射性氡的浓度高，是肺癌发病率高的重要因素。

3. 大气污染

已知工业废气、煤和汽油燃烧造成的大气污染，是城市较农村肺癌发病率高的因素之一。长期接触铀、镭等放射性物质及其衍化物致癌性碳氢化合物、砷、铬、镍、铜、锡、铁、煤、焦油、沥青、石油、石棉、芥子气等物质均可诱发肺癌主要是鳞癌和未分化小细胞癌。

4. 肺部慢性疾病

如肺结核、硅肺、尘肺等可与肺癌并存，这些病例癌肿的发病率高于正常人。此外肺支气管慢性炎症以及肺纤维瘢痕病变在愈合过程中可能引起鳞状上皮化生或增生，在此基础上部分病例可发展成为癌症。

5. 人体内在因素

如免疫功能降低、代谢活动及内分泌功能失调等。

6. 营养状况

维生素 E、B_2 的缺乏及不足在肺癌患者中较为突出。食物中长期缺乏维生素 A、维甲类、β胡萝卜素和微量元素（锌、硒）等易发生肺癌。

7. 遗传等因素

家族聚集、遗传易感性也可能在肺癌的发生中起重要作用。许多研究证明，遗传因素可能在对环境致癌物易感的人群和/或个体中起重要作用。

二、分型

肺癌的组织学分型：

1. 小细胞肺癌或燕麦细胞癌

占肺癌的30%。近20%的肺癌患者属于这种类型；小细胞肺癌肿瘤细胞倍增时间短，进展快，常伴内分泌异常或类癌综合征；由于患者早期即发生血行转移且对放化疗敏感，故小细胞肺癌的治疗应以全身化疗为主，联合放疗和手术为主要治疗手段。综合治疗系治疗小细胞肺癌成功的关键。

2. 非小细胞肺癌

约80%的肺癌患者属于这种类型。这种区分是相当重要的，因为对这两种类型的肺癌的治疗方案是截然不同的。小细胞肺癌患者主要用化学疗法治疗，外科治疗对这种类型肺癌患者并不起主要作用。另一方面，外科治疗主要适用于非小细胞肺癌患者。

1）鳞癌：占肺癌的45%。可分为高分化、中分化与低分化鳞癌。鳞癌多为中心型肺癌，瘤内常见大块坏死及空洞形成。

2）腺癌：占肺癌的10%以上。女性多于男性。3/4的腺癌为周围型。易发生转移及血性胸水。

3）腺鳞癌：为一种具有鳞癌、腺癌两种成分的癌，其生物学行为与腺癌相似。

4）类癌：是一种内分泌系统肿瘤，常为中心型。嗜银细胞染色呈阳性。肿瘤可多发，属低度恶性，瘤体小，较少向外转移。

三、分期

分期是定义癌症扩散程度的方法。分期非常重要，这是因为恢复和治疗可能的概况取决于癌症的分期。例如，某期的癌症可能最好手术治疗，而其他期的最好采用化疗和放疗联合治疗。小细胞和非小细胞肺癌的分期体系不一样。肺癌患者的治疗和预后（存活可能概况）在很大程度上取决于癌症的分期和细胞类型。CT、MRI、骨髓活检、纵隔镜和血液学检查等可用于癌症的分期。

（一）TNM分期

1. 原发肿瘤（T）

T_x：未发现原发肿瘤。

T_0：无原发肿瘤的证据。

T_{is}：原位癌。

T_1：肿瘤最大直径 ≤3 cm。

T_{1a}：肿瘤最大直径≤1 cm。

T_{1b}：1 cm < 肿瘤最大直径≤2 cm。

T_{1c}：2 cm＜肿瘤最大直径≤3 cm。

T_2：3 cm＜肿瘤最大径≤5 cm；侵犯主支气管（侵犯限于支气管壁时，虽可能侵犯主支气管，仍为 T_1），但未侵及隆突；侵及脏胸膜；有阻塞性肺炎或者部分肺不张。符合以上任何一个条件即为 T_2。

T_{2a}：3 cm＜肿瘤最大直径≤4 cm。

T_{2b}：4 cm＜肿瘤最大直径≤5 cm。

T_3：5 cm＜肿瘤最大径≤7 cm；侵袭胸壁、膈神经、心包；全肺肺不张肺炎；同一肺叶出现孤立性癌结节。符合以上任何一个条件即为 T_3。

T_4：肿瘤最大径＞7 cm；侵袭纵隔、心脏、大血管、隆突、喉返神经、主气管、食管、椎体、膈肌；同侧不同肺叶内出现孤立癌结节。

2. 区域淋巴结转移（N）

N_x：无法评估。

N_0：无区域淋巴结转移。

N_1：同侧支气管周围和/或同侧肺门淋巴结以及肺内淋巴结有转移。

N_2：同侧纵隔内和/或隆突下淋巴结转移。

N_3：对侧纵隔、对侧肺门、同侧或对侧前斜角肌及锁骨上淋巴结转移。

3. 远处转移（M）

M_x：无法判断。

M_0：无远处转移。

M_1：有远处转移。

（二）TNM 分期与临床分期的关系

隐性癌：$T_xN_0M_0$。

0 期：$T_{is}N_0M_0$。

ⅠA 期：ⅠA1，$T_{is}N_0M_0$；ⅠA2，$T_{1b}N_0M_0$；ⅠA3，$T_{1c}N_0M_0$。

ⅠB 期：$T_{2a}N_0M_0$。

ⅡA 期：$T_{2b}N_0M_0$。

ⅡB 期：$T_3N_0M_0$；$T_{1a\sim2b}N_1M_0$。

ⅢA 期：$T_4N_0M_0$；$T_{3\sim4}N_1M_0$；$T_{1a\sim2b}N_2M_0$。

ⅢB 期：$T_{3\sim4}N_2M_0$；$T_{1a\sim2b}N_3M_0$。

ⅢC 期：$T_{3\sim4}N_3M_0$。

ⅣA 期：$T_{1\sim4}N_{0\sim3}M_{1a\sim1b}$。

ⅣB 期：$T_{1\sim4}N_{0\sim3}M_{1c}$。

四、临床表现

（一）症状

肺癌的临床表现比较复杂，症状和体征的有无、轻重以及出现的早晚，取决于肿瘤发生部位、病理类型、有无转移及有无并发症，以及患者的反应程度和耐受性的差异。肺癌早期症状常较轻微，甚至可无任何不适。中央型肺癌症状出现早且重，周围型肺癌症状出现晚且较轻，甚至无症状，常在体检时被发现。肺癌的症状大致分为：局部症状、全身症状、肺外症状、浸润和转移症状。

（二）局部症状

局部症状是指由肿瘤本身在局部生长时刺激、阻塞、浸润和压迫组织所引起的症状。

1. 咳嗽

咳嗽是最常见的症状，以咳嗽为首发症状者占35%～75%。肺癌所致的咳嗽可能与支气管黏液分泌的改变、阻塞性肺炎、胸膜侵犯、肺不张及其他胸内并发症有关。肿瘤生长于管径较大、对外来刺激敏感的段以上支气管黏膜时，可产生类似异物样刺激引起的咳嗽，典型的表现为阵发性刺激性干咳，一般止咳药常不易控制。肿瘤生长在段以下较细小支气管黏膜时，咳嗽多不明显，甚至无咳嗽。对于吸烟或慢性支气管炎的患者，如咳嗽程度加重，次数变频，咳嗽性质改变如呈高音调金属音时，尤其在老年人，要高度警惕肺癌的可能性。

2. 痰中带血或咯血

痰中带血或咯血亦是肺癌的常见症状，以此为首发症状者约占30%。由于肿瘤组织血供丰富，质地脆，剧咳时血管破裂而致出血，咯血亦可能由肿瘤局部坏死或血管炎引起。肺癌咯血的特征为间断性或持续性、反复少量的痰中带血丝，或少量咯血，偶因较大血管破裂、大的空洞形成或肿瘤破溃入支气管与肺血管而导致难以控制的大咯血。

3. 胸痛

以胸痛为首发症状者约占25%。常表现为胸部不规则的隐痛或钝痛。大多数情况下，周围型肺癌侵犯壁胸膜或胸壁，可引起尖锐而断续的胸膜性疼痛，若继续发展，则演变为恒定的钻痛。难以定位的轻度的胸部不适有时与中央型肺癌侵犯纵隔或累及血管、支气管周围神经有关，而恶性胸腔积液患者有25%诉胸部钝痛。持续尖锐剧烈、不易为药物所控制的胸痛，则常提示已有广泛的胸膜或胸壁侵犯。肩部或胸背部持续性疼痛提示肺叶内侧近纵隔部位有肿瘤外侵可能。

4. 胸闷、气急

约有10%的患者以此为首发症状，多见于中央型肺癌，特别是肺功能较差的患者。引起呼吸困难的原因主要包括：

1）肺癌晚期，纵隔淋巴结广泛转移，压迫气管、隆突或主支气管时，可出现气急，甚至窒息症状。

2）大量胸腔积液压迫肺组织并使纵隔严重移位，或有心包积液时，也可出现胸闷、气急、呼吸困难，但抽液后症状可缓解。

3）弥漫性细支气管肺泡癌和支气管播散性腺癌，使呼吸面积减少，气体弥散功能障碍，导致严重的通气/血流比值失调，引起呼吸困难逐渐加重，常伴有发绀。

4）其他：包括阻塞性肺炎，肺不张，淋巴管炎性肺癌，肿瘤微栓塞，上气道阻塞，自发性气胸以及合并慢性肺疾病［如慢性阻塞性肺疾病（COPD）］。

5. 声音嘶哑

有5%～18%的肺癌患者以声嘶为第一主诉，通常伴随有咳嗽。声嘶一般提示直接的纵隔侵犯或淋巴结长大累及同侧喉返神经而致左侧声带麻痹。声带麻痹亦可引起程度不同的上气道梗阻。

（三）全身症状

1. 发热

以此为首发症状者占20%～30%。肺癌所致的发热原因有两种：一为炎性发热，中央型肺癌肿瘤生长时，常先阻塞段或支气管开口，引起相应的肺叶或肺段阻塞性肺炎或不张而出现发热，但多在38℃左右，很少超过39℃，抗生素治疗可能奏效，阴影可能吸收，但因分泌物引流不畅，常反复发作，约1/3的患者可在短时间内反复在同一部位发生肺炎。周围型肺癌多在晚期因肿瘤压迫邻近肺组织引起炎症时而发热。二为癌性发热，多由肿瘤坏死组织被机体吸收所致，此种发热抗炎药物治疗无效，激素类或吲哚类药物有一定疗效。

2. 消瘦和恶病质

肺癌晚期由于感染、疼痛所致食欲减退，肿瘤生长和毒素引起消耗增加，以及体内肿瘤坏死因子（TNF）、瘦素（Leptin）等细胞因子水平增高，可引起严重的消瘦、贫血、恶病质。

（四）肺外症状

由于肺癌所产生的某些特殊活性物质（包括激素、抗原、酶等），患者可出现一种或多种肺外症状，常可出现在其他症状之前，并且可随肿瘤的消长而消退或出现，临床上以肺源性骨关节增生症较多见。

1. 肺源性骨关节增生症

临床上主要表现为杵状指（趾），长骨远端骨膜增生，新骨形成，受累关节肿胀、疼痛和触痛。长骨以胫腓骨、肱骨和掌骨，关节以膝、踝、腕等大关节较多见。杵状指、趾发生率约29%，主要见于鳞癌；增生性骨关节病发生率为1%～10%，主要见于腺癌，小细胞癌很少有此种表现。确切的病因尚不完全清楚，可能与雌激素、GH或神经功能有关，手术切除癌肿后可获缓解或消退，复发时又可出现。

2. 与肿瘤有关的异位激素分泌综合征

约10%患者可出现此类症状，可作为首发症状出现。另有一些患者虽无临床症状，但可检测出一种或几种血浆异位激素增高。此类症状多见于小细胞肺癌。

1）异位ACTH分泌综合征：由于肿瘤分泌ACTH或CRH活性物质，使血浆皮质醇增高。临床症状与库欣综合征大致相似，可有进行性肌无力、周围性水肿、高血压、糖尿病、低钾性碱中毒等，其特点为病程进展快，可出现严重的精神障碍，伴有皮肤色素沉着，而向心性肥胖、多血质、紫纹多不明显。该综合征多见于肺腺癌及小细胞肺癌。

2）异位促性腺激素分泌综合征：由于肿瘤自主性分泌LH及人绒毛膜促性腺激素（HCG）而刺激性腺类固醇分泌所致。多表现为男性双侧或单侧乳腺发育，可发生于各种细胞类型的肺癌，以未分化癌和小细胞癌多见。偶可见阴茎异常勃起，除与激素异常分泌有关外，也可能因阴茎血管栓塞所致。

3）异位甲状旁腺激素分泌综合征：是由于肿瘤分泌甲状旁腺激素或一种溶骨物质（多肽）所致。临床上以高血钙、低血磷为特点，症状有食欲减退、恶心、呕吐、腹痛、烦渴、体重下降、心动过速、心律不齐、烦躁不安和精神错乱等。多见于鳞癌。

4）异位胰岛素分泌综合征：临床表现为亚急性低血糖症候群，如精神错乱、幻觉、头痛等。其原因可能与肿瘤大量消耗葡萄糖、分泌类似胰岛素活性的体液物质或分泌胰岛素释放多肽等有关。

5）类癌综合征：是由于肿瘤分泌 5 - 羟色胺所致。表现为支气管痉挛性哮喘、皮肤潮红、阵发性心动过速和水样腹泻等。多见于腺癌和燕麦细胞癌。

6）神经—肌肉综合征（Eaton - Lambert 综合征）是因肿瘤分泌箭毒性样物质所致。表现为骨骼肌力减退和极易疲劳。多见于小细胞未分化癌。其他尚有周围性神经病、脊根节细胞与神经退行性变、亚急性小脑变性、皮质变性、多发性肌炎等，可出现肢端疼痛无力、眩晕、眼球震颤、共济失调、步履困难及痴呆。

7）异位 GH 综合征：表现为肥大性骨关节病多见于腺癌和未分化癌。

8）抗利尿激素分泌异常综合征：由于癌组织分泌大量的抗利尿激素或具有抗利尿作用的多肽物质所致。其主要临床特点为低钠血症，伴有血清和细胞外液低渗透压（ <270 mOsm/L）、肾脏持续排钠、尿渗透压大于血浆渗透压（尿比重 >1. 200）和水中毒。多见于小细胞肺癌。

3. 其他表现

1）皮肤病变：黑棘皮病和皮肤炎多见于腺癌，皮肤色素沉着是由于肿瘤分泌黑素细胞刺激素（MSH）所致，多见于小细胞癌。其他尚有硬皮病、掌跖皮肤过度角化症等。

2）心血管系统：各种类型的肺癌均可凝血机制异常，出现游走性静脉栓塞、静脉炎和非细菌性栓塞性心内膜炎，可在肺癌确诊前数月出现。

3）血液学系统：可有慢性贫血、紫癜、红细胞增多、类白血病样反应。可能为铁质吸收减少、红细胞生成障碍及红细胞寿命缩短、毛细血管性渗血性贫血等原因所致。此外，各种细胞类型的肺癌均可出现弥散性血管内凝血（DIC），可能与肿瘤释放促凝血因子有关。肺鳞癌患者可伴有紫癜。

（五）外侵和转移症状

1. 淋巴结转移

最常见的是纵隔淋巴结和锁骨上淋巴结，多在病灶同侧，少数可在对侧，多为较坚硬，单个或多个结节，有时可为首发的主诉而就诊。气管旁或隆突下淋巴结肿大可压迫气管，出现胸闷、气急甚至窒息。压迫食管可出现吞咽困难。

2. 胸膜受侵和/或转移

胸膜是肺癌常见的侵犯和转移部位，包括直接侵犯和种植转移。临床表现因有无胸腔积液及胸水的多寡而异，胸水的成因除直接侵犯和转移外，还包括淋巴结的阻塞以及伴发的阻塞性肺炎和肺不张。常见的症状有呼吸困难、咳嗽、胸闷与胸痛等，亦可完全无任何症状；查体时可见肋间饱满、肋间增宽、呼吸音减低、语颤减低、叩诊实音、纵隔移位等；胸水可为浆液性、浆液血性或血性，多数为渗出液，恶性胸水的特点为增长速度快，多呈血性。极为罕见的肺癌可发生自发性气胸，其机制为胸膜的直接侵犯和阻塞性肺气肿破裂，多见于鳞癌，预后不良。

3. 上腔静脉综合征

肿瘤直接侵犯或纵隔淋巴结转移压迫上腔静脉，或腔内的栓塞，使其狭窄或闭塞，造成血液回流障碍，出现一系列症状和体征，如头痛、颜面部浮肿、颈胸部静脉曲张、压力增高、呼吸困难、咳嗽、胸痛以及吞咽困难，亦常有弯腰时晕厥或眩晕等。前胸部和上腹部静脉可代偿性曲张，反映上腔静脉阻塞的时间和阻塞的解剖位置。上腔静脉阻塞的症状和体征与其部位有关。若一侧无名静脉阻塞，头面、颈部的血流可通过对侧无名静脉回流心脏，临床症状较轻。若上腔静脉阻塞发生在奇静脉入口以下部位，除了上述静脉扩张，尚有腹部静脉怒张，血液以此途径流入下腔静脉。若阻塞发展迅速，可出现脑水肿而有头痛、嗜睡、激惹和意识状态的改变。

4. 肾脏转移

死于肺癌的患者约35%发现有肾脏转移，亦是肺癌手术切除后1月内死亡患者的最常见转移部位。大多数肾脏转移无临床症状，有时可表现为腰痛及肾功能不全。

5. 消化道转移

肝转移可表现为食欲减退、肝区疼痛，有时伴有恶心，血清γ-谷氨酰转肽酶（γ-GT）常呈阳性，碱性磷酸酶（AKP）呈进行性增高，查体时可发现肝脏肿大，质硬、结节感。小细胞肺癌好发胰腺转移，可出现胰腺炎症状或阻塞性黄疸。各种细胞类型的肺癌都可转移到肝脏、胃肠道、肾上腺和腹膜后淋巴结，临床多无症状，常在查体时被发现。

6. 骨转移

肺癌骨转移的常见部位有肋骨、椎骨、髂骨、股骨等，但以同侧肋骨和椎骨较多见，表现为局部疼痛并有定点压痛、叩痛。脊柱转移可压迫椎管导致阻塞或压迫症状。关节受累可出现关节腔积液，穿刺可能查到癌细胞。

7. 中枢神经系统症状

1）脑、脑膜和脊髓转移发生率约10%，其症状可因转移部位不同而异。常见的症状为颅内压增高表现，如头痛、恶心、呕吐以及精神状态的改变等，少见的症状有癫痫发作、脑神经受累、偏瘫、共济失调、失语和突然晕厥等。脑膜转移不如脑转移常见，常发生于小细胞肺癌患者中，其症状与脑转移相似。

2）脑病和小脑皮质变性脑病的主要表现为痴呆、精神病和器质性病变，小脑皮质变性表现为急性或亚急性肢体功能障碍，四肢行动困难、动作震颤、发音困难、眩晕等。有报道肿瘤切除后上述症状可获缓解。

8. 心脏受侵和转移

肺癌累及心脏并不少见，尤多见于中央型肺癌。肿瘤可通过直接蔓延侵及心脏，亦可以通过淋巴管逆行播散，阻塞心脏的引流淋巴管引起心包积液，发展较慢者可无症状，或仅有心前区、肋弓下或上腹部疼痛。发展较快者可呈典型的心包填塞症状，如心急、心悸、颈面部静脉怒张、心界扩大、心音低远、肝肿大、腹水等。

9. 周围神经系统症状

癌肿压迫或侵犯颈交感神经引起Horner综合征，其特点为病侧瞳孔缩小、上睑下垂、眼球内陷和颜面部无汗等。压迫或侵犯臂丛神经时引起臂丛神经压迫症，表现为同侧上肢烧灼样放射性疼痛、局部感觉异常和营养性萎缩。肿瘤侵犯膈神经时，可赞成膈肌麻痹，出现胸闷、气急，X 线透视下可见有膈肌矛盾运动。压迫或侵犯喉返神经时，可致声带麻痹出现声音嘶哑。肺尖部肿瘤（肺上沟瘤）侵犯颈 8 和胸 1 神经、臂丛神经、交感神经节以及邻近的肋骨，引起剧烈肩臂疼痛、感觉异常，一侧臂轻瘫或无力、肌肉萎缩，即所谓 Pancoast 综合征。

（六）转移

1. 直接扩散

靠近肺外围的肿瘤可侵犯脏胸膜，癌细胞脱落进入胸膜腔，形成种植转移。中央型或靠近纵隔面的肿瘤可侵犯脏壁胸膜、胸壁组织及纵隔器官。

2. 血行转移

癌细胞随肺静脉回流到左心后，可转移到体内任何部位，常见转移部位为肝、脑、肺、骨骼系统、肾上腺、胰等器官。

3. 淋巴转移

淋巴转移是肺癌最常见的转移途径。癌细胞经支气管和肺血管周围的淋巴管，先侵入邻近的肺段或叶支气管周围淋巴结，然后到达肺门或隆突下淋巴结，再侵入纵隔和气管旁淋巴结，最后累及锁骨上或颈部淋巴结。

五、辅助检查

（一）X 线检查

X 线检查为诊断肺癌最常用的手段，其阳性检出率可在 90% 以上。肺癌较早期的 X 线表现有：①孤立性球形阴影或不规则小片浸润；②透视下深吸气时单侧性通气差，纵隔轻度移向患侧；③呼气相时出现局限性肺气肿；④深呼吸时出现纵隔摆动；⑤如肺癌进展堵塞段或叶支气管，则堵塞部远端气体逐渐吸收出现节段不张，这种不张部位如并发感染则形成肺炎或肺脓肿。较晚期肺癌可见：肺野或肺门巨大肿物结节，无钙化，分叶状，密度一般均匀，边缘有毛刺、周边血管纹理扭曲，有时中心液化，出现厚壁、偏心、内壁凹凸不平的空洞。倍增时间短，当肿物堵塞叶或总支气管出现肺叶或全肺不张，胸膜受累时可见大量胸液，胸壁受侵时可见肋骨破坏。

（二）生化检查

1. 痰脱落细胞学检查

简便易行，但阳性检出率在 50% ~80%，且存在 1% ~2% 的假阳性。此方法适合于在高危人群中进行普查，以及肺内孤立影或是原因不明咯血的确诊。

2. 经皮肺穿刺细胞学检查

适应于外周型病变且由于种种原因不适于开胸病例，其他方法又未能确立组织学诊断。目前倾向与 CT 结合用细针，操作较安全，并发症较少。阳性率在恶性肿瘤中为 74% ~96%，良性肿瘤则较低，为 50% ~74%。并发症有气胸（20% ~35%，其中约 1/4 需处理），小量咯血（3%），发热（1.3%），空气栓塞（0.5%），针道种植（0.02%）。胸外科因具备胸腔镜检、开胸探查等手段，应用较少。

3. 胸腔穿刺细胞学检查

怀疑或确诊为肺癌的患者，可能会有胸腔积液或胸膜播散转移，胸腔穿刺抽取胸腔积液的细胞分析可明确分期，对于某些病例，还可提供诊断依据。对于伴有胸腔积液的肺癌来说，支气管肺腺癌有最高的检出率，其细胞学诊断的阳性率在40%～75%。如果穿刺获得的胸腔积液细胞学分析不能作出诊断，可考虑选择进一步的检查手段，如胸腔镜等。

4. 血清肿瘤标志

已发现很多种与肺癌有关的血清肿瘤标志，这些标志物可能提示致癌因素增强，或解读某些致癌原的程度。肺癌血清肿瘤标志物可能成为肿瘤分期和预后分析的有价值的指标，并可用于评价治疗效果。肿瘤标志物检测结果必须综合其他检查结果，不能单独用于诊断癌症。

5. 单克隆抗体扫描

采用单克隆抗体普查、诊断和分期是目前的一个试验领域，用放射物质标记的抗CEA单克隆抗体的免疫荧光影像已有报告，分别有73%的原发肿瘤和90%的继发肿瘤吸收放射性标记的抗体，抗体的吸收还受肿瘤大小和部位的影响。

（三）CT、MRI等检查

1. CT检查

在肺癌的诊断与分期方面，CT检查是最有价值的无创检查手段。CT可发现肿瘤所在的部位和累积范围，也可大致区分其良、恶性。以往认为钙化是良性病变的影像学特征，但在<3 cm的肺阴影中，7%的恶性肿瘤也有钙化。CT还可以清晰显示肺门、纵隔、胸壁和胸膜浸润，用于肺癌的分期。腹部CT对于观察腹内诸脏器如肝、肾、肾上腺等有无转移非常有帮助。

2. MRI

MRI在肺癌的诊断和分期方面有一定价值，其优点在于可以在矢状和冠状平面显示纵隔的解剖，无须造影清晰地显示中心型肿瘤与周围脏器血管的关系，从而判断肿瘤是否侵犯了血管或压迫包绕血管，如超过周径的1/2，切除有困难，如超过周径的3/4则不必手术检查。肿瘤外侵及软组织时MRI也能清晰显示，对肺上沟瘤的评估最有价值。在检查肺门和纵隔淋巴结方面，MRI与CT相似，可清晰显示肿大的淋巴结，但特异性较差。

3. 支气管镜检查

阳性检出率为60%～80%，一般可观察到4～5级支气管的改变，如肿物、狭窄、溃疡等，并进行涂刷细胞学、咬取活检、局部灌洗等。这种检查，一般比较安全，也有报告9%～29%活检后并发出血。遇见疑似类癌并直观血运丰富的肿瘤应谨慎从事，最好避免活检创伤。

4. ECT检查

ECT骨显像比普通X线片提早3～6个月发现病灶，可以较早地发现骨转移灶。如病变已达中期骨病灶部脱钙含量的30%～50%及以上，X线片与骨显像都有阳性发现，如病灶部成骨反应静止，代谢不活跃，则骨显像为阴性X线片为阳性，二者互补，可以提高诊断率。

5. 纵隔镜检查

当CT可见气管前、旁及隆突下淋巴结肿大时应全麻下行纵隔镜检查。在胸骨上凹部做横切口，钝性分离颈前软组织到达气管前间隙，钝性游离出气管前通道，置入观察镜缓慢通过无名动脉的后方，观察气管旁、气管支气管角及隆突下等部位的肿大淋巴结，用特制活检钳解剖剥离取得活组织。临床资料显示总的阳性率为39%，死亡率约占0.04%，1.2%发生并发症如气胸、喉返神经麻痹、出血、发热等。

6. PET检查

PET可以发现意料不到的胸外转移灶，能够使术前定期更为精确。胸外转移病例中无假阳性率，但是在纵隔内肉芽肿或其他炎性淋巴结病变中PET检查有假阳性发现需经细胞学或活检证实。

六、诊断与鉴别诊断

（一）诊断

原发性支气管肺癌的诊断依据包括：症状、体征、影像学表现以及痰脱落细胞学检查。

（二）鉴别诊断

1. 肺结核病

1）肺结核球：易与周围型肺癌混淆。肺结核球多见于青年患者。病变常位于上叶尖、后段或下叶背段，一般增长不明显，病程较长，在X线片上块影密度不均匀，可见到稀疏透光区，常有钙化点，边缘光滑，分界清楚，肺内常另有散在性结核病灶。

2）粟粒性肺结核的X线征象与弥漫型细支气管肺泡癌相似，粟粒性肺结核常见于青年，发热、盗汗等全身毒性症状明显，抗结核药物治疗可改善症状，病灶逐渐吸收。

3）肺门淋巴结结核：在X线片上的肺门块影可能误诊为中央型肺癌。肺门淋巴结结核多见于青少年，常有结核感染症状，很少有咯血，结核菌素试验常为阳性，抗结核药物治疗效果好。

值得提出的是少数患者肺癌可以与肺结核合并存在，由于临床上无特殊表现，X线征象又易被忽视，临床医生常易满足于肺结核的诊断而忽略同时存在的癌肿病变，往往延误肺癌的早期诊断。因此，对于中年以上的肺结核患者，在肺结核病灶部位或其他肺野内呈现块状阴影，经抗结核药物治疗肺部病灶未见好转、块影反而增大或伴有肺段或肺叶不张、一侧肺门阴影增宽等情况时，都应引起结核与肺癌并存的高度怀疑，必须进一步做痰细胞学检查和支气管镜检查等。

2. 肺部炎症

1）支气管肺炎：早期肺癌产生的阻塞性肺炎易被误诊为支气管肺炎。支气管肺炎一般起病较急，发热、寒战等感染症状比较明显，经抗菌药物治疗后症状迅速消失，肺部病变也较快吸收。如炎症吸收缓慢或反复出现，应进一步深入检查。

2）肺脓肿：肺癌中央部分坏死液化形成癌性空洞时，X线征象易与肺脓肿混淆。肺脓肿病例常有吸入性肺炎病史。急性期有明显的感染症状，痰量多，呈脓性，有臭味。X 线片上空洞壁较薄，内壁光滑，有液平面，脓肿周围的肺组织或胸膜常有炎性病变。支气管造影时造影剂多可进入空洞，并常伴有支气管扩张。

3. 其他胸部肿瘤

1）肺部良性肿瘤：肺部良性肿瘤有时须与周围型肺癌相鉴别。肺部良性肿瘤一般不呈现临床症状，生长缓慢，病程长。在 X 线片上显示接近圆形的块影，可有钙化点，轮廓整齐，边界清楚，多无分叶状。

2）肺部孤立性转移性癌：肺部孤立性转移性癌很难与原发性周围型肺癌相区别。鉴别诊断主要依靠详细病史和原发癌肿的症状和体征。肺转移性癌一般较少呈现呼吸道症状和痰血，痰细胞学检查不易找到癌细胞。

3）纵隔肿瘤：中央型肺癌有时可能与纵隔肿瘤混淆。诊断性人工气胸有助于明确肿瘤所在的部位。纵隔肿瘤较少出现咯血，痰细胞学检查未能找到癌细胞。支气管镜检查和支气管造影有助于鉴别诊断。纵隔淋巴瘤较多见于年轻患者，常为双侧性病变，可有发热等全身症状。

七、治疗

（一）化疗

化疗对小细胞肺癌的疗效无论早期或晚期均较肯定，甚至有根治的少数报告；对非小细胞肺癌也有一定疗效，但仅为姑息，作用有待进一步提高。近年化疗在肺癌中的作用已不再限于不能手术的晚期肺癌患者，而常作为全身治疗列入肺癌的综合治疗方案。化疗会抑制骨髓造血系统，主要是白细胞和血小板的下降，联合中医中药及免疫治疗效果佳。

1. 小细胞肺癌的化疗

由于小细胞肺癌所具有的生物学特点，目前公认除少数充分证据表明无胸内淋巴结转移者外，应首选化疗。

1）适应证

（1）经病理或细胞学确诊的小细胞肺癌患者。

（2）KS 记分在 50 ~ 60 分及以上者。

（3）预期生存时间在一个月以上者。

（4）年龄≤70 岁者。

2）禁忌证

（1）年老体衰或恶病质者。

（2）心肝肾功能严重障碍者。

（3）骨髓功能不佳：白细胞在 3×10^9/L 以下，血小板在 80×10^9/L（直接计数）以下者。

（4）有并发症和感染发热出血倾向等。

2. 非小细胞肺癌的化疗

对非小细胞肺癌虽然有效药物不少，但有效率低且很少能达到完全缓解。

1）适应证

（1）经病理学或细胞学证实为鳞癌、腺癌或大细胞癌但不能手术的Ⅲ期患者，以及术后复发转移者或其他原因不宜手术的Ⅲ期患者。

（2）经手术探查、病理检查有以下情况者：①有残留灶；②胸内有淋巴结转移；③淋巴管或血栓中有癌栓；④低分化。

（3）有胸腔或心包积液者需采用局部化疗。

2）禁忌证

同小细胞肺癌。

（二）放疗

1. 治疗原则

放疗对小细胞癌最佳，鳞癌次之，腺癌最差。但小细胞癌容易发生转移，故多采用大面积不规则照射，照射区应包括原发灶、纵隔双侧锁骨上区，甚至肝脑等部位，同时要辅以药物治疗。鳞癌对射线有中等度的敏感性，病变以局部侵犯为主，转移相对较慢，故多用根治治疗。腺癌对射线敏感性差，且容易发生血行转移，故较少采用单纯放疗。

2. 放疗并发症

放疗并发症较多，甚至引起部分功能丧失。对于晚期肿瘤患者，放疗效果并不完好。同时患者体质较差，年龄偏大不适合放疗。

3. 放疗的适应证

根据治疗的目的分为根治治疗、姑息治疗、术前放疗、术后放疗及腔内放疗等。

1）根治治疗

（1）有手术禁忌或拒做手术的早期病例，或病变范围局限在150 cm^2 的ⅢA病例。

（2）心、肺、肝、肾功能基本正常，白细胞计数大于 $3\times10^9/L$，血红蛋白大于100 g/L者。

（3）事前要周密地制订计划，严格执行，不要轻易变动治疗计划，即使有放射反应亦应以根治肿瘤为目标。

2）姑息治疗

其目的差异甚大。有接近根治治疗的姑息治疗，以减轻患者痛苦、延长生命、提高生存质量；亦有仅为减轻晚期患者症状，甚至引起安慰作用的减症治疗，如疼痛、瘫痪、昏迷、气急及出血。姑息治疗的照射次数可自数次至数十次，应根据具体情况和设备条件等而定。但必须以不增加患者的痛苦为原则，治疗中遇有较大的放射反应或KS分值下降时，可酌情修改治疗方案。

（三）手术治疗

肺癌的治疗方法中除ⅢB及Ⅳ期外应以手术治疗或争取手术治疗为主，依据不同期别和病理组织类型酌加放疗、化疗和免疫治疗的综合治疗。关于肺癌手术术后的生存期，国内有报道3年生存率为40%～60%；5年生存率为22%～44%；手术死亡率在3%以下。

1. 手术指征

具有下列条件者一般可行外科手术治疗：

1）无远处转移者，包括实质脏器如肝、脑、肾上腺、骨骼、胸腔外淋巴结等。

2）癌组织未向胸内邻近脏器或组织侵犯扩散者，如主动脉、上腔静脉、食管和癌性胸液等。

3）无严重心肺功能低下或近期内心绞痛发作者。

4）无重症肝肾疾患及严重糖尿病者。

具有以下条件者一般应该慎做手术或需做进一步检查治疗。

1）年迈、体衰、心肺功能欠佳者。

2）小细胞肺癌除Ⅰ期外宜先行化疗或放疗，而后再确定能否手术治疗。

3）X线所见除原发灶外，纵隔亦有几处可疑转移者。

目前，学术界对于肺癌外科手术治疗的指征有所放宽，对于一些侵犯到胸内大血管以及远处孤立转移的患者，只要身体条件许可，有学者也认为可以手术，并进行了相关的探索和研究。

2. 剖胸探查术指征

凡无手术禁忌，明确诊断为肺癌或高度怀疑为肺癌者可根据具体情况选择术式，若术中发现病变已超出可切除的范围但原发癌仍可切除者宜切除原发灶，这称为减量手术，但原则上不做全肺切除以便术后辅助其他治疗。

3. 肺癌术式的选择

Ⅰ、Ⅱ和部分经过选择的ⅢA期的肺癌病例，凡无手术禁忌证者皆可采用手术治疗。手术切除的原则为：彻底切除原发灶和胸腔内有可能转移的淋巴结，且尽可能保留正常的肺组织，全肺切除术宜慎重。

1）局部切除术：是指楔形癌块切除和肺段切除，即对于体积很小的原发癌、年老体弱肺功能差或癌分化好恶性度较低者等均可考虑行肺局部切除术。

2）肺叶切除术：对于孤立性周围型肺癌、局限于一个肺叶内无明显淋巴结肿大可行肺叶切除术。若癌肿累及两叶或中间支气管可行上中叶或下中叶两叶肺切除。

3）袖状肺叶切除：这种术式多应用于右肺上中叶肺癌，如癌肿位于叶支气管且累及叶支气管开口者可行袖状肺叶切除。

4）全肺切除：凡病变广泛用上述方法不能切除病灶时可慎重考虑行全肺切除。

5）隆突切除和重建术：肺瘤超过主支气管累及隆突或气管侧壁但未超过2 cm时，可行隆突切除重建术或袖式全肺切除；若还保留一叶肺时，则力争保留。术式可根据当时情况而定。

4. 再发或复发性肺癌的外科治疗

手术固然能切除癌肿，但还有残癌，或区域淋巴结转移，或血管中癌栓存在等，复发转移概率非常高。

1）原发性肺癌的处理：凡诊断为多原发性肺癌者其处理原则按第二个原发灶处理。

2）复发性肺癌的处理：所谓复发性肺癌是指原手术瘢痕范围内发生的癌灶或是与

原发灶相关的胸内癌灶复发，称为复发性肺癌。其处理原则应根据患者的心肺功能和能否切除来决定手术范围。

八、护理

1. 压疮预防

肺癌晚期患者营养状况一般较差，有时合并全身水肿，极易产生压疮，且迅速扩展，难以治愈，预防压疮发生尤为重要。减轻局部压力，按时更换体位，身体易受压部位用气圈、软枕等垫起，避免长期受压。保持皮肤清洁，尤其对于大小便失禁的患者，保持床铺清洁、平整，对已破溃皮肤应用烤灯照射，保持局部干燥。

2. 缓解症状

发热为肺癌的主要症状之一，应嘱患者注意保暖，预防感冒，以免发生肺炎；对于刺激性咳嗽，可给予镇咳剂；夜间患者持续性咳嗽时，可饮热水，以减轻咽喉部的刺激；如有咯血应给止血药，大量咯血时，立即通知医生，同时使患者头偏向一侧，及时清除口腔内积血防止窒息，并协助医生抢救。

3. 病情观察及护理

肺癌晚期患者常有肿瘤不同部位的转移，引起不同症状，应注意观察给予相应的护理。如肝、脑转移，可出现突然昏迷、抽搐、视物不清，护理人员应及时发现给予对症处理。骨转移者应加强肢体保护，腹部转移常发生肠梗阻，应注意观察患者有无腹胀、腹痛等症状，由于衰弱、乏力、活动减少等原因，患者常出现便秘，应及时给予开塞露或缓泻药通便。因营养不良、血浆蛋白低下均可出现水肿，应通过增加营养、抬高患肢等措施以减轻水肿。

4. 术后护理

肺癌手术后，要禁止患者吸烟，以免促进复发。有肺功能减退的，要指导患者逐步增加运动量。术后要经常注意患者恢复情况，若有复发，应立即到医院请医生会诊，决定是否行放疗或化疗。要经常注意患者有无发热、剧咳、痰血、气急、胸痛、头痛、视力改变、肝痛、骨痛、锁骨上淋巴结肿大、肝肿大等，发现上述症状，应及时去医院就诊。同时，患者应定期去医院做胸透视检查，并留新鲜痰液查癌细胞。

5. 饮食护理

1）肺癌患者无吞咽困难时：应自由择食，在不影响治疗的情况下，应多吃一些含蛋白质，碳水化合物丰富的食品，提高膳食质量，为手术创造良好的条件。如果营养状况较差，很难耐受手术的创伤，术后愈合慢，易感染，对手术康复不利。

2）要求饮食含有人体必需的各种营养素：在足够热量供应时，可以补充蛋白质营养，促进肌肉蛋白的合成，在热量供应不足时，支链氨基酸也能提供更多的热能。要素膳的种类很多，应用时，要从低浓度开始，若口服应注意慢饮，由于要素膳为高渗液，饮用过快易产生腹泻和呕吐。

3）术后饮食调配：术后根据病情来调配饮食。因为手术创伤会引起消化系统的功能障碍，所以在食物选择与进补时，不要急于求成。都要多吃新鲜蔬菜和水果，果蔬中含有丰富的维生素 C，是抑癌物质，能够阻断癌细胞的生成，另外大蒜也含有抗癌物质。养成良好的生活和饮食习惯，定期体格检查，及时诊断和治疗。

6. 心理疏导

晚期肺癌患者心理生理较脆弱，特别是刚刚确诊时，患者及家属难以接受，入院时护士应主动关心安慰患者，向其介绍病室环境，介绍主管医生、主管护士，消除患者的生疏感和紧张感，减轻患者对住院的惧怕心理，帮助患者结识病友，指导家属在精神上和生活上给予大力支持，及时把握患者的心理变化，采取各种形式做好患者心理疏导。

九、预防

肺癌是可以预防的，也是可以控制的。已有的研究表明：西方发达国家通过控烟和保护环境后，近年来肺癌的发病率和死亡率已明显下降。肺癌的预防可分为三级预防，一级预防是病因干预；二级预防是肺癌的筛查和早期诊断，达到肺癌的早诊早治；三级预防为康复预防。

1. 禁止和控制吸烟

国外的研究已经证明戒烟能明显降低肺癌的发生率，且戒烟越早，肺癌发病率降低越明显。因此，戒烟是预防肺癌最有效的途径。

2. 保护环境

已有的研究证明：大气污染、沉降指数、烟雾指数、苯并芘等暴露剂量与肺癌的发生率成正相关关系，保护环境、减少大气污染是降低肺癌发病率的重要措施。

3. 职业因素的预防

许多职业致癌物增加肺癌发病率已经得到公认，减少职业致癌物的暴露就能降低肺癌发病率。

4. 科学饮食

增加食物中蔬菜、水果的摄入量，多食富含胡萝卜素、维生素 C、维生素 E、叶酸、微量元素硒等食品，可以降低肺癌的发病率。同时，规律的生活、愉快的心情、劳逸结合的生活环境、持之以恒地锻炼身体，都能增加防病抗病的能力。中年以上市民应定期检查身体，当出现刺激性干咳、痰中带血丝等症状时，应及时到医院检查，如家中有人曾患肺癌，其他成员应引起注意，须定期检查。

（高洋）

第二节 食管癌

食管癌系指由食管鳞状上皮或腺上皮的异常增生所形成的恶性病变。其发展一般经过上皮不典型增生、原位癌、浸润癌等阶段。食管鳞状上皮不典型增生是食管癌的重要癌前病变，由不典型增生到癌变一般需要几年甚至十几年。

食管癌是常见的消化道肿瘤，全世界每年约有 30 万人死于食管癌。其发病率和死亡率各国差异很大。我国是世界上食管癌高发地区之一，每年平均病死约15万人。男多于女，发病年龄多在40岁以上。食管癌典型的症状为进行性吞咽困难，先是难咽干的食物，继而是半流质食物，最后水和唾液也不能咽下。

食管癌在中国有明显的地理聚集现象，高发病率及高病死率地区相当集中。其发病率在河北、河南、江苏、山西、陕西、安徽、湖北、四川等省的各种肿瘤中高居首位，其中河南省病死率最高，以下依次为江苏、山西、河北、陕西、福建、安徽、湖北等省。年平均病死率在100/10万以上的县市有21个，最高的是河北省邯郸市（303.37/10万）。

对流行地区分布的深入分析发现，同一省的不同地区可以存在迥然不同的发病情况，高、低水平地区相距很近，而病死率水平却可相差几十倍到二三百倍。高病死率水平到低病死率水平常形成明显梯度，呈不规则同心圆状分布。主要的高病死率水平地区分布在：河南、河北、山西三省交界（太行山）地区，四川北部地区，鄂豫皖交界（大别山）地区；闽南和广东东北部地区，江苏北部以及新疆哈萨克族聚居地区。在世界范围内同样存在高发区，哈萨克斯坦的古里耶夫、伊朗北部的土库曼斯坦、南非的特兰斯瓦等，其发病率均超过100/10万。

一、病因

食管癌的确切病因尚未完全清楚，但某些理化因素的长期刺激和食物中致癌物质，尤其是硝酸盐类物质过多是食管癌的重要病因，同时食物中微量元素和无机盐的缺乏、酗酒、抽烟、基因突变、遗传因素等，也可能参与本病发生。

1. 亚硝胺类化合物和真菌毒素

现已知有近30种亚硝胺能诱发实验动物肿瘤，国内已成功地用多种硝酸盐代谢产物诱发了大鼠的食管癌；同时，我国学者通过降低我国食管癌高发区内食物和饮水中硝酸盐类物质的含量也降低了高发区内食管癌的发病率。真菌霉素的致癌作用早为人们所注意。我国林州食管癌的研究结果证明，当地居民喜食的酸菜中，含有大量白地霉和高浓度硝酸盐、亚硝酸盐和二级胺，其中包括亚硝胺，食用酸菜量与食管癌的发病率呈正相关。

2. 饮食习惯

流行病学调查发现，食物的物理性刺激如粗糙或过硬的食物、过热的食物或液体、食物酸菜、饮用浓茶、饮酒、咀嚼槟榔、吸烟等似与食管癌的发生有一定的关系。

3. 营养因素和微量元素

饮食中缺乏动物蛋白、脂肪、新鲜蔬菜和水果等，可引起必需营养成分（如维生素A、B、C、E等）的缺乏，与食管癌的发生有关。水及食物中的钼、钴、锰、铁、镍、锌、氟、铝、铜等缺乏，直接或间接地与食管癌的发病有关。

4. 霉菌及其毒素

已知食用被串珠镰刀霉、白地霉、圆弧青霉、黄曲霉、交链孢霉等污染的食物，可能与亚硝胺有协同的促癌作用。霉变食物的致癌作用已在动物实验中被证实。实验研究发现，黄曲霉毒素以及圆弧青霉、交链孢霉、串珠镰刀霉的代谢产物，可能与食管癌的发生有关。HPV 也可能是食管癌的病因。

5. 食管损伤、食管疾病及食物的刺激作用

在腐蚀性食管灼伤和狭窄、食管贲门失弛缓症、食管憩室或反流性食管炎患者中，食管癌的发病率较一般人群为高，这可能与食管黏膜上皮长期受炎症、溃疡及酸性、碱性反流物的刺激导致食管上皮增生及癌变有关。研究资料表明，反流性食管炎患者的食管下端鳞状上皮有时可被柱状上皮替代而形成 Barrett 食管，Barrett 食管的癌变危险平均为 0.01/年，其癌变率比同龄对照组高 30～125 倍。生活习惯与食管癌的发病也有关，如新加坡华裔居民中讲福建方言者有喝烫饮料的习惯，其食管癌的发病率比无此习惯、讲广东方言者要高得多；哈萨克人爱嚼刺激性很强的含烟叶的"那司"，这也与其食管癌的高发有关；酗酒与食管鳞癌的发病有关，烈性酒的危险要大于葡萄酒和啤酒。

6. 遗传因素

食管癌的发病有明显的家族聚集现象，这与人群的易感性与环境条件有关。在食管癌高发区，连续 3 代或 3 代以上出现食管癌患者的家族屡见不鲜。在我国山西、山东、河南等省的调查发现，有阳性家族史的食管癌患者占 1/4～1/2，高发区内阳性家族史的比例以父系最高，母系次之，旁系最低。

7. 食管癌基因

近研究发现癌基因（如 *c－myc*、*EGFR*、*cyclineD*、*int－2*、*hst－1* 等）的激活和抑癌基因（如 *P53*、*Rb*、*APC*、*MCC*、*DCC* 等）的失活可能在食管癌的发病机制中起重要作用。

二、分型

食管癌可发生在下咽部到食管—胃接合部之间的食管任何部位。我国统计资料显示，食管中段最多，为 52.69%～63.33%，下段次之，为 24.95%～38.92%；上段最少，为 2.80%～14.10%。

（一）临床病理分期及分型

1. 临床病理分期

根据食管癌的组织学特点，可将其分为鳞癌、腺癌（包括腺棘癌）、未分化癌及癌肉瘤等四型。其中以鳞癌最多见，约占 90%，腺癌次之，占 7%，其他均少见。鳞癌又根据癌细胞分化程度分为以下 3 级：

Ⅰ级：癌细胞有明显角化或癌珠形成，癌细胞体积较大，胞质较多，呈多角形或圆形，多形性不明显，不典型核分裂不多见。

Ⅱ级：癌细胞角化或癌珠形成现象比较少，癌细胞多呈圆形、卵圆形或多角形，多形性比较明显，常见核分裂。癌细胞角化虽明显，但多形性比较明显的病例也属Ⅱ级。

Ⅲ级：癌细胞大部分呈梭形、长椭圆形或不规则形。体积较小，胞质较少，核分裂常见，而不见角化或癌珠形成，癌细胞的多形性明显，排列不规则。

2. 病理形态分型

1）早期食管癌的病理形态分型：早期食管癌按其形态分为隐伏型、糜烂型、斑块型和乳头型。其中以斑块型为最常见。占早期食管癌的 1/2 左右，此型癌细胞分化较

好。糜烂型占1/3左右，癌细胞的分化较差。隐伏型病变最早，均为原位癌，但仅占早期食管癌的1/10左右。乳头型病变较晚，虽癌细胞一般分化较好，但手术所见属原位癌者较少见。

2）中、晚期食管癌的病理形态分型：可分为髓质型、蕈伞型、溃疡型、缩窄型、腔内型和未定型，其中髓质型恶性程度最高，占中、晚期食管癌的1/2以上，此型癌肿可侵犯食管壁的各层，并向腔内外扩展，食管周径的大部或全部，以及管周围结缔组织均可受累，癌细胞分化程度不一。蕈伞型约占中、晚期食管癌的1/6~1/5，癌瘤多呈圆形或卵圆形肿块，向腔内外呈蕈伞状突起，可累及食管壁的大部。溃疡型及缩窄型占中、晚期食管癌的1/10左右，溃疡型表面多有较深的溃疡，出血及转移较早，而发生梗阻较晚；缩窄型呈环行生长，且多累及食管全周，食管黏膜呈向心性收缩，故出现梗阻较早，而出血及发生转移较晚。腔内型和未定型比较少见。

3. 组织学分型

鳞癌最多见，约占90%；腺癌较少见，又可分为单纯腺癌、腺鳞癌、黏液表皮样癌和腺样囊性癌等4个亚型；未分化癌和癌肉瘤少见，但恶性程度较高。发生于食管上、中段绝大多数为鳞癌，而下段则多为腺癌。

4. 临床分期

对食管癌进行分期临床上采用的是最新版的食管癌TNM分期，T是指原发肿瘤的分期、N主要是淋巴结转移的问题、M主要是指有无其他远处转移。根据TNM分期可将食管癌分为0期、Ⅰ期、Ⅱ期、Ⅲ期、Ⅳ期，其中，0~Ⅰ期为早期食管癌，Ⅱ~Ⅲ期为中期食管癌，Ⅳ期为晚期食管癌。

0期：为早期食管癌，此时在食管最内层可以发现异形细胞，可能会发展成为癌细胞。

Ⅰ期：为早期食管癌，此时的食管癌没有区域的淋巴结转移，也没有远处转移，肿瘤病变局限于黏膜和黏膜下层。

Ⅱ期：为中期食管癌，此时的食管癌指的是肿瘤的病变侵犯到了食管肌层，但没有远处转移，有区域淋巴结转移。

Ⅲ期：为中期食管癌，此时期的病变已经侵犯到食管外膜或食管外的周围组织，但还没有远处转移，有区域淋巴结转移。

Ⅳ期：为晚期食管癌，此时期已发生远处转移的食管癌病变，包括淋巴结和周围器官。

食管癌的分期对食管癌的治疗以及预后有一定的提示作用，分期越早提示手术治疗、化疗、放疗、预后效果越好，分期越晚则提示治疗效果以及预后越差。因此如果怀疑有食管癌，进行胃镜检查后，同时应进行CT检查，需要进行全面的分期。

三、临床表现

（一）症状

吞咽困难是大多数患者的第一个症状，吞咽疼痛也可能会发生。液体和软性食物通常可接受，而较硬的固体食物（如面包或肉类）就会困难许多。体重下降可能同时是营养不足合并癌症活动的一个表现。常见症状为疼痛，特别是灼烧样痛，可为剧痛伴随吞咽加重，或为阵痛。

癌肿可能扰乱正常的胃蠕动，导致恶心、呕吐和食物逆流。由此还会导致咳嗽和发生窒息的危险。肿瘤表面可能易破易出血，临床表现为呕血。晚期食管癌因癌肿压迫局部组织，还可能引发上腔静脉综合征等症状。另一个并发症是食管和气管之间发生瘘管。异物经瘘管入肺导致的肺炎常表现为咳嗽、发热或肺吸入。

已经远端转移的食管癌还会在转移部位引起其他症状，例如肝脏转移导致黄疸、腹水，肺转移导致呼吸困难等。

1. 早、中期症状

1）咽下哽噎感最多见，可自行消失和复发，不影响进食。常在患者情绪波动时发生，故易被误认为功能性症状。

2）胸骨后和剑突下疼痛较多见。咽下食物时有胸骨后或剑突下痛，其性质可呈烧灼样、针刺样或牵拉样，以咽下粗糙、灼热或有刺激性食物为著。初时呈间歇性，当癌肿侵及附近组织或有穿透时，就可有剧烈而持续的疼痛。疼痛部位常不完全与食管内病变部位一致。疼痛多可被解痉剂暂时缓解。

3）食物滞留感染和异物感，咽下食物或饮水时，有食物下行缓慢并滞留的感觉，以及胸骨后紧缩感或食物黏附于食管壁等感觉，食毕消失。症状发生的部位多与食管内病变部位一致。

4）咽喉部干燥和紧缩感，咽下干燥粗糙食物尤为明显，此症状的发生也常与患者的情绪波动有关。

5）其他症状：少数患者可有胸骨后闷胀不适、心前区痛和嗳气等症状。

2. 晚期症状

1）咽下困难：进行性咽下困难是绝大多数患者就诊时的主要症状，但却是本病的较晚期表现。因为食管壁富有弹性和扩张能力，只有当约 2/3 的食管周径被癌肿浸润时，才出现咽下困难。因此，在上述早期症状出现后，在数月内病情逐渐加重，由不能咽下固体食物发展至液体食物亦不能咽下。如癌肿伴有食管壁炎症、水肿、痉挛等，可加重咽下困难。阻塞感的位置往往符合癌肿部位。

2）食物反流：常在咽下困难加重时出现，反流量不大，内含食物与黏液，也可含血液与脓液。

3）其他症状：当癌肿压迫喉返神经可致声音嘶哑；侵犯膈神经可引起呃逆或膈神经麻痹；压迫气管或支气管可出现气急和干咳；侵蚀主动脉则可产生致命性出血。并发食管—气管或食管—支气管瘘或癌肿位于食管上段时，吞咽液体时常可产生颈交感神经麻痹征群。

（二）体征

早期体征不明显。晚期可出现呃逆、吞咽困难，并且由于患者进食困难可导致营养不良而出现消瘦、贫血、失水或恶病质等体征。当癌肿转移时，可触及肿大而坚硬的浅表淋巴结，或肿大而有结节的肝脏。还可出现黄疸、腹水等。其他少见的体征尚有皮肤、腹白线处结节，腹股沟淋巴结肿大。

（三）转移

1. 食管壁内扩散

食管癌旁上皮的底层细胞癌变是肿瘤的表面扩散方式之一。癌细胞还常沿食管固有膜或黏膜下层的淋巴管浸润。

2. 直接浸润邻近器官

食管上段癌可侵入喉部、气管及颈部软组织，甚至侵入甲状腺；中段癌可侵入支气管，形成食管—支气管瘘，也可侵入胸导管、奇静脉、肺门及肺组织，部分可侵入肺动脉，形成食管—主动脉瘘，引起大出血致死；下段癌可累及心包。受累脏器的频度依次为肺和胸膜、气管和支气管、脊柱、心及心包、主动脉、甲状腺及喉等。

3. 淋巴转移

中段癌常转移至食管旁或肺门淋巴结；下段癌常转移至食管旁、贲门旁、胃左动脉及腹腔等淋巴结，偶可至上纵隔及颈部淋巴结。淋巴转移的频度依次为纵隔、腹部、气管及气管旁、肺门及支气管旁。

4. 血行转移

多见于晚期患者。常见的转移部位依次为肝、肺、骨、肾、肾上腺、胸膜、网膜、胰腺、心、甲状腺和脑等。

食管壁因缺少浆膜层，因此食管癌的直接浸润方式很重要。另外，最近的资料显示，肿瘤一旦侵入黏膜下组织，56%的患者已有血行转移，32%的患者已有淋巴转移；还有资料显示，癌组织侵犯至黏膜固有层时已发现有12%的患者有血管内浸润，40%有淋巴结转移；癌组织一旦侵及黏膜下层时，73.3%的患者血管内有浸润，31.7%的患者有淋巴结转移。

四、辅助检查

（一）X线检查

X线检查方法简便，患者容易接受。由于早期食管癌的病变多局限于黏膜层，此种细微病变X线虽难查明，但仔细观察食管黏膜皱襞的改变和管腔的舒张度，对于确认早期食管癌具有重要意义；再辅以纤维食管镜或胃镜结合细胞学检查，对于提高早期食管癌的诊断率有帮助。早期食管癌中不易显示病变，检查时必须调好钡餐，令患者分次小口吞咽，多轴细致观察才不易漏诊。中晚期食管癌均可在食管X线钡餐检查发现明显充盈缺损等典型的X线征象。

利用食管X线造影检查、X线电视透视或录像可检查食管上端口咽部及食管下端贲门部的吞咽功能，食管腔内外病变，食管造影轴向变化，良恶性肿瘤鉴别及食管癌切除可能的估计。为使造影对比清晰，可将钡剂与发泡剂混合在一起检查，利于观察食管黏膜及舒张度的改变、食管癌形态及合并的溃疡。在贲门癌中显示食管、贲门端的舒张度，胃底是否有软组织肿块。在X线透视下用呃气检查，令患者在钡造影时自己呃气，使钡与气体在管腔内混合达到双重造影的目的。

1. 常规钡餐检查

食管钡餐检查常规在空腹时进行，多采取立位多轴透视，必要时取卧位。服钡剂后，通过X线详细观察食管的充盈、通过及排空的情况，重点注意黏膜的改变。在显示病变最佳的位置摄片，可摄充盈像及黏膜像。检查前应详细询问病史，若梗阻严重，可用稀薄钡剂，以免造成堵塞影响检查；若梗阻较轻，可用较稠钡剂以利观察，如疑有食管—气管瘘，可用碘油或少量稀钡检查；如病变在颈部，为防止钡剂快速流过食管，可取头低脚高位，使钡剂在颈段食管停留时间延长。

1）早期食管癌影像：X线钡餐检查在早期病例中的阳性率约70%。早期食管癌的病变为局限于黏膜固有层或已侵入黏膜下层，但食管肌层完好。故X线所见为浅表癌的表现。

（1）乳头状充盈缺损：X线显示食管乳头状或息肉状充盈缺损，肿块边界清楚，但不完整，肿块表面黏膜不整或消失，可有小龛影，但食管舒张度尚正常。

（2）局限浅在充盈缺损：食管壁可见小的充盈缺损或锯齿样改变。

（3）黏膜不整：食管黏膜皱襞不整，增粗，扭曲或中断，消失。在双对比造影片中见病变处有不规则的小斑片影或局部黏膜迂曲、增粗，或在不整的黏膜中见到小颗粒样、斑块样充盈缺损。

（4）小龛影及黏膜破坏：局部黏膜破坏、不整，有小龛影。

2）中晚期食管癌影像：因癌组织已侵入肌层，甚至穿透食管纤维膜，累及食管周围组织和器官而有不同的表现。

（1）髓质型：病变显示为不规则的充盈缺损，有不同程度的管腔狭窄，病变的上、下缘与正常食管交界处呈斜坡状，病变区黏膜消失或破坏，常有大小不等的龛影，常见软组织肿物阴影，钡剂通过有梗阻，病变上部食管多有较明显的扩张。

（2）蕈伞型：有明显的充盈缺损，其上下缘呈弧形，边缘锐利，与正常食管分界清楚，可有浅表溃疡，病变区黏膜破坏、紊乱，伴明显软组织阴影者少见。钡流部分受阻，上部食管有轻度至中度扩张。

（3）溃疡型：显示大小和形状明显不同的龛影，在切线位可见龛影深入食管壁内，甚至突出于管腔轮廓之外。溃疡边缘隆凸者，X线显示半月征。钡剂通过无明显阻塞，或管腔仅呈轻度狭窄，上部食管亦多无扩张。

（4）腔内型：病变部位管腔明显增宽，呈梭形扩张。病变大多数呈大的息肉样充盈缺损。病变部位的食管边缘有缺损，不连贯。病变部位的黏膜不整齐，钡剂分布呈不规则斑片状，不均匀。少数病例有龛影。虽然多数病例肿块巨大，但管腔梗阻并不严重，故上部食管扩张不明显。

（5）缩窄型：病变为短的环状狭窄，通常累及全周，长度不超过5 cm，表面糜烂，多无溃疡，缩窄上方高度扩张。

以上分型以髓质型最常见，蕈伞型次之，其他各型较少见。此外还有少数病例从X线上不能分型。

2. 腹部加压法

患者取仰卧位，用加压带紧压在左上腹部，使患者感到不能耐受时为止。颈段食管采取仰卧头低位，胸段食管取平卧位，腹段食管可用立位。因腹部加压，服钡剂后食管可显示极度扩张，钡剂下行缓慢，利于透视检查。对于甚小的病变亦能清晰可见。

3. 纵隔充气造影

方法为在胸骨柄上气管旁注入氧气或空气 800 ~ 1 000 ml，视纵隔内压力而定。注气后以气管隆突为中心，拍正位及矢状面断层，断层间隔越密越好。根据肿瘤周围气体的分布，来推测肿瘤周围有无粘连和粘连的轻重程度。本法对判断胸段食管癌能否手术切除有一定的帮助。

（二）生化检查

1. 食管脱落细胞学检查

食管脱落细胞学检查，有确诊价值，方法简便，受检者痛苦小，假阳性率低。主要为拉网细胞学检查，检查者吞下双腔管带网气囊，当气囊通过病变后将空气注入气囊，逐步拉出气囊并使其表面细网与病变摩擦，直到距门齿 15 cm 刻度时抽尽空气取出网囊，去除网囊前端的黏液后将网囊表面的擦取物涂片并行巴氏染色细胞学检查。采用气囊拉网法采取脱落细胞标本直接涂片，用巴氏染色是普查时发现及诊断早期食管癌、贲门癌的重要方法，其诊断阳性率可在 95% 以上。为了避免发生误差，每例至少要获两次阳性才能确诊。若要确定肿瘤部位可行分段拉网。食管脱落细胞学检查结合 X 线钡餐检查可作为食管癌诊断依据，使大多数人免去食管镜检查。但全身状况较差，或有高血压、心脏病、晚期妊娠及出血倾向者不宜做此检查。若有食管狭窄不能通过脱落细胞采集器时，应行食管镜检查。

2. 肿瘤标志物

食管鳞癌尚未发现此种具有一定准确性的标记物。最敏感的免疫标记物 SCC 在良性食管瘤中常为阴性，而在食管癌患者血清阳性率为 40% ~52%，并随病变的进一步侵袭、淋巴结转移、病期变晚，以及肿瘤体积加大而增高，可惜在早期癌中很少出现阳性，且不论何期的低分化癌中也是阴性。另一免疫指标为 EGF 受体。用 ^{125}I EGF 结合测试发现高结合率者淋巴结转移多，预后差。其他肿瘤标记物如 CEA、CA50、CA19 - 9 等经过研究，无一能提供可靠的预后指标。

3. DNA 倍体

DNA 倍体与肿瘤的组织学关系密切，但与临床病期无关。在非整倍体患者中发现较高的淋巴结转移率及较多的食管外扩散，非整倍体与双倍体相比，在 12 个月内肿瘤复发率高达 83%（双倍体仅为 17%），中数生存较短，5 年生存率较低。但此种相关性仅适用于进展期病例。

（三）CT、MRI 检查

1. CT 检查

1）CT 检查方法：常规空腹检查。患者取仰卧位，连续扫描，在扫描时吞咽 1 ~2 口造影剂或空气，以便显示病变部位的食管腔。CT 检查前肌内注射解痉剂，有助于正常段的食管扩张及明确病变范围。再静脉注射造影剂行增强扫描，以显示纵隔血管及淋巴结。扫描范围从胸骨切迹到脐水平，以显示肝及腹部淋巴结。可照局部放大像以最好地显示食管和其周围组织。上段食管癌应自食管入口开始扫描，扫描间隔 1 cm。

2）食管癌 CT 影像：显示管壁呈环状或不规则增厚，可形成肿块突向腔内或腔外，管腔变小而不规则，或偏向一侧。CT 能发现气管、支气管、心包及主动脉有无受侵，

CT 对判断纵隔器官受侵的灵敏度均很高，侵及主动脉检出率为 88%，气管支气管为 98%，心包为 100%。若管壁外轮廓不清，相邻组织脂肪层消失，表明肿瘤已蔓延到管壁之外；相邻的胸主动脉、气管或主支气管、肺静脉或心包与食管分界不清、变形，提示肿瘤广泛浸润。如 CT 见食管癌向腔外扩展，肿块与降主动脉、椎前软组织粘连在一起不能分开，或前壁与隆突及两侧主支气管后壁分界不清，则提示食管癌可能已侵及这些组织器官而不能手术切除。X 线钡餐造影怀疑不能手术切除的病例，可行 CT 检查以显示癌瘤与周围的关系，对估计能否手术有一定帮助。

2. MRI 检查

食管癌表现为软组织肿块，在 T_1 加权图像上病变呈中等信号，T_2 加权图像上信号有增强，内信号不均。因可做横断、冠状及矢状三维成像，故显示肿物的大小、外侵的程度、是否侵及邻近器官等十分清楚。能显示是否侵及气管、支气管、肺门、肺动脉、心包及降主动脉等。此外，显示纵隔淋巴结肿大较 CT 为优，因此 MRI 在食管癌的分期及估计癌瘤能否手术切除，以及随诊观察方面均很有用。但设备及检查费用昂贵，限制了它的使用。

（四）腔镜和 B 超

1. 胸腔镜

胸腔镜对于胸部淋巴结的评价有重要的作用，还可以观察癌肿有无穿透食管外膜或侵犯邻近脏器。与腹腔镜联用可以得到比较准确的 TNM 分期。但对于胸膜粘连严重、凝血机制障碍及心肺功能不全者不宜行此项检查。

2. 腹腔镜

腹腔镜与胸腔镜联合使用可以得到比较准确的食管癌分期。腹腔镜能够直接观察肝脏、腹膜有无转移性病灶，以及检查胃周淋巴结。Bryan 可在腹腔镜下进行腹腔灌洗用以判断患者的预后，方法是镜下用 200 ml 生理盐水冲洗腹腔，然后回吸 100 ml 行脱落细胞学检查，结果发现脱落细胞学检查阳性者平均存活时间为 122 天，而脱落细胞学检查阴性者平均存活时间为 378 天。Bryan 进一步指出脱落细胞学检查阳性者只宜做姑息治疗而不宜手术切除。

3. 其他

B 超对食管癌的诊断无帮助，但腹部 B 超检查能发现腹膜后淋巴结转移、肝转移等。如有颈部淋巴结肿大的病例可行摘除做病理检查，以确定有无远处转移。气管镜虽对诊断食管癌帮助不大，但在食管上中段是否可行手术切除的估计方面有一定意义，气管正常的病例食管切除率达 93%，而气管受压或固定者的切除率仅为 21%。

五、诊断与鉴别诊断

（一）诊断

1. 食管功能的检查

1）食管运动功能试验：①食管压力测定，适用于疑有食管运动失常的患者；②酸清除试验，用于测定食管体部排除酸的蠕动效率。

2）胃食管反流测定：①食管的酸灌注试验；②24 小时食管 pH 值监测；③食管下

括约肌（LES）测压试验。

2. 影像学诊断

1）X线钡餐检查：是诊断食管及贲门部肿瘤的重要手段之一，可为研究早期食管癌提供可靠资料，结合细胞学和食管内镜检查，可以提高食管癌诊断的准确性。食管癌X线钡餐检查不但要确定病灶部位、长度及梗阻程度，还需判断食管病灶有无外侵及外侵范围。

2）CT检查：CT检查可以清晰显示食管与邻近纵隔器官的关系，但难以发现早期食管癌。将CT与X线检查相结合，有助于食管癌的诊断和分期水平的提高。

3. 食管脱落细胞学检查

食管脱落细胞学检查方法简便，操作方便、安全，患者痛苦小，准确率在90%以上，是食管癌大规模普查的重要方法。但对食管癌有出血及出血倾向者，或伴有食管静脉曲张者应禁忌行食管拉网细胞学检查；对食管癌X线片上见食管有深溃疡或合并高血压、心脏病及晚期妊娠者，应慎行食管拉网脱落细胞检查；对全身状况差，过于衰弱的患者应先改善患者一般状况后再行检查；合并上呼吸道及上消化道急性炎症者，应先控制感染再行检查。结合X线钡餐检查可作为食管癌的诊断依据，使大多数患者免受食管镜检查痛苦。但食管狭窄有梗阻时，不能使用此法，应进行食管镜检查。

4. 食管镜检查

纤维食管镜已经广泛用于食管癌的诊断。食管镜检查可以直接观察肿瘤大小、形态和部位，为临床医生提供治疗的依据，同时也可在病变部位做活检或镜刷检查。食管镜检查与脱落细胞学检查相结合，是食管癌理想的诊断方法。

（二）鉴别诊断

1. 食管良性肿瘤

最常见为平滑肌瘤，可发生于食管的各个部位，以下段多见。病程较长，无特异的临床症状与体征。X线吞钡检查显示突向管腔内的光滑圆形的附壁性充盈缺损，表面无溃疡。局部管腔扩张度正常。其内镜表现常为一隆起型肿物，表面覆盖着光滑、完整的黏膜。偶尔在其中央由于没有充分的血供而有溃疡形成。触及肿物有滑动感。超声内镜检查术（EUS）特征有边界明确的均质低回声或弱回声，偶呈无回声病变，少数患者有不均质回声和小规则的边缘。表面为超声扫描正常表现的黏膜，其通常位于黏膜下固有肌层。平滑肌瘤可压迫，但不侵犯到周围组织。若伴有不均质回声、边缘不清晰或不规则的黏膜下肿瘤多考虑平滑肌肉瘤。CT征象有突入腔内或腔外的软组织密度的圆形肿块，有时呈新月状，表面光滑，内部密度均匀，管壁局灶性增厚，体积较大的肿块可使周围组织受压、移位。MRI多呈中等T_1和T_2的肌肉信号，边缘光整的肿块影。确诊需靠获得组织病理学证据。

2. 食管结核

比较少见，多为继发性，常位于食管中段。其缺乏特异性症状，临床表现主要取决于病理类型和侵犯的范围，可有不同程度的吞咽困难或疼痛、阻塞感、体重减轻等。病程进展慢，多见于青壮年，常有结核病史。X线吞钡造影无特异性表现，可见病变部位缩窄僵硬、黏膜溃疡充盈缺损或破坏、瘘管、食管旁淋巴结肿大、食管移位等。内镜可见浅表、不规则、基底灰白色的溃疡，边缘黏膜有黄色结核小结节。增殖型见黏膜水肿、增厚、管腔狭窄。粟粒型见黏膜黄色粟粒样结节。活检标本发现结核性肉芽肿和抗酸杆菌可确诊。

3. 贲门失弛缓症

病程较长，吞咽困难时轻时重，多呈间歇性发作，常伴胸骨后疼痛、反流症状，多在进餐后发作。服用硝酸甘油类、钙通道阻滞剂、解痉剂等常能使症状缓解。X 线吞钡检查典型的表现为食管下段呈光滑鸟嘴状或漏斗状狭窄，食管体部不同程度的扩张。食管腔内压力测定发现患者 LES 压力升高，LES 长度大于正常，吞咽后 LES 松弛障碍等。内镜可见食管腔呈同心圆狭窄，黏膜光滑，色泽正常或有充血、水肿、增厚，有时可见黏膜糜烂或浅小溃疡等。黏膜活检病理检查有助鉴别诊断。EUS 可发现胃食管连接处和远端食管壁同心增厚，尤其是固有肌层增厚，但更常见所有组织层均有受累。若是肿瘤浸润引起的假性失弛缓症时，EUS 表现为管壁偏心增厚，伴有不规则外缘与低回声不对称的病变，正常层次结构破坏，常侵犯邻近组织。

4. 食管静脉曲张

患者常有肝硬化、门脉高压症的体征和症状，诉有吞咽困难。X 线吞钡检查可见食管下段黏膜皱襞增粗迂曲或呈串珠样充盈缺损、管壁柔软、管腔扩张不受限。内镜可见曲张的静脉，或呈直行、略迂曲，或呈蛇行迂曲、隆起于黏膜面，或呈串珠结节状隆起、部分阻塞管腔。EUS 表现为圆形无回声、蛇行盘旋状管样结构，可行于壁内或壁外，多位于黏膜下层。

5. Barrett 食管

其主要症状是与反流性食管炎及其伴随病变有关。最常见的症状为吞咽不适、胸骨后疼痛、烧心、反胃等。X 线吞钡检查可见滑动性裂孔疝，食管下段局限性环状狭窄、溃疡、黏膜网格状或颗粒状微细结构改变等。内镜是最常用、最可靠的方法，可见食管贲门交界的齿状线上移，呈全周型、舌型、岛型；黏膜充血水肿、糜烂、狭窄或溃疡。确诊靠组织学检查。从内镜活检孔向可疑部位喷洒卢戈碘液，柱状上皮不着色，在此取活检有助于提高诊断率。EUS 可显示食管壁局灶性增厚。由于 EUS 可获得食管壁高分辨率的影像，因此可能是在 Barrett 食管患者中发现早癌的有用方法。

6. 食管良性狭窄

多有化学灼伤史（吞服强碱、强酸、某些药物等）。患者常于吞服后立即发生严重的灼伤及不同程度的胸痛、吞咽困难、作呕与流涎。由瘢痕狭窄所致咽下困难，多有明确的诱因。X 线吞钡检查可见食管狭窄、黏膜消失、管壁僵硬等。内镜能在直视下评估食管灼伤的部位、范围及严重程度，但操作务必慎重，避免食管穿孔。

六、治疗

1. 治疗原则

应强调早期发现、早期诊断及早期治疗，其治疗原则是以手术为主的综合性治疗。主要治疗方法有手术、放疗、化疗、免疫治疗等。

2. 治疗方法

1）手术治疗

（1）大型手术治疗：外科手术是治疗早期食管癌的首选方法。食管癌患者一经确诊，身体条件允许即应采取手术治疗。根据病情可分姑息手术和根治手术两种。姑息手术主要对晚期不能根治或放疗后的患者，为解决进食困难而采用食管胃转流术、胃造瘘术、食管腔内置管术等。根治性手术根据病变部位和患者具体情况而定。原则上应切除食管大部分，食管切除范围至少应距肿瘤 5 cm。下段癌肿手术切除率在 90%，中段癌在 50%，上段癌手术切除率平均在 56.3% ~92.9%。

手术的禁忌证为：①临床 X 线等检查证实食管病变广泛并累及邻近器官，如气管、肺、纵隔、主动脉等。②有严重心肺或肝肾功能不全或恶病质不能耐受手术者。

（2）小型手术治疗：一般临床建议晚期患者（几乎不能下咽的患者）放支架，这是一个小型手术，把一个很小的支架放入病灶部位，撑开，扩充食管（瞬间撑开会很疼），以达到能让患者可以进食，不过这个只能短期地延续生命，适合已经不能做手术切除的患者，这种方法能延长生命。

2）放疗：食管癌放疗的适应证较宽，除了食管穿孔形成食管瘘，远处转移，明显恶病质，严重的心、肺、肝等疾病外，均可行放疗。

（1）适应证

①患者一般情况在中等以上。②病变长度不超过 8 cm 为宜。③无锁骨上淋巴结转移，无声带麻痹，无远处转移。④可进半流质或普食。⑤无穿孔前征象，无显著胸背痛。⑥应有细胞学或病理学诊断，特别是表浅型食管癌。

食管癌穿孔前征象：①尖刺突出，病变处尖刺状突出，小者如毛刺，大者如楔形；②龛影形成，为一较大溃疡；③憩室样变，形成与一般食管憩室相似，多发生在放疗后；④扭曲成角，食管壁失去正常走行，似长骨骨折后错位一样；⑤纵隔炎，纵隔阴影加宽，患者体温升高，脉搏加快，胸背痛。穿孔后预后很差，大部患者于数月内死亡。

（2）照射剂量及时间：通常照射肿瘤量为 60 ~70 Gy/6 ~7 周。

（3）外照射的反应

食管反应：照射肿瘤量在 10 ~20 Gy/1 ~2 周时，食管黏膜水肿，可以加重咽下困难，一般可不作处理，照射量在 30 ~40 Gy/3 ~4 周后，可产生咽下痛及胸骨后痛，宜对症处理。

气管反应：咳嗽，多为干咳，痰少。

（4）并发症

出血：发生率约为 1%。应在选择患者时，对那些有明显溃疡，尤其是有毛刺状突出的较深溃疡者，应特别谨慎，减少每次照射剂量，延长总治疗时间，在放疗过程中，应经常 X 线钡餐观察。

穿孔：发生率约为 3%，可穿入气管，形成食管—气管瘘或穿入纵隔，造成纵隔炎症。

放射性脊髓病：放射性脊髓病是头、颈、胸部恶性肿瘤放疗的严重并发症之一。潜伏期多在照射后 1 ~2 年。

3）综合治疗

（1）术前放疗：常规法 40 ~ 50 Gy/4 ~ 5 周，结束后 2 ~ 4 周手术。

（2）术前放化疗：临床分期Ⅲ期有潜在可能切除肿瘤的患者。

4）中医治疗

中医认为，食管癌病机的根本为阳气虚弱，机体功能下降，治疗宜温阳益气，扶助正气，提高机体功能，所以治疗主要体现这一中医治疗原则。关于食管癌的分证各有不同，立法用药亦随之而异。但治法总不离疏肝理气、活血化瘀、软坚散结、扶正培本、生津润燥、清热解毒、抗癌止痛、温阳益气等。

七、护理

1. 心理护理

患者有进行性吞咽困难，日益消瘦，对手术的耐受能力差，对治疗缺乏信心，同时对手术存在着一定程度的恐惧心理。因此，应针对患者的心理状态进行解释、安慰和鼓励，建立充分信赖的护患关系，使患者认识到手术是彻底的治疗方法，使其乐于接受手术。

加强情志护理，安慰患者，消除紧张、恐惧、抑郁、颓丧等心理，耐心做好治疗解释工作。如有脱发者，可配置发套，病情允许的情况下，可以组织患者散步及参加娱乐活动，尽量使患者在接受化疗过程中处于最佳身心状态。

2. 加强营养

尚能进食者，应给予高热量、高蛋白、高维生素的流质或半流质饮食。不能进食者，应静脉补充水分、电解质及热量。低蛋白血症的患者，应输血或血浆蛋白给予纠正。

3. 重视饮食调护

治疗期间应给予清淡、营养丰富、易于消化的食物，并应注重食物的色、香、味、形，以增进食欲，保证营养；治疗间歇阶段则宜多给具有补血、养血、补气作用的食品，以提高机体的抗病能力。

1）当患者出现哽噎感时，不要强行吞咽，否则会刺激局部癌组织出血、扩散、转移和疼痛。在哽噎严重时应进流质或半流质。

2）避免进食冷流质，放置较长时间的偏冷的面条、牛奶、蛋汤等也不能喝。因为食道狭窄的部位对冷食刺激十分明显，容易引起食管痉挛，发生恶心、呕吐，疼痛和胀麻等感觉。所以进食以温食为好。

3）不能吃辛、辣、臭、腥的刺激性食物，因为这些食物同样能引起食管痉挛，使患者产生不适。对于完全不能进食的食管癌患者，应采取静脉高营养的方法输入营养素以维持患者机体的需要。

4. 术后护理

食管癌术后并发症的处理在食管癌治疗中具有重要的意义，食管癌术后往往会伴有不同程度的并发症，除吻合口瘘外，患者还可出现腹泻、反流性食管炎、功能性胸胃排空障碍及呼吸道感染等，对于食管癌术后并发症的处理主要表现在以下几个方面：

1）功能性胸胃排空障碍：食管癌切除术后，常易出现胃运动失常，引起功能性胸胃排空障碍而导致大量胃内容物潴留，这也是食管癌术后的并发症之一。

处理措施：根据具体情况积极予以倒置胃管引流、胃管胃肠减压、空肠造瘘或胃液回输等治疗，并给予肠内、肠外营养支持和药物调理胃肠道功能等处理，改善恶心、呕吐症状，促进患者胸胃功能的恢复，提高生存质量。

2）反流性食管炎：是食管癌术后常见的并发症，主要表现为每餐后身体前屈或夜间卧床睡觉时有酸性液体或食物从胃食管反流至咽部或口腔，伴有胸骨后烧灼感或疼痛感、咽下困难等症状。

处理措施：食管癌术后患者饮食应取半卧位或坐位，可选用流质、半流质，宜少量多餐，吞咽动作要慢，更要忌烟酒、辛辣等刺激性较强的食物；避免餐后即平卧，卧时床头抬高 20～30 cm，裤带不宜束得过紧，避免各种引起腹压过高的行为。

3）食管癌术后呼吸道感染：表现为咳嗽、胸闷、呼吸困难等症状，为食管癌术后最常见的并发症之一。

4）严重腹泻：食管癌切除术后胃肠功能紊乱导致腹泻，目前临床多认为与迷走神经切断、胃泌素浓度增高有关。

5. 健康教育

预防食管癌的发生无疑是控制食管癌的最根本措施，根据食管癌发生发展的多阶段性，即启动、促进、演进阶段，从病因学、发病学和临床医学演进的观点出发，预防食管癌的发生发展分为三级：

1）一级预防：一级预防即病因学预防，是降低食管癌发病率的根本途径，与流行病学研究和病因学研究的进展密切相关，这是最理想的方法，但困难很大，目前还很难全面开展。

（1）改变喜食霉变食物的习惯：目前已有充分证据说明食用霉变食物特别是酸菜、霉窝窝头和鱼露是食管癌发病的重要因素之一，因此应大力宣传这类食品对人体健康的危害，使群众少吃或不吃，同时鼓励多吃蔬菜和水果，以补充维生素 C。霉变的食物，一方面产生霉菌毒素或代谢产物，一方面促进亚硝胺的内合成，是导致食管癌的主要病因，多吃新鲜蔬菜或补充维生素 C 可阻断体内亚硝胺的合成，可使胃内亚硝胺含量降低，从而降低了胃内亚硝胺的暴露水平。另外，林县的营养预防试验发现，补充核黄素和烟酸能降低食管癌的发病率。同时也应积极研究科学的酸菜制作和保存方法，以满足当地居民世代以来养成的传统饮食习惯。

改变不良饮食习惯，不吃霉变食物，少吃或不吃酸菜。改良水质，减少饮水中亚硝酸盐含量。推广微量元素肥料，纠正土壤缺钼等微量元素状况。应用中西药物和维生素 B_2 治疗食管上皮增生，以阻断癌变过程。积极治疗食管炎、食管白斑、贲门失弛缓症、食管憩室等与食管癌发生相关的疾病。易感人群监视，普及防癌知识，提高防癌意识。

（2）粮食的防霉：霉变的粮食含有多种致癌的毒素，因此，积极开展粮食的防霉去毒工作非常重要，特别是应宣传家庭储粮的防霉的重要性。一般粮食的含水量在 13% 以下可达到防霉的要求，一旦发现粮食已经霉变，应采取勤晒，食用时挑拣，多次清洗并加碱处理，可有效减少霉菌毒素的摄入。

（3）加强饮用水的卫生管理：现已发现食管癌高发区水中的亚硝胺含量明显高于低发区。因此，搞好环境卫生，防止水源污染十分重要，逐渐减少饮用沟塘水的地区，推广自来水。对食用的沟塘水也应进行漂白粉消毒，可明显降低水中亚硝胺含量和杀灭其他传染病菌。

（4）遗传致病因素的预防：食管癌具有较普遍的家族聚集现象，表明食管癌家族史的患癌易感性确实存在，应加强同代人群的监测工作。患者为男性，就加强男性监测，特别是49岁前的人群，若患者是女性，应加强女性监测，特别是50~69岁的人群，并且应把3代人中发生过2例或2例以上食管癌死亡的家庭，当作危险家庭，对这些家庭中40~69岁的成员当作风险人群，定期体检，提供预防性药物或维生素，劝导改变生活习惯等，对降低食管癌发病具有一定的积极意义。

2）二级预防：对于食管癌，当前要完全做到一级预防是不可能的。由于食管癌的发生、发展时间较长，如能做到早期发现、早期诊断并予以及时治疗，特别是阻断癌前病变的继续发展，是当前现实可行的肿瘤预防方法。

（1）普查：将高发区年龄在35岁以上，有食管癌家族史，或存在食管上皮增生的患者定为高危人群，予以重点监测，并且对食管癌高发区35岁以上居民尽量予以普查。普查以食管拉网细胞学检查为主，发现可疑患者，应尽快进行内镜检查，以达到早期诊断的目的。对食管癌的早期表现，如“吞咽不适感”应使高发区广大人群所熟知，可使患者的就诊时间提前，以便早日诊断和治疗。

（2）癌前病变的药物预防：食管癌的癌前病变主要指食管上皮重度增生，用抗癌乙Ⅲ片（山豆根、败酱草、白鲜皮、黄药子、夏枯草、草河车六味药组成的抗癌乙片内加2 mg 5－FU）、抗癌乙片和太洛龙治疗食管上皮重度增生，未治疗组癌变率为7.4%；治疗组癌变率，抗癌乙Ⅲ组为2.5%，抗癌乙片组为1.4%，太洛龙组为2.3%，均较未治疗组有显著差异且恢复正常者亦多于未治疗组。

（盛滢）

第三节 乳腺癌

乳腺癌即乳腺恶性肿瘤，是女性常见的恶性肿瘤之一，且发病率随着年龄的增长而呈上升势态。遗传、不育、生活方式不健康和精神压力过大是引发乳腺癌的几种常见因素。

乳腺癌是乳腺上皮细胞在多种致癌因子作用下，发生了基因突变，致使细胞增生失控之后发生的。由于癌细胞的生物行为发生了改变，呈现出无序、无限制的恶性增生。它的组织学表现形式是大量的幼稚化的癌细胞无限增殖和无序状地拥挤成团，挤压并侵蚀破坏周围的正常组织，破坏乳房的正常组织结构。

乳腺细胞发生突变后便丧失了正常细胞的特性，组织结构紊乱，细胞连接松散，癌细胞很容易脱落游离，随血液或淋巴液等播散全身，形成早期的远端转移，给乳腺癌的临床治愈增加了很大困难。

乳腺癌是女性最常见的恶性肿瘤之一，据资料统计，发病率占全身各种恶性肿瘤的7% ~10%。它的发病常与遗传有关，40 ~60 岁、绝经期前后的妇女发病率较高。通常发生在乳房腺上皮组织。女性居多，男性乳腺癌占全部乳腺癌患者的0.5% ~1%。

全球每一年有135 万新增加的乳腺癌患者，其中有42 万死亡，每年递增2%。在西欧、北美等发达国家，乳腺癌发病率居女性癌瘤的首位。美国是乳腺癌全球最高发的国家，乳腺癌已经是女性肿瘤的首位，是肿瘤死亡的第二位。一位女性终生患乳腺癌的危险性是七分之一，每七个人里有一个女性会患乳腺癌。而且这种发病的风险是随着年龄的增加而上升的。中国本来是乳腺癌低发国，但是最近20 年，每年的递增速度是4.6%。中国大、中城市（特别是沿海城市）比农村及内陆地区发病率高，在北京、上海等大城市已经是女性肿瘤的首位，在农村目前是第五位。据统计，中国每年有4 万多妇女死于本病，乳腺癌已成为严重威胁女性生命的严重疾病之一。

近年的临床治疗发现：乳腺癌的10 年存活率平均达60%，第一期乳腺癌治疗后的存活率达80%，零期乳腺癌治疗后的存活率更接近100%，因此，早期发现及治疗非常重要。

一、病因

乳腺癌的病因尚未完全清楚，研究发现乳腺癌的发病存在一定的规律性，具有乳腺癌高危因素的女性容易患乳腺癌。所谓高危因素是指与乳腺癌发病有关的各种危险因素，而大多数乳腺癌患者都具有的危险因素就称为乳腺癌的高危因素。据中国肿瘤登记年报显示：女性乳腺癌年龄别发病率0 ~24 岁年龄段处较低水平，25 岁后逐渐上升，50 ~54 岁组达到高峰，55 岁以后逐渐下降。乳腺癌家族史是乳腺癌发生的危险因素，所谓家族史是指一级亲属（母亲、女儿、姐妹）中有乳腺癌患者。近年发现乳腺腺体致密也成为乳腺癌的危险因素。乳腺癌的危险因素还有月经初潮早（<12 岁），绝经迟（>55 岁）；未婚、未育、晚育、未哺乳；患乳腺良性疾病未及时诊治；经医院活检证实患有乳腺非典型增生；胸部接受过高剂量放射线的照射；长期服用外源性雌激素；绝经后肥胖；长期过量饮酒；携带与乳腺癌相关的突变基因。需要解释的是乳腺癌的易感基因，欧、美国家做了大量研究，现已知的有 *BRCA1*、*BRCA2*，还有 *P53*、*PTEN* 等，与这些基因突变相关的乳腺癌称为遗传性乳腺癌，占全部乳腺癌的5% ~10%。具有以上若干项高危因素的女性并不一定患乳腺癌，只能说其患乳腺癌的风险比正常人高，中国妇女乳腺癌的发病率还是低的。

二、分型

（一）组织类型

1. 非浸润性癌

乳腺癌的早期阶段，当癌瘤局限在乳腺导管或腺泡内，未见突破其基底膜时称非浸润性癌。

1）导管内癌：癌细胞局限于导管内，未突破管壁基底膜。多发生于中小导管，较大导管少见，一般为多中心散在性分布。

2）小叶原位癌：发生于小叶导管及末梢导管上皮细胞的癌，多见于绝经前妇女，发病年龄较一般乳腺癌早5～10年。小叶增大，管、泡增多，明显变粗，充满无极性的癌细胞。小叶原位癌发展缓慢，预后良好。

2. 早期浸润性癌

1）小叶癌早期浸润：癌组织突破管壁基底膜，开始向小叶间质浸润，但仍局限于小叶范围内。

2）导管癌早期浸润：导管内癌的癌细胞突破管壁基底膜，开始生芽并向间质浸润。

3. 浸润性特殊型癌

1）乳头状癌：发生于大乳管的上皮细胞，癌实质以有纤维脉管束或无纤维脉管束的乳头状结构为主者，可为非浸润性与浸润性乳头状癌。其浸润往往出现于乳头增生的基底部。

2）髓样癌伴有大量淋巴细胞浸润：切面常有坏死和出血，镜下可见大片癌细胞间质中有大量淋巴细胞及浆细胞浸润，以癌周边部更明显，一般认为是机体对肿瘤产生的抵抗。

3）小管癌：发生于导管或小导管上皮细胞，是恶性度较低的一类型，预后良好。

4）腺样囊性癌：由基底细胞样细胞形成大小、形态不一的片块或小染，内有数目不等，大小较一致的圆形腔隙。腔面及细胞片块周边可见肌上皮细胞。

5）大汗腺样癌：癌细胞胞质丰富，嗜酸，有时可见顶浆突起，胞核轻度到中度异型，形成腺管、腺泡或小乳头结构。

6）黏液腺癌：发生于乳腺导管上皮黏液腺化生的基础上，多见于近绝经期或绝经后的妇女，尤以60岁以上妇女多见。癌实质中，上皮黏液成分占半量以上。黏液绝大部分在细胞外，形成黏液湖，偶见在细胞内，呈印戒样细胞。

7）鳞癌：来源于鳞状上皮化生的乳腺导管上皮。癌实质全部为典型的鳞癌，即可见细胞间桥和角化。若其他型癌发生部分鳞状上皮化生，则不在此列。

8）乳头佩吉特病：又称乳头湿疹样癌，Paget首先描述此病。经过多年的研究，目前认为其镜下瘤细胞形态体积大，胞质丰富淡染，常呈空泡状，核较大，明显不规则，偶见核分裂象。

4. 浸润性非特殊型癌

1）浸润性小叶癌：小叶癌明显向小叶外浸润，包括小细胞型浸润癌。

2）浸润性导管癌：导管癌明显浸润间质，但浸润部分不超过癌实质的50%。若超过50%，则以浸润性癌的主要形态命名。

3）硬癌：癌细胞排列成细条束或零散分布，很少形成腺样结构，纤维间质成分占30%以上，且致密。

4）髓样癌：癌巢呈片状或团块状密集，可有腺样结构，癌实质占30%以上，间质可有少量淋巴细胞及浆细胞。

5）单纯癌：介于硬癌与髓样癌之间，即癌实质与纤维间质成分比例近似。癌细胞主要形成不规则的实性条束或小染，也可有腺样结构。

6）腺癌：癌细胞大小尚一致，胞质丰富，可有分泌，核深染，核分裂象多见，癌细胞呈腺管样排列，层次多，极性紊乱，缺少基底膜，在间质中呈浸润性生长，癌细胞亦可呈条索片块排列，腺管样排列占20%以上。

（二）乳腺癌的分期

1. TNM 分期

1）原发肿瘤（T）

T_0：无原发肿瘤证据。

T_{is}：原位癌。

T_1：肿瘤最大径 ≤ 2 cm。

T_2：肿瘤最大径 >2 cm 但 ≤5 cm。

T_3：肿瘤最大径 >5 cm。

T_4：无论肿瘤大小，直接扩散至胸壁和/或皮肤（溃疡或肉眼可见的结节）；单纯真皮侵袭不归为 T_4。

2）区域淋巴结（N）

N_0：无区域淋巴结转移。

N_1：转移至同侧腋窝淋巴结，可活动。

N_2：同侧腋窝淋巴结转移，临床表现为相互融合，或与周围组织粘连。

N_3：同侧胸骨旁淋巴结转移，同侧锁骨上淋巴结转移。

3）远处转移（M）

M_0：无远处转移。

M_1：有远处转移。

2. 临床分期

0 期：$T_{is}N_0M_0$。

Ⅰ期：$T_1N_0M_0$。

Ⅱ期：$T_{0\sim1}N_1M_0$；$T_2N_{0\sim1}M_0$；$T_3N_0M_0$。

ⅢA 期：$T_{0\sim3}N_2M_0$；$T_3N_{1\sim2}1M_0$。

ⅢB 期：$T_4N_{0\sim3}M_0$；$T_{0\sim4}N_3M_0$。

Ⅳ期：无论 T，无论 N，M_1。

三、临床表现

（一）症状及特征

1. 乳腺肿块

乳腺肿块是乳腺癌最常见的症状，约 90% 的患者是以该症状前来就诊的。

1）部位：乳腺以乳头为中心，做一十字交叉，可将乳腺分为内上、外上、内下、外下及中央（乳晕部）5 个区。而乳腺癌以外上多见，其次是内上，内下、外下较少见。

2）数目：乳腺癌以单侧乳腺的单发肿块为多见，单侧多发肿块及原发双侧乳腺癌临床上并不多见。但随着肿瘤防治水平的提高，患者生存期不断延长，一侧乳腺癌术后，对侧乳腺发生第二个原发癌肿的机会将增多。

3）大小：早期乳腺癌的肿块一般较小，有时与小叶增生或一些良性病变不易区分。但即使很小的肿块有时也会累及乳腺悬韧带，而引起局部皮肤的凹陷或乳头回缩等症状，较易早期发现。以往因医疗保健水平较差，来就诊时，肿块往往较大。随着乳腺自我检查的普及和普查工作的开展，临床上早期乳腺癌有所增多。

4）形态和边界：乳腺癌绝大多数呈浸润性生长，边界欠清。有的可呈扁平状，表面不光滑，有结节感。但需注意的是，肿块越小，上述症状越不明显，而且少数特殊类型的乳腺癌可因浸润较轻，呈膨胀性生长，表现为光滑、活动、边界清楚，与良性肿瘤不易区别。

5）活动度：肿块较小时，活动度较大，但这种活动是肿块与其周围组织一起活动，纤维腺瘤活动度不同。若肿瘤侵犯胸大肌筋膜，则活动度减弱；肿瘤进一步累及胸大肌，则活动消失。让患者双手叉腰挺胸使胸肌收缩，可见两侧乳腺明显不对称。晚期乳腺癌可侵及胸壁，则完全固定，肿瘤周围淋巴结受侵，皮肤水肿可以呈橘皮状，称“橘皮症”，肿瘤周围皮下出现结节称“卫星结节”。

在乳腺良性肿瘤中，表现为乳腺肿块的也不少见，其中最常见的是乳腺纤维腺瘤。该病以年轻女性多见，40岁以上发病率低。肿瘤常为实性、质韧、有完整包膜、表面光滑、触摸有滑动感，一般无皮肤粘连，亦不引起乳头回缩。导管内乳头状瘤，肿块常很小，不易扪及。稍大者可在乳晕周围扪及小结节，临床以乳头溢液为主要症状。乳腺小叶增生很少形成清晰的肿块，而以局部乳腺组织增厚为主，质地较韧，无包膜感，在月经来潮前常有胀痛。

有些仅表现为乳腺局部腺体增厚并无明显肿块，无清楚边界，大多数被诊断为“乳腺增生”。但仔细检查增厚区较局限，同时伴有少许皮肤粘连时应引起注意，可以行乳房摄片。

2. 乳腺疼痛

乳腺疼痛虽可见于多种乳腺疾病，但疼痛并不是乳腺肿瘤的常见症状，不论良性或恶性乳腺肿瘤通常总是无痛的。有研究显示，绝经后女性出现乳腺疼痛并伴有腺体增厚者，乳腺癌检出率将增高。当然，肿瘤伴有炎症时可以有胀痛或压痛。晚期肿瘤若侵及神经或腋淋巴结肿大压迫或侵犯臂丛神经时可有肩部胀痛。

3. 乳头溢液

乳头溢液有生理性和病理性之分。生理性乳头溢液主要见于妊娠和哺乳期女性。病理性乳头溢液是指非生理状态下的乳腺导管泌液。通常所说的即指后者。乳头溢液可因多种乳腺疾病而引起，也较易为患者注意，是临床上约10%的患者前来就诊的主要原因之一，在各种乳腺疾病的症状中，其发生率仅次于乳腺肿块和乳腺疼痛。

1）乳头溢液按其物理性状可分为：血性、血清样、浆液性、水样、脓性、乳汁样等。其中浆液性、水样和乳汁样溢液较为常见，血性溢液只占溢液病例的10%。病变位于大导管时，溢液多呈血性；位于较小导管时，可为淡血性或浆液性；如血液在导管内停留过久，可呈暗褐色；导管内有炎症合并感染时，可混有脓汁，液化坏死组织可呈水样、乳汁样或棕色液；乳腺导管扩张症液体常为浆液性。血性溢液大多由良性病变引起，有少数乳腺癌亦可呈血性。生理性乳头溢液多为双侧性，其溢液常呈乳汁样或水样。

2）乳头溢液的病因主要分为：乳外因素和乳内因素。

乳腺癌患者有5%～10%有乳头溢液，但以乳头溢液为唯一症状仅1%。溢液常为单管性，性状可以多种多样，如血性、浆液性、水样或无色。乳腺癌原发于大导管者或形态属导管内癌者合并乳头溢液较多见，如导管内乳头状瘤恶变、乳头佩吉特病等均可以有乳头溢液。值得注意的是，尽管多数人认为乳腺癌甚少伴发乳头溢液，而且即使出现溢液都几乎在出现肿块之后或同时出现，不伴肿块者甚少考虑为癌。但近来研究表明，乳头溢液是某些乳腺癌，特别是导管内癌较早期的临床表现，而且在未形成明显肿块之前即可单独存在。

导管内乳头状瘤是较多发生乳头溢液的疾病，占全部乳头溢液病变的首位，其中又以乳晕区导管内乳头状瘤多见，可单发或多发，年龄分布在18～80岁不等，主要30～50岁多见。肿瘤直径0.3～3.0 cm不等，平均1.0 cm，大于3.0 cm常为恶性可能。溢液性质多为血性或浆液性，其他少见。一般认为发生于大导管的乳头状瘤多为单发，甚少癌变，而中小导管者则常为多发，可见癌变。两者为同类病变，只是发生部位、生长过程不同而已。

囊性增生病虽非肿瘤，但是乳腺组织最常见的良性病变，多见于40岁左右，绝经后少见。其中，囊肿、乳管上皮增生、乳头状瘤三种病理改变是其溢液的基础。性质多为浆液性，本病合并溢液只占5%。

4. 乳头改变

乳头扁平、回缩、凹陷，直至完全缩入乳晕下，看不见乳头。有时整个乳房抬高，两侧乳头不在同一水平面上。

乳腺癌患者若有乳头异常改变，通常表现为乳头糜烂或乳头回缩。

1）乳头糜烂：有一种乳腺佩吉特病的典型表现，常伴瘙痒，约2/3患者可伴有乳晕或乳房其他部位的肿块。起始，只有乳头脱屑或乳头小裂隙。乳头脱屑常伴有少量分泌物并结痂，揭去痂皮可见鲜红糜烂面，经久不愈。当整个乳头受累后，可进一步侵及周围组织，随着病变的进展，乳头可因之而整个消失。部分患者也可先出现乳腺肿块，而后出现乳头病变。

2）乳头回缩：当肿瘤侵及乳头或乳晕下区时，乳腺的纤维组织和导管系统可因此而缩短，牵拉乳头，使其凹陷，偏向，甚至完全缩入乳晕后方。此时，患侧乳头常较健侧高。可能出现在早期乳腺癌，但有时也是晚期体征，主要取决于肿瘤的生长部位。当肿瘤在乳头下或附近时，早期即可出现；若肿瘤位于乳腺深部组织中，距乳头较远时，出现这一体征通常已是晚期。当然，乳头回缩、凹陷并非均是恶性病变，部分可因先天发育不良造成或慢性炎症引起，此时，乳头可用手指牵出，非固定。

5. 皮肤改变

乳腺癌侵犯腺体与皮肤之间的韧带使之萎缩，可出现皮肤凹陷，这也是早期乳腺癌症状表现。若乳腺癌细胞阻塞了淋巴管，造成皮肤水肿，毛囊处凹陷，皮肤呈橘皮样改变，这已是晚期乳腺癌的症状表现。

乳腺肿瘤引起皮肤的改变，与肿瘤的部位、深浅和侵犯程度有关，通常有以下几种表现：

1）皮肤粘连：乳腺位于深浅两筋膜之间，浅筋膜的浅层与皮肤相连，深层附于胸大肌浅面。浅筋膜在乳腺组织内形成小叶间隔，即乳房悬韧带。当肿瘤侵及这些韧带时，可使之收缩、变短、牵拉皮肤形成凹陷，状如酒窝，故称“酒窝症”。当肿瘤较小时，可引起极轻微的皮肤粘连，不易察觉。此时，需在较好的采光条件下，轻托患乳，使其表面张力增大，在移动乳房时多可见肿瘤表面皮肤有轻微牵拉、凹陷等现象。如有此症状者应警惕乳腺癌可能，良性肿瘤很少有此症状。

2）皮肤浅表静脉曲张：肿瘤体积较大或生长较快时，可使其表面皮肤变得菲薄，其下浅表血管、静脉常可曲张。在液晶热图和红外线扫描时更为清晰，常见于乳腺巨纤维腺瘤和分叶状囊肉瘤。在急性炎症期、妊娠期、哺乳期的肿瘤也常有浅表静脉曲张。

3）皮肤发红：急、慢性乳腺炎时，乳腺皮肤可有红肿。但在乳腺癌中，主要见于炎性乳腺癌。由于其皮下淋巴管全为癌栓所占可引起癌性淋巴管炎，此时皮肤颜色淡红到深红，开始比较局限，不久扩展至大部分乳房皮肤，同时伴皮肤水肿、增厚、皮肤温度升高等。

4）皮肤水肿：由于乳腺皮下淋巴管被肿瘤细胞阻塞或乳腺中央区被肿瘤细胞浸润，使乳腺淋巴管回流受阻，淋巴管内淋巴液积聚，皮肤变厚，毛囊口扩大、深陷而显示“橘皮样改变”（医学上叫作“橘皮症”）。在肥胖、下垂的乳房常见其外下方有轻度皮肤水肿，如双侧对称，乃因局部循环障碍所致；如为单侧，则要慎重，提防癌症可能。

此外，晚期乳腺癌尚可直接侵犯皮肤引起溃疡，若合并细菌感染，气味难闻。癌细胞若浸润到皮内并生长，可在主病灶的周围皮肤形成散在的硬质结节，即“皮肤卫星结节”。

6. 腋窝淋巴结肿大

乳腺癌逐步发展，可侵及淋巴管，向其局部淋巴引流区转移。其中，最常见的淋巴转移部位是同侧腋窝淋巴结。淋巴结常由小逐步增大，淋巴结数目由少逐步增多，起初，肿大的淋巴结可以推动，最后相互融合、固定。肿大的淋巴结如果侵犯、压迫腋静脉常可使同侧上肢水肿；如侵及臂丛神经时引起肩部酸痛。检查腋窝淋巴结时，应使患侧上肢尽量放松，这样才可扪及腋顶。若能触及肿大淋巴结尚需注意淋巴结的数目、大小、质地、活动度及其表面情况，以和炎症、结核相鉴别。

乳房内未扪及肿块，而以腋窝淋巴结肿大为第一症状而来就诊的比较少，当腋窝淋巴结肿大，病理证实是转移癌时，除仔细检查其淋巴引流区外，尚要排除肺和消化道的肿瘤。若病理提示是转移性腺癌，要注意隐匿性乳腺癌的可能。此时，多未能发现乳房病灶，钼靶摄片或许有助于诊断。淋巴结行激素受体测定，若阳性，即使各项检查都未能发现乳房内病灶，仍然要考虑乳腺来源的肿瘤。

乳腺癌可向同侧腋窝淋巴结转移，还可通过前胸壁和内乳淋巴网的相互交通，向对侧腋窝淋巴结转移，发生率5%左右。此外，晚期乳腺癌尚可有同侧锁骨上淋巴结转移，甚至对侧锁骨上淋巴结转移。

7. 乳晕异常

炎性乳腺癌时局部皮肤呈炎症样表现，颜色由淡红到深红，开始时比较局限，不久即扩大到大部分乳腺皮肤，同时伴有皮肤水肿。皮肤增厚、粗糙、表面温度升高。

（二）转移

乳腺癌细胞的倍增时间平均为90天，在临床能发现肿块前，肿瘤的隐匿阶段平均为12年（6~20年）。肿瘤一旦发生，其发展可通过以下方式：局部扩展、淋巴道播散、血行播散。乳腺癌如不经治疗，或者给药无效，会逐渐侵犯以下一些区域：淋巴结、骨、肺、肝、脑、胸膜腔、心包渗液、高血钙、脊髓受压。

淋巴结按理应是防止癌细胞从原发肿瘤外逸的第一道屏障，癌细胞若能通过淋巴结屏障通常便累犯锁骨上淋巴结，进而侵入静脉入血。肿瘤除转移至腋下淋巴结之外，奇静脉系统可通过椎间静脉、椎外静脉丛后组与椎内静脉相连，椎静脉系与腔静脉的血流在腹内压改变时可互相流动，因此，有些患者在未出现腔静脉系（如肺）转移前，先出现颅骨、脊柱、盆骨等转移。

四、辅助检查

（一）辅助检查

1. 超声显像检查

超声显像检查可清晰了解乳腺组织形态、边界、有无肿物、大小、形态、性质（囊性或实性）等情况，为肿瘤良恶性鉴别提供比较可靠的依据。超声检查对30岁乳腺癌诊断的准确率为80%~85%。癌肿向周围组织浸润而形成的强回声带，正常乳房结构破坏以及肿块上方局部皮肤增厚或凹陷等图像，均为诊断乳腺癌的重要参考指标。超声检查无损伤性，可以反复应用。

2. 热图像检查

应用图像显示体表温度分布，由于癌细胞增殖快，血管增多，肿块表面温度增高，即相应体表温度较周围组织高，用此差异可作出诊断。但是这种诊断方法缺乏确切的图像标准，热异常部位与肿瘤不相对应，诊断符合率差，所以近年来渐少应用。

3. CT检查

CT检查可用于不能触及的乳腺病变活检前定位，确诊乳腺癌的术前分期，检查乳腺后区、腋部及内乳淋巴结有无肿大，有助于制订治疗计划。

（二）生化检查

1. 肿瘤标志物检查

在癌变过程中，由肿瘤细胞产生、分泌，直接释放细胞组织成分，并以抗原、酶、激素或代谢产物的形式存在于肿瘤细胞内或宿主体液中，这类物质称肿瘤标志物。检查方法有：CEA、铁蛋白、单克隆抗体等。

2. 活检

乳腺癌必须确立诊断方可开始治疗，目前检查方法虽然很多，但至今只有活检所得的病理结果方能做唯一肯定诊断的依据。

1）针吸活检：其方法简便、快速、安全，可代替部分组织冰冻切片，阳性率较高，在80%～90%，且可用于防癌普查。若临床诊断恶性而细胞学报告良性或可疑癌时，需选择手术活检以明确诊断。

2）切取活检：由于本方法易促使癌瘤扩散，一般不主张用此法。只在晚期癌时，为确定病理类型时可考虑应用。

3）切除活检：疑为恶性肿块时，切除肿块及周围一定范围的组织即为切除活检，一般要求从肿瘤边缘至少1cm，尽可能完整切除。

五、诊断与鉴别诊断

（一）诊断

乳腺癌的早期发现、早期诊断是提高疗效的关键。应结合患者的临床表现及病史、体格检查、影像学检查、组织病理学和细胞病理学检查（在有条件的医院），进行乳腺癌的诊断与鉴别诊断。

多数患者是自己无意中发现乳腺肿块来医院就诊的，少数患者是通过定期体检或筛查发现乳腺肿物或可疑病变。可触及的肿块可采用针吸活检或手术切除活检明确诊断。若临床摸不到肿块是靠影像学检查发现可疑病变，可借助影像学检查定位进行活检，病理学检查是乳腺癌诊断的金标准。

（二）鉴别诊断

1. 乳腺癌患者少数在早期可有不同程度的触痛或乳头溢液。乳腺癌肿块生长速度比较迅速。乳房可有“橘皮样”改变，肿瘤表面皮肤凹陷，乳头偏向肿瘤所在的方向，乳头内陷等。而到乳腺癌晚期通过淋巴转移和远处转移可以并发其他一系列的症状。

2. 乳腺癌患者到中晚期可出现食欲减退及恶病质。食欲减退既是恶病质的原因，又是恶病质的临床表现。可出现食欲减退、厌食、消瘦、乏力、贫血及发热等症状，严重者可引发生命危险。

3. 乳腺癌后期可出现淋巴转移，同侧腋窝淋巴结肿大，而且肿大的淋巴结数目不断增多，互相粘连成团，少数患者可以出现对侧腋窝淋巴结转移。乳腺癌后期还可以出现远处转移，乳腺癌会转移到肺部，出现胸痛、胸水、气促等症状。脊椎转移可以出现患处剧痛甚至截瘫等，肝转移可以出现黄疸、肝肿大等。

乳腺癌的并发症多数是癌症中晚期出现，患者身体状况比较差，疾病比较严重。需要积极控制癌细胞的扩散。

六、治疗

乳癌的治疗方法包括外科手术切除、放疗、化疗和激素治疗等。治疗乳腺癌可采用其中一种方法或几种方法的组合，治疗的方法视个别病情而定，因人而异，并受其他因素影响，包括患者是否绝经、健康状况、肿瘤的种类、大小、显微镜下的形态及其是否扩散到乳房以外等。

（一）外科手术

手术治疗仍为乳腺癌的主要治疗手段之一。术式有多种，选用何种术式都必须严格掌握以根治为主，保留功能及外形为辅的原则。

乳房切除手术的范围，取决于肿瘤的大小、性质和扩散的程度。手术是在持续硬膜外麻或全麻下进行的中等程度的手术。

术前要做好配合工作，如皮试、配血、备皮、全身检查、练习在床上大小便，术前晚餐后禁食及服安眠药等。术后麻醉清醒后患者可恢复正常饮食。伤口处放一条胶管连接引流瓶，以便排清伤口区积聚的淋巴液，有利于伤口愈合。乳房切除术后伤口愈合好，一般 8 ~ 14 天则可出院，2 ~ 3 周可回院拆线。

（二）放疗

放疗是利用高能量射线来消灭癌细胞，在治疗癌症的同时，希望能减低正常细胞的伤害，整个放射疗程一般需 5 ~ 6 周时间。乳腺癌的放疗通常会引起轻微的副作用，如短暂性皮肤红肿，表皮脱落（类似太阳晒）；皮肤变厚及肤色加深；恶心、呕吐及疲倦；少部分患者可能并发肺炎，应积极治疗。

皮肤改变大多可于治疗完成数月后至 1 年好转，疲倦则仍会持续数月之久。

（三）化疗

化疗是利用抗癌药物来破坏癌细胞的发生和分裂以达到杀死癌细胞的目的，患者接受手术或放疗后，医生可能使用此疗法作为辅助治疗，以减低癌症复发的机会。一般来说，整个疗程为 6 个月，化疗药物可分为口服及静脉注射两种，化疗每次的疗程有几天，随后是几个星期的休息，让身体从化疗的副作用中逐渐恢复。化疗可能引起的副作用有：疲倦、情绪低落；恶心、呕吐、食欲减退；胃肠不适，包括腹泻；头发脱落、口腔疼痛和溃疡；停经；骨髓抑制，造血功能下降、血细胞数目减少，容易受到感染。

（四）激素治疗

激素是人体自然产生的物质，能控制正常细胞的生长和活动，性激素包括雌激素和孕酮，激素亦可影响乳腺癌细胞的生长，乳腺癌的激素治疗包括了反激素治疗，用来防止女性激素对乳腺癌细胞产生作用，现在最常使用的一种激素是三苯氧胺，此药每天服食两次，每次一片，疗程为期两年。其副作用轻微，对绝经后妇女最常见的副作用为潮红、轻度恶心及阴道分泌物增加等，绝经前妇女可有停经、月经不规则。但并不是所有乳腺癌的患者都适合激素治疗。手术切除标本除做病理检查外，还应测定雌激素受体和孕激素受体，如果阳性的话，则可优先运用激素治疗。受体阴性则优先化疗。

（五）分子靶向治疗

近年来，分子靶向治疗作为乳腺癌治疗的一种新手段，在乳腺癌治疗中显示出一定的疗效，日益受到学术界的重视。目前对于乳腺癌的治疗主要有手术、放疗、化疗和内分泌治疗等 4 种手段。近年来，随着对恶性肿瘤发病的基因和分子机制研究的不断深入，针对致癌基因的分子靶向治疗技术被应用于临床。分子靶向治疗是以肿瘤细胞中特有的基因片段为治疗位点，通过调节或阻断这些基因片段功能达到治疗疾病的目的。靶向治疗特异性强，效果显著，基本上不损伤正常组织，因此肿瘤靶向治疗是肿瘤治疗中最有前景的方案。

乳腺癌分子靶向治疗是指针对乳腺癌发生、发展有关的信号通路及其癌基因相关表达产物进行治疗。分子靶向药物通过阻断肿瘤细胞或相关细胞的信号转导，来控制细胞基因表达的改变，从而抑制或杀死肿瘤细胞。常用的药物有：曲妥珠单抗、贝伐单抗等。

（六）免疫治疗

1. 活化吞噬细胞、NK 细胞、细胞毒性 T 细胞等免疫细胞，诱导白细胞素，TNF－α 等细胞因子的分泌。

2. 诱导癌细胞凋亡。

3. 与传统的化学治疗药物（MMC、BCNU 等）合用，既增加药效，又减轻化疗过程中的毒副作用。

4. 与免疫治疗药物（IFN－α2b）有协同作用。

5. 减缓晚期癌症患者的疼痛，增加食欲，改善患者的生存质量。

七、护理

1. 给患者创造一个幽静、安静、舒适、和谐的家庭修养环境，使患者逐渐了解自己的病情变化，学会自我护理的方法。

2. 晚期肿瘤患者发热甚多。发热时，应嘱咐患者多饮开水、淡盐水或橘汁之类含维生素 C 和钾元素的饮料。发热较高者，可用温水或 50% 的酒精擦拭。

3. 防止感染。

4. 调整好患者饮食，适当增加蛋白质、糖类，以及水果、蔬菜的摄入。饮食应本着少而精、少食多餐的原则，注意饮食卫生，避免肠道感染。此期间可能会出现胃口不好的情况，因为正在做化疗，有时候可能会更严重，一定要加上中药的辅助治疗，抑制化疗的副作用，提高生存质量，中药如含量为 16.2% 的人参皂苷 Rh2。等都对补益元气，增强免疫力有帮助，可以了解之后根据需要选用。

5. 对卧床不起的患者，应防止发生压疮，家属要给患者勤翻身、勤擦洗、勤按摩，促进局部组织血液循环，保持皮肤清洁。对能活动的患者，应鼓励和协助患者进行体育锻炼，增强体质，提高对疾病的抵抗。

6. 注意引导患者自己管理自己。

7. 在家庭中护理患者应注意言谈话语，语言是人们重要的感情交流工具。癌症患者容易急躁、发脾气，家属应该多注意谈话方式。

8. 晚期乳腺癌患者可有骨转移，易出现病理性骨折，且多数营养不良，身体衰竭，卧床不起。应早期使用防压疮的气垫床，定时翻身叩背，翻身时动作要轻柔。避免拖、拉、推等动作，防止擦伤皮肤。按摩受压部位，及时更换床单、衣物。易发生压疮的骨隆突处应放置海绵垫、气圈，防止受压，预防压疮的发生。

9. 便秘者可给予灌肠或药物通便。小便潴留或失禁者可留置导尿管，保持尿管通畅及尿道口清洁，新洁尔灭消毒尿道口，1 次/天，大小便失禁的患者，可用尿布垫于臀部下，及时更换，保持会阴皮肤清洁和干燥。

10. 心理护理

1）对于患者的真实病情，特殊情况应采取适度保密的措施，避免患者过度恐惧、紧张，避免产生消极情绪。对于已得知病情的患者，应主动与患者沟通交谈，为患者讲解相关的疾病知识，安慰与鼓励患者，使患者对乳腺癌有正确的认识。

2）对患者提出的问题给予慎重、科学、耐心的解答，以沉着、冷静的态度疏导患者的不安情绪，排除不利于乳腺癌治疗的心理因素及社会因素。

3）对于极度悲观与失望的患者要分析原因，做好心理安慰的同时向患者介绍有关乳腺癌治疗新进展以及取得成功的典型病例，并介绍同种疾病并且治疗效果及心态较好的患者相互认识，促进患者之间对抗疾病经验的交流，从而获取战胜疾病的信心。医护人员应耐心听取患者的心理感受，告诉患者乳腺癌并不是想象中那么可怕，早期发现、早期治疗效果很理想，使患者尽快摆脱癌症带来的精神折磨。

4）医务人员应以高度的同情心和责任感，积极真诚的态度，和蔼的言行去关心体贴患者。在患者情绪不佳、出言不逊时，做到克制忍让，以情感人，有意识地多接近患者，鼓励患者倾吐内心的痛苦。同时，取得其周围患者的理解、关心与支持，并帮助家属分析患者情绪失控的原因，亲属与医护人员的鼓励支持是扭转患者自卑心理的关键。

5）医护人员应掌握患者的病史、治疗手段和心理变化，用自己娴熟的护理技术取得患者的信赖，讲解相关疾病知识和药物知识，使患者对治疗方法得以理解和正确认识，帮助患者适应角色，通过医务人员耐心、细心给予患者精神支持，使其积极配合治疗。

6）保证病房的安静、整洁和舒适，定时开窗通风，维持病房适宜温度，促进病友之间良好的人际关系，使患者处于轻松乐观的环境中接受治疗，避免各种不良环境因素刺激患者。

11. 术前护理和术前准备

1）要帮助患者建立战胜癌肿的信心和进行心理治疗，尤其要使年轻妇女对术后在形体上所产生的后果有充分的思想准备，尽量减少术后对患者所带来的精神创伤。

2）对妊娠和哺乳期的乳腺癌患者，前者应立即终止妊娠，后者应断乳，可肌内注射丙酸睾酮或服用炒麦芽等。

3）对高龄患者应行心肺功能检查，如有异常，应充分做好术前准备，以减少术中和术后可能发生的心肺功能失代偿的并发症。

4）按手术要求的范围准备皮肤，尤应注意乳头和乳晕部位的清洁，因该部位的皮肤不甚平滑，如需植皮者，应准备供皮区的皮肤。对已有皮肤溃疡的患者，更应于术前3天，即开始一天两次换药，并用酒精仔细擦净和消毒溃疡周围的皮肤。

12. 术后护理

1）严密观察生命体征，如有异常通知医生。

2）麻醉清醒后，血压平稳，术后6小时应取半卧位，以利腋下引流及呼吸道通畅。

3）伤口引流的护理：乳腺癌术后常需皮下放置引流管，并接负压吸引，以减少创伤面积液、积血，使皮瓣紧贴胸壁，促进创面愈合。应注意以下几点：

（1）妥善固定引流管，防止滑脱，引流管长短应适中，太长易扭曲，打折，妨碍引流；太短影响患者床上活动，且易被拉出，长度以患者在床上能自由翻身活动不易拉出为标准。密切观察引流管的状态，有无受压、脱出、扭曲等情况，并及时处理。

（2）保持负压，应保持在4～6 kPa，负压过大易导致引流管瘪塌引流不畅，甚至导致出血危险；过小则达不到有效吸引，易因创面积血、积液而导致皮瓣或所植皮片的坏死。

（3）经常挤压引流管，如有血块或纤维堵塞，应及时排除，保持引流通畅。

（4）密切注意引流液量及性质。术后第1天为鲜红色血性物，引流量应小于200 ml，以后逐天减少。一般术后3天即可拔除引流管。如在手术当天短时间内有大量血性液体流出，超过300 ml提示有出血倾向，应立即通知医生，予加压重新包扎并予止血药等。

4）患侧上肢抬高，以利静脉与淋巴回流，减少肿胀，注意观察患肢血液循环及水肿情况。

5）必要时给镇静止痛药物，以保持创面无痛和足够的睡眠。

6）术后尽早给易消化、富含营养的流质或半流质饮食。

7）全身情况许可时，鼓励患者早期做床上或床下活动，切口愈合后，应尽早鼓励患者进行患侧上肢的功能锻炼，如用手梳头、摸墙、抬高及逐渐从头顶扪及对侧耳郭等，不断扩大肩关节活动范围。

8）并发症的观察及处理

（1）皮下积液：多因皮瓣活动遗留空腔、皮下渗液引流不畅所致。一旦出现积液，皮瓣颜色暗红，局部皮肤有波动感。术后一定要注意加压包扎和有效负压引流，使皮瓣与深层组织紧密贴合，防止血液积聚。术后早期患肢（尤其肩关节）活动应适度。如出现皮下积液，可皮下抽液后胸带加压包扎，患肢限制活动，功能锻炼暂缓。

（2）皮瓣坏死：正常皮瓣颜色红润，温度与健侧相近。如果颜色暗红、苍白、青紫、发黑均提示血运不良，应及时通知医生处理。坏死范围较大者，需及时将坏死部分剪除，清创换药，做好植皮前的创面准备，以便于早期植皮。

（3）患侧上肢淋巴水肿：为根治术后最常见的并发症，发生率为15%～30%，多发生于术后。引起上肢肿胀的原因很多，如腋窝积液、头静脉结扎、切口延至上臂、腋下广泛转移、术后上臂活动迟延等。一旦出现水肿，轻度抬高患肢，使用弹力绷带促进回流；严重者应尽快找专业医生。淋巴水肿重在预防，目前仍无明确有效治疗方法。

（4）伤口感染：也是引起上肢肿胀的重要原因，常可见皮瓣边缘坏死、感染。引起感染的原因多为腋窝积液持续时间过长，或反复引流不畅。此时，局部应积极合理换药，清除不利于伤口愈合的因素，同时也应给予足量的抗生素控制感染。

13. 对于自我形象紊乱的护理

护理人员应与患者交谈，也可以通过讨论的方式，让他们说出他们的顾虑和问题，可以让患者戴上假乳房或施行人工乳房手术来解决没有乳房的失落感。动员患者家属及亲友来关心、体贴患者，鼓励患者参加社交活动和恢复工作。

14. 患者出院时应向患者家属交代有关事项，如告知患者5年内避免妊娠，及时复查血象，按时来院复查等，一般术后6个月复查一次，以后每3个月一次。

15. 健康教育

乳腺癌的病因尚不完全清楚，所以还没有确切的预防乳腺癌的方法。从流行病学调查分析，乳腺癌的预防可以考虑以下几个方面：

1）建立良好的生活方式，调整好生活节奏，保持心情舒畅。

2）坚持体育锻炼，积极参加社交活动，避免和减少精神、心理紧张因素，保持心态平和。

3）养成良好的饮食习惯。婴幼儿时期注意营养均衡，提倡母乳喂养；儿童发育期减少摄入过量的高蛋白和低纤维饮食；青春期不要大量摄入脂肪和动物蛋白，加强身体锻炼；绝经后控制总热量的摄入，避免肥胖。平时养成不过量摄入肉类、煎蛋、黄油、奶酪、甜食等饮食习惯，少食腌、熏、炸、烤食品，增加食用新鲜蔬菜、水果、维生素、胡萝卜素、橄榄油、鱼、豆类制品等。

4）积极治疗乳腺疾病。

5）不乱用外源性雌激素。

6）不长期过量饮酒。

7）在乳腺癌高危人群中开展药物性预防。美国国立癌症中心负责开展了三苯氧胺与雷洛昔芬等药物预防乳腺癌的探索性研究。

（王晓娟）

第六章　腹部肿瘤

第一节 肝 癌

肝癌即肝脏恶性肿瘤，是死亡率仅次于胃癌、食管癌的第三大常见恶性肿瘤，初期症状并不明显，晚期主要表现为肝痛、乏力、消瘦、黄疸、腹水等症状。临床上一般采取手术、放化疗与中药结合疗法，但晚期患者因癌细胞扩散而治愈率较低，因此要做到肝癌的早期发现、早期诊断、早期治疗。

肝癌可分为原发性和继发性两大类。原发性肝脏恶性肿瘤起源于肝脏的上皮或间叶组织，前者称为原发性肝癌，是我国高发的，危害极大的恶性肿瘤。原发性肝癌根据组织学分类可以分为肝细胞型、胆管细胞型和混合型；后者称为肉瘤，与原发性肝癌相比较较为少见。继发性或称转移性肝癌系指全身多个器官起源的恶性肿瘤侵犯至肝脏。肿瘤浸润到肝脏，通常称为某某肉瘤肝脏浸润，不包括在继发性肝癌之中，一般多见于胃、胆道、胰腺、结直肠、卵巢、子宫、肺、乳腺等器官恶性肿瘤的肝转移。

中国每年死于肝癌约 11 万人，占全世界肝癌死亡人数的 45%。由于依靠 AFP 检测结合超声显像对高危人群的监测，使肝癌在亚临床阶段即可得出诊断。早期切除的远期效果尤为显著，加之积极综合治疗，已使肝癌的 5 年生存率有了显著提高。

流行学调查表现，中国肝癌发病率以东南沿海最高，其中江苏启东市年均发病率高达 55.63/10 万人，死亡率为 47.93/10 万人。广西扶绥、广东顺德、湖南、四川等地肝癌死亡率亦居恶性肿瘤死因的首位。我国肝癌的地区分布为沿海岛屿和江河海口地区比沿海其他地区高，沿海地区高于内地，东南部高于西南、西北和华北地区，其地理分布呈现出明显的规律性。全国肝癌高死亡水平的省市和自治区是上海、江苏、浙江、福建、广东和广西。

世界各地肝癌发病率以非洲撒哈拉沙漠以南和亚洲沿海地区发病率较高，欧、美则较低。大于 5/10 万人者有莫桑比克、南非、尼日利亚、新加坡、乌干达；（3.1 ~ 5）/10 万人者有日本、丹麦；小于 3/10 万人者有欧、美、澳、印度北部等地区。该病可发生于 2 个月婴儿至 80 岁老人，最多发病年龄为 40 ~ 49 岁，一般为 35 岁以上的人。调查资料表明肝癌发病率高的地区，青壮年的肝癌发病率较高，而肝癌发病率低的地区，60 岁以上年龄的老人发病率较高，即高发区肝癌多发生于青壮年，低发区肝癌多发生于中老年。男性多发，男女之比为（2 ~ 6）:1，肝癌高发区男女患者比例高于 7:1。

一、病因

肝癌的病因及确切分子机制尚不完全清楚，目前认为其发病是多因素、多步骤的复杂过程，受环境和内在双重因素影响。流行病学及实验研究资料表明，HBV 和 HCV 感染、黄曲霉毒素、饮水污染、酒精、肝硬化、性激素、亚硝胺类物质、微量元素等都与肝癌发病相关。继发性肝癌（转移性肝癌）可通过不同途径，如随血液、淋巴液转移或直接浸润肝脏而形成疾病，研究表明，肝癌与下述因素有关：

1. 病毒性肝炎

如乙肝、丙肝、丁型肝炎（丁肝）。首先，人群中乙肝表面抗原（HBsAg）的携带率与肝癌的发病率呈正相关。其次，从医学检验情况看，肝癌患者的血清中能检到HBV感染标志的占95%。从病理资料看，肝癌大多合并大结节性肝硬化。在我国这种肝硬化多由HBV感染所致。近年的分子生物学研究证实在肝癌细胞的DNA中整合有HBV DNA的片段。这些证据表明，HBV感染与肝癌的关系密切。在中国，慢性病毒性肝炎是原发性肝癌诸多致病因素中最主要的病因。

2. 肝硬化

在中国，原发性肝癌主要在病毒性肝炎后肝硬化的基础上发生的；在欧美国家，肝癌常在酒精性肝硬化的基础上发生的。

3. 铁质沉积症。

4. 黄曲霉毒素

动物实验证明黄曲霉毒素为很强的致癌物质。广西扶绥的调查表明，食物（玉米、花生等）霉变污染的黄曲霉毒素与肝癌的发生呈正相关。在启东市以含有黄曲霉毒素B的玉米喂饲麻鸭，可诱发肝癌。

5. 饮用水污染

大量的流行病学调查证明饮水的污染是独立于肝炎病毒和黄曲霉毒素以外的另一个肝癌危险因素。另外，调查发现肝癌高发区土壤中缺硒，肝癌患者体内亦有缺硒的迹象。

6. 遗传因素。

经研究表明，中国肝癌的发生主要与HBV和HCV感染、黄曲霉毒素、饮水污染等有关，一些农药、肝吸虫、遗传等也可能与肝癌的发病有关。

7. 生鱼和烈酒

许多人都有吃生鱼的爱好，且多数鱼都是河塘鱼，未煮熟时带有肝病寄生虫，这些寄生虫进入身体后可以引起肝脏损伤，长此以往可以引起癌变。有人认为喝烈酒能够杀毒，其实这更加剧了癌变的可能。此外，饮酒可以引起酒精肝、肝炎等肝脏疾病，这些疾病都有癌变的可能，因此，酒精是肝癌发生的一大诱因。

8. 基因突变

近年来，还有人认为，环境中的突变原和病毒作用激发肝细胞分裂反应途径的活化，引起细胞的点突变和基因易位，是加速癌细胞增殖的可能因素。

9. 其他

亚硝胺、有机氯杀虫剂等均为值得重视的致癌因素。中华分支睾吸虫刺激胆管上皮，也可产生胆管细胞癌。目前一般认为，慢性HBV持续感染是肝癌发生的促进因素，使之对黄曲霉毒素等致癌物质敏感，在小剂量刺激下导致癌变。

二、分型

（一）肝癌分类

1. 形态及分类

肝癌结节外观多数呈球状，边界不甚规则，肿瘤周围可出现“卫星结节”。肝脏周边部靠近包膜的癌结节一般凸出表面但无中心凹陷。癌结节切面多呈灰白色，部分可因脂肪变性或坏死而呈黄色，亦可因含较多胆汁而呈绿色，或因出血而呈红褐色。出血坏死多见于大结节的中央部。癌结节质地与组织学类型有关，实体型癌切面呈均质、光滑且柔软；梁状型癌切面则干燥呈颗粒状；胆管细胞癌因富含胶原纤维质地致密。肝癌体积明显增大，重量可在2 000 ~3 000 g，不伴肝硬化的巨块型肝癌体积更大，重量可在7 000 g以上。多数肝癌伴大结节性或混合性肝硬化，部分门静脉、肝静脉腔内可见癌栓形成。

2. 病理学分型

1）块状型：癌结节直径在5 cm以上。

2）巨块型：癌结节直径在10 cm以上，可呈单块、多块和合块状。

3）结节型：癌结节直径在5 cm以下，可有多个结节。

4）弥漫型：癌结节弥散分布。

5）小癌型：单结节小于3 cm。

3. 组织学分型

1）肝细胞癌：癌细胞起源于肝实质细胞。分化较好者，癌细胞类似肝细胞，分化差者，癌细胞异型性明显，呈多边形，胞质丰富，呈颗粒状，明显嗜酸性染色，有时可见胆汁小滴，胞核大深染，可见多核分裂，癌细胞排列呈条索状或巢状，其间血窦丰富，无其他间质。此型最常见，占肝癌的80% ~90%。

2）胆管细胞癌：癌细胞起源于肝内胆管上皮。其组织结构多为腺癌或单纯癌。癌细胞较小，胞质清晰透明，胞质中无胆汁，形成大小不一的腺腔，间质多而血窦少。此型比较少见。

3）混合型肝癌：癌组织中既有肝细胞癌又有胆管细胞癌结构。此型最少见。此外，近年来还发现有些少见类型肝癌，如透明细胞型、巨细胞型、硬化型、纤维板状层型。这些类型肝癌预后均较好。

4）肝母细胞瘤。

5）纤维板层型肝癌。

4. 肉眼分型

1）巨块型：癌组织呈大块状，可是单块，也可呈多块，或由多数癌结节融合的块状；肿块直径在5 cm以上，如大于10 cm则属巨块型。癌块质地较软，中心部常有出血坏死，癌组织周边常有散在的卫星状癌结节。本型以右肝叶多见，占肝癌23%以上，适合做肝动脉栓塞化疗，尚未出现卫星病灶的早期肝癌可考虑手术切除。

2）结节型：可见多数癌结节分散于肝右叶和肝左叶，直径由数毫米至数厘米不等，以3 ~5 cm为多。结节与周围界限不甚明确，被膜下的癌结节向表面隆起至肝表面凹凸不平。此型最为常见，约占全部肝癌病例的64%，由于结节较多，手术不易根除，宜做肝动脉栓塞化疗。

3）弥漫型：为多数从米粒至黄豆大小结节弥散分布于全肝脏，呈灰白色，质硬，肉眼难将其与增生的假小叶区分。此型约占12.4%，亦不适合手术化疗，可考虑肝动脉栓塞化疗等。

（二）肝癌的分期

国际抗癌联盟推荐的TNM分期法：

1. 原发肿瘤（T）

T_x：原发肿瘤无法评估。

T_0：无原发肿瘤的证据。

T_1：T_1又根据有无血管侵犯分为T_{1a}和T_{1b}。

T_{1a}：孤立的肿瘤，最大直径≤2 cm，不论有无血管侵犯。

T_{1b}：孤立的肿瘤最大直径>2 cm，无血管侵犯。

T_2：孤立的肿瘤，最大直径>2 cm，有血管浸润；或多发的肿瘤，无一最大直径>5 cm。

T_3：多发的肿瘤，至少有一个最大直径>5 cm。

T_4：任意大小的单发或多发肿瘤，肿瘤侵犯门静脉及肝静脉的主要分支，肿瘤直接侵及除胆囊外的邻近器官，或穿透腹膜。

2. 区域淋巴结（N）

N_x：区域淋巴结不能评价。

N_0：无区域淋巴结转移。

N_1：区域淋巴结转移。

3. 远处转移（M）

M_0：无远处转移。

M_1：有远处转移。

三、临床表现

（一）早期表现

1. 肝区疼痛

最常见的是间歇持续性钝痛或胀痛，由癌迅速生长使肝包膜绷紧所致肿瘤侵犯膈肌疼痛，可放射至右肩或右背；向右后生长的肿瘤可致右腰疼痛；突然发生剧烈腹痛和腹膜刺激征提示癌结节包膜下出血或向腹腔破溃。

2. 消化道症状

胃纳减退，消化不良，恶心、呕吐和腹泻等因缺乏特异性而易被忽视。

3. 恶病质

乏力、消瘦、全身衰弱，晚期少数患者可呈恶病质状。

4. 发热

一般为低热，偶可在39℃以上，呈持续发热或午后低热或弛张型高热。发热与癌肿坏死产物吸收有关。癌肿压迫或侵犯胆管可并发胆道感染。

5. 转移灶症状

肿瘤转移之处有相应症状，有时成为发现肝癌的初现症状。如转移至肺可引起咳嗽、咯血；胸膜转移可引起胸痛和血性胸水；癌栓栓塞肺动脉或分支可引起肺梗死，可突然发生严重呼吸困难和胸痛；癌栓阻塞下腔静脉可出现下肢严重水肿，甚至血压下降；阻塞肝静脉可出现 Budd - Chiari 综合征，亦可出现下肢水肿；转移至骨可引起局部疼痛或病理性骨折；转移到脊柱或压迫脊髓神经可引起局部疼痛和截瘫等；颅内转移可出现相应的定位症状和体征，如颅内高压可导致脑疝而突然死亡。

6. 其他全身症状

癌肿本身代谢异常或癌组织对机体产生的各种影响引起的内分泌或代谢方面的症候群称之为伴癌综合征，有时可先于肝癌本身的症状。常见的有：

1）自发性低血糖症：10% ~30% 患者可出现系因肝细胞能异位分泌胰岛素或胰岛素样物质，或肿瘤抑制胰岛素酶，或分泌一种胰岛 β 细胞刺激因子，或糖原储存过多；亦可因肝癌组织过多消耗葡萄糖所致此症。严重者可致昏迷、休克，甚至死亡，正确判断和及时对症处理可挽救患者，避免死亡。

2）红细胞增多症：2% ~10% 患者可发生。可能系循环中红细胞生成素增加引起的相关症状。

3）其他：罕见的尚有高脂血症、高钙血症、类癌综合征、性早熟和促性腺激素分泌综合征、皮肤卟啉症和异常纤维蛋白原血症等，可能与肝癌组织的异常蛋白合成异位内分泌及卟啉代谢紊乱有关。

（二）中期肝癌症状

1. 肝区疼痛

多呈持续性肿痛或钝痛，肝痛是由于肝包膜被增长快速的肿瘤牵拉所引起。若病变侵犯膈，疼痛可牵涉右肩。当肝表面的癌结节破裂，坏死的癌组织及血液流入腹腔时，可突然发生剧痛，从肝区延至全腹，产生急腹症的表现，如出血多，可致休克晕厥。

2. 肝肿大

肝呈进行性肿大，质地坚硬，表面凹凸不平，有大小不等的结节或巨块，边缘钝而不整齐，常有不同程度的压痛。肝癌突出于右肋弓下或剑突下时，上腹可呈现局部隆起或饱满，如癌位于膈面，则主要表现为膈抬高而肝下缘可不肿大。位于肋弓下的癌结节最易被触到。有时癌肿压迫血管，可在相应腹壁区听到吹风样杂音。

3. 肝硬化

肝硬化征象伴有肝硬化门静脉高压者可有脾大、腹水、静脉侧支循环形成等表现。腹水很快增多，一般为漏出液。可有血性腹水，多因癌肿侵犯肝包膜或向腹腔内破溃引起。

4. 恶性肿瘤的全身表现

全身表现有进行性消瘦、食欲减退、发热、乏力、营养不良和恶病质等，少数肝癌者可有特殊的全身表现，称为伴癌综合征。以自发性低血糖症、红细胞增多症较常见，其他罕见的有高血脂、高血钙、类癌综合征等。

5. 转移灶症状

肝内血行转移早，多数转移至肺、肾上腺、骨、胸腔、脑等部位引起相应的症状，胸腔转移以右侧多见，可有胸水征。

(三) 晚期肝癌症状

1. 呼吸困难

呼吸困难是肝癌晚期患者比较难以处理的症状，严重的呼吸困难易造成恐惧，而恐惧本身又加重呼吸困难，若没有及时处理易造成休克死亡。

2. 肝性昏迷

常为肝癌终末期的表现，消化道出血、继发感染、大量利尿剂、电解质紊乱等常可诱发肝性昏迷，因而在肝癌晚期应特别注意。

3. 肝区疼痛

肝癌晚期的正常组织会受到肿瘤的破坏和浸润，引起对邻近的神经根受到压迫和破坏，局部组织缺血坏死，血液回流受阻，骨与骨膜受到浸润均可造成疼痛。因而，疼痛是肝癌晚期患者最常见的症状。

4. 严重恶心、呕吐

严重恶心、呕吐是肝癌晚期患者常见的症状，可能是治疗造成的副作用，也可能是癌症侵犯消化或神经系统而造成的，其症状往往比癌症疼痛更令人苦恼。

5. 食欲严重下降

可能与癌瘤本身造成的疼痛不适、便秘和情绪紧张抑郁以及肠胃道念珠菌病等有关，对食物缺乏兴趣，并且常因胃、食管下段或肝的肿瘤刺激横膈膜造成呃逆现象，在精神和营养摄取上的匮乏，更加重了癌肿患者的病情。

6. 恶性腔内积液

恶性腔内积液是恶性肿瘤的重要并发病，肝癌晚期发生恶性腔内积液的部位有胸膜腔、腹膜腔、心包腔等，若处理不当可致迅速恶化导致死亡。

7. 黄疸

晚期出现，一般因肝细胞损害或由于癌块压迫或侵犯肝门附近的胆管，或由于癌组织或血块脱落引起胆道梗阻所致。

(四) 转移

1. 血行转移

肝内血行转移发生最早，也最常见，可侵犯门静脉并形成瘤栓。瘤栓脱落在肝内可引起多发性转移病灶，门静脉主干癌栓阻塞可引起门静脉高压和顽固性腹水，肝癌细胞侵犯肝静脉后即可进入体循环，发生肝外转移，以肺转移率最高，还可血行转移至全身各部，以肾上腺、骨、肾、脑等器官较为常见。肝细胞癌以血行转移多见。

2. 淋巴转移

局部转移到肝门淋巴结最常见，也可转移至锁骨上、主动脉旁、胰、脾等处淋巴结，胆管细胞型肝癌转移以淋巴转移居多。淋巴转移仅占转移总数的12.6%。

3. 种植转移

偶尔发生，如种植于腹膜后形成血性腹水，女性尚可有卵巢转移癌。

4. 直接浸润

肝癌一般较少发生邻近脏器的直接浸润，但偶尔也可直接蔓延、浸润至邻近组织器官，如膈、胃、结肠、网膜等。

四、辅助检查

(一) X线检查

腹部透视或平片可见肝脏阴影扩大。肝右叶的癌肿常可见右侧膈肌升高，活动受限或呈局限性隆起，位于肝左叶或巨大的肝癌，X线钡餐检查可见胃和横结肠被推压现象。

(二) 生化检查

1. AFP测定

AFP测定是用免疫方法测定产生的胚胎性抗原，为目前诊断肝细胞癌特异性最高的方法之一，对诊断肝细胞癌具有相对专一性。对无肝癌其他证据，AFP对流免疫电泳法阳性或定量>400 μg/L持续一个月以上，并能排除妊娠，活动性肝病，生殖腺胚胎源性肿瘤等即可诊断为肝细胞癌。

2. 血液酶学检查

肝癌患者血清中γ-GT，AKP和乳酸脱氢酶的同工酶等可高于正常，但由于缺乏特异性，多作为辅助诊断。

(三) 超声、CT、EMR检查

1. B超检查

B超可显示肿瘤的大小、形态、所在部位以及肝静脉或门静脉内有无癌栓等，其诊断符合率可达84%，能发现直径2 cm或更小的病变，是目前较好、有定位价值的非侵入性检查方法。

2. CT检查

分辨率高，可检出直径约1.0 cm的早期肝癌，应用增强扫描有助于与血管瘤相鉴别。对于肝癌的诊断符合率高达90%。

3. 放射性核素肝扫描

应用^{198}Au、^{99m}Tc、^{131}I、^{113m}In等进行肝扫描，常可见肝脏肿大，失去正常的形态，占位病变处常为放射性稀疏或放射性缺损区，对肝癌诊断的阳性符合率为85%~90%，但对于直径小于3 cm的肿瘤，不易在扫描图上表现出来。

4. 选择性腹腔动脉或肝动脉造影检查

对血管丰富的癌肿，有时可显示直径为0.5~1 cm的占位病变，其诊断正确率高达90%。可确定病变的部位、大小和分布，特别是对小肝癌的定位诊断是目前各种检查方法中最优者。

五、诊断与鉴别诊断

（一）诊断

1. 病理诊断

1）肝组织学检查证实为原发性肝癌者。

2）肝外组织的组织学检查证实为肝细胞癌。

2. 临床诊断

1）如无其他肝癌证据，AFP 对流法阳性或放射免疫分析法 AFP > 400 μg/L 持续四周以上并能排除妊娠、活动性肝病、生殖腺胚胎源性肿瘤及转移性肝癌者。

2）B 超可显示直径 2 cm 以上的肿瘤，对早期定位检查有较大的价值；CT 可显示直径 1.0 cm 以上的肿瘤；放射性核素扫描能显示直径 3 cm 以上的肿瘤；其他 X 线肝血管造影、MRI 对肝癌诊断有一定价值。

3）影像学检查有明确肝内实质性占位病变，能排除肝血管瘤和转移性肝癌并具有下列条件之一者：

①AFP > 20 μg/L；②典型的原发性肝癌影像学表现；③无黄疸而 AKP 或 γ - GT 明显增高；④远处有明确的转移性病灶或有血性腹水或在腹水中找到癌细胞；⑤明确的乙肝标志物阳性的肝硬化。

（二）鉴别诊断

1. 继发性肝癌

继发性肝癌与原发性肝癌比较，继发性肝癌病情发展缓慢，症状较轻，其中以继发于胃癌的最多，其次为肺、结肠、胰腺、乳腺等的癌灶常转移至肝。常表现为多个结节型病灶，AFP 检测除少数原发癌在消化的病例可阳性外，一般多为阴性。

2. 肝硬化

肝癌多发生在肝硬化的基础上，两者鉴别常有困难。鉴别在于详细病史、体格检查联系实验室检查。肝硬化病情发展较慢，有反复，肝功能损害较显著，AFP 阳性多提示癌变。

3. 活动性肝病

AFP 和 ALT 必须同时检测。

4. 肝脓肿

肝脓肿有发热、肝区疼痛、炎症感染症状表现，白细胞数常升高，肝区叩击痛和触痛明显，左上腹肌紧张，周围胸腔壁常有水肿。

5. 肝海绵状血管瘤

该病为肝内良性占位性病变，常因查体、B 超或核素扫描等偶然发现。该病我国多见。鉴别诊断主要依靠 AFP 测定，B 超及肝血管造影。

6. 肝包虫病

患者有肝脏进行性肿大，质地坚硬和有结节感，晚期肝脏大部分被破坏，临床表现极似原发性肝癌。

7. 邻近肝区的肝外肿瘤

如胃癌、上腹部高位腹膜后肿瘤，来自肾、肾上腺、结肠、胰腺癌及腹膜后肿瘤等易与原发性肝癌相混淆。除 AFP 多为阴性可助区别外，病史、临床表现不同，特别超声、CT、MRI、胃肠道 X 线检查等影像学检查均可作出鉴别诊断。

六、治疗

根据肝癌的不同阶段酌情进行个体化综合治疗，是提高疗效的关键；治疗方法包括手术、肝动脉结扎、肝动脉化疗栓塞、射频、冷冻、激光、微波以及化疗和放疗等方法。生物治疗、中医中药治疗肝癌也多有应用。肝癌治疗总的原则是早期发现和早期诊断，强调实施规范化的综合治疗。

（一）化疗

对肝癌较为有效的药物以 DDP 为首选，常用的还有 5 - FU、ADM 及其衍生物、MMC、VP16 和 MTX 等。一般认为单个药物静脉给药疗效较差。采用肝动脉给药和（或）栓塞，以及配合内、外放射治疗应用较多，效果较明显。对某些中晚期肝癌无手术指征，且门静脉主干癌栓阻塞不宜肝动脉介入治疗者和某些姑息性手术后患者可采用联合或序贯化疗，常用联合方案为 DDP 20mg + 5 - FU 750 ~ 1 000 mg 静脉滴注共 5 天，每月 1 次，3 ~ 4 次为一疗程。ADM 40 ~ 60 mg 第一天，继以 5 - FU 500 ~ 750 mg 静脉滴注连续 5 天，每月 1 次连续 3 ~ 4 次为一疗程，上述方案效果评价不一。

（二）多模式的综合治疗

近年对中期大肝癌积极有效的治疗方法，有时使不能切除的大肝癌转变为可切除的较小肝癌。其方法有多种，一般多以肝动脉结扎加肝动脉插管化疗的二联方式为基础，加外放疗为三联，如合并免疫治疗为四联，以三联以上效果最佳。经多模式综合治疗患者肿瘤缩小率达 31%，因肿瘤明显缩小，获二步切除，二步切除率达 38.1%。上海医科大学肝癌研究所亦曾研究超分割放疗及导向治疗，超分割外放射和肝动脉插管化疗联合治疗的方法是：第一周肝动脉导管内化疗 DDP 每日 20 mg，连续 3 天；第二周肝肿瘤区局部外放射上、下午各 2.5 Gy，连续 3 天；两周为一疗程，如此隔周交替可重复3 ~ 4 个疗程。导向治疗，以 ^{131}I - 抗肝癌铁蛋白抗体或抗肝癌单克隆抗体或 ^{131}I - lipiodol（碘化油）肝动脉导管内注射，每隔 1 ~ 2 月 1 次，治疗间期动脉内化疗 DDP 20 mg 每日 1 次，连续 3 ~ 5 天。若上述治疗同时加免疫治疗如 IFN、白介素（IL） -2 等则更佳。

（三）手术治疗

肝癌的治疗仍以手术切除为首选，早期切除是提高生存率的关键，肿瘤越小，5 年生存率越高。手术适应证为：①诊断明确，估计病变局限于一叶或半肝者；②无明显黄疸、腹水或远处转移者；③肝功能代偿尚好，凝血酶时间不低于 50% 者；④心、肝、肾功能耐受者。在肝功能正常者肝切除量不超过 70%；中度肝硬化者不超过 50%，或仅能行左半肝切除；严重肝硬化者不能行肝叶切除。手术和病理证实 80% 以上肝癌合并肝硬化，公认以局部切除代替规则性肝叶切除无期效果相同，而术后肝功能紊乱减轻，手术死亡率亦降低。由于根治切除仍有相当高的复发率，故术后宜定期复查 AFP 及超声显像以监察复发。

由于根治切除术后随访密切，故常检测到“亚临床期”复发的小肝癌，乃以再手术为首选，第二次手术后5年生存率仍可达38.7%。肝移植术虽不失为治疗肝癌的一种方法，国外报道较多，但在治疗肝癌中的地位长期未得到证实，术后长期免疫抑制剂的应用，患者常死于复发。对发展中国家而言，由于供体来源及费用问题近年仍难以推广。

（四）肝动脉栓塞化疗

这是20世纪80年代发展的一种非手术的肿瘤治疗方法，对肝癌有很好疗效，甚至被推荐为非手术疗法中的首选方案。多采用lipiodol混合化疗法药或^{131}I或^{125}I－lipiodol，或^{90}Y微球栓塞肿瘤远端血供，再用吸收性明胶海绵栓塞肿瘤近端肝动脉，使之难以建立侧支循环，致使肿瘤病灶缺血坏死。化疗药常用DDP 80～100 mg加5－FU 1 000 mg及MMC 10 mg（或ADM 40～60 mg），先行动脉内灌注，再混合MMC 10 mg于超声乳化的lipiodol内行远端肝动脉栓塞。肝动脉栓塞化疗应反复多次治疗，效果较好。根据有关资料报道的345例不能手术切除的较大肝癌，单纯肝动脉灌注化疗1年生存率仅为11.1%，合并肝动脉栓塞治疗1年生存率提高到65.2%，随访生存最长52月，30例肿瘤缩小获手术切除机会。对肝功能严重失代偿者此法属禁忌，门脉主干癌栓阻塞者亦不相宜。

（五）无水酒精瘤内注射

超声引导下经皮肝穿于肿瘤内注入无水酒精治疗肝癌。以肿瘤直径≤3 cm，结节数在3个以内伴有肝硬化而不能手术的肝癌为首选。对小肝癌有可能治愈。≥5 cm效果差。

（六）放疗

由于放射源、放射设备和技术的进步，各种影像学检查的准确定位使放疗在肝癌治疗中的地位有所提高，疗效亦有所改善。放疗适于肿瘤仍局限不能切除的肝癌，通常如能耐受较大剂量，其疗效也较好，外放疗经历全肝放射、局部放射、全肝移动条放射、局部超分割放射、立体放射总量超过近有用质子行肝癌放疗者。有报道放射总量超过40 Gy合并理气健脾中药使1年生存率达72.7%，5年生存率达10%，与手术、化疗综合治疗可起杀灭残癌的作用，化疗亦可辅助放疗起增敏作用。肝动脉内注射^{90}Y微球、^{131}I－lipiodol，或放射性核素标记的单克隆抗体等可起内放疗作用。

（七）导向治疗

应用特异性抗体和单克隆抗体或亲肿瘤的化学药物为载体，标记核素或与化疗药物或免疫毒素交联进行特异性导向治疗，是有希望的疗法之一。临床已采用的抗体有抗人肝癌蛋白抗体、抗人肝癌单克隆抗体、抗AFP单克隆抗体等。“弹头”除^{131}I、^{125}I外已试用^{90}Y，此外，毒蛋白和化疗药物与抗体的交联人源单抗或基因工程抗体等正在研究中。

（八）生物免疫治疗

生物治疗不仅起配合手术、化疗、放疗以减轻对免疫的抑制，消灭残余肿瘤细胞的作用。近年来，由于基因重组技术的发展，使获得大量免疫活性因子或细胞因子成为可能。应用重组淋巴因子和细胞因子等生物反应调节因子对肿瘤生物治疗已引起医学界普遍关注，已被认为是第四种抗肿瘤治疗，临床已普遍应用 IFN－α 和 IFN－γ 进行治疗，天然和重组 IL－2，TNF 业已问世，此外，淋巴因子激活的杀伤细胞——LAK 细胞，肿瘤浸润淋巴细胞（TIL）等已开始试用。

（九）姑息性外科治疗

适于较大肿瘤或散在分布或靠近大血管区，或合并肝硬化限制而无法切除者，方法有肝动脉结扎和（或）肝动脉插管化疗、冷冻、激光、微波治疗，术中肝动脉栓塞治疗或无水酒精瘤内注射等，有时可使肿瘤缩小，血清 AFP 下降，为二步切除提供机会。

（十）中医治疗

中医认为癌是正气不足、气滞、痰凝、血瘀日久而引起的，治疗癌症要以“软坚散结”为原则，可延长生命、减轻痛苦、防止复发转移，最终实现“长期带瘤生存”。肝癌在中医临床中多属于“肝积”“痞气”“臌胀”“黄疸”等范畴。祖国医学认为情志抑郁、气机不畅、肝失疏泄，故见上腹胀痛，胃纳减退，苔腻，脉弦细；气滞血瘀，血行受阻，日积月累，故见肋下有积，胀痛不适，倦怠乏力，面色黧黑，消瘦，苔腻，舌质紫暗，脉细涩；脾虚生湿，湿郁化热，热毒内蕴，故见黄疸，发热，齿衄；臌胀，苔黄腻而感，脉弦数。探索中医治疗肝癌之路，一直是全世界医药界关注的重点，也是肝癌治疗取得突破的希望之一。

七、护理

1. 医院护理

1）呼吸道护理：由于手术创伤大，膈肌抬高，呼吸运动受限，患者如出现咳嗽、咳痰困难，可给予雾化吸入，每次雾化吸入后及时给予翻身，轻叩背部，指导患者双手按压切口，深呼吸咳嗽。鼓励将痰咳出。

2）饮食护理：一般禁食 3 天，肠蠕动恢复后，给予全流—半流—普食。由于肝功能减退，食欲减退，营养状况较差，应给予营养支持，患者能进食时，指导患者选择一些高热量、适量优质蛋白、高维生素、低脂、低钠、易消化食物。少食多餐为基本原则，避免生冷及硬性食物，定时测量患者体重，以了解营养状况。

3）清洁护理：因引流管、保留导尿、营养不良及痰液过多可以成为感染的潜在危险，应加强皮肤护理，每日用温水擦洗全身数次，保持口腔及会阴部清洁，保持床铺清洁干燥，每日更换床单及病号服一次。禁食期间加强口腔护理。患者及家属不可随意揭开纱布，用手触摸切口，以防污染。更换各引流管时，一定要用稀碘酊棉签消毒，合理使用抗生素，预防和控制感染发生，密切观察术后 5 天内体征：有无出血点、发绀及黄疸，观察伤口渗液、渗血情况，监测患者尿糖、尿比重、尿量。合理安排输液顺序，为患者诊疗提供可靠的依据。

4）康复护理：患者因肝叶切除，应密切观察意识状态，有无精神错乱，自我照顾能力降低，性格及行为异常，饮食禁用高蛋白饮食，给予碳水化合物为主的食物，保证水、电解质和其他营养的平衡。卧床休息避免剧烈运动，术前清洁肠道，可以减少血氨的来源，消除术后可能发生肝性脑病的部分因素，术后间歇给氧 3～4 天，以保护肝细胞。使血氧饱和度维持在 95% 以上。

2. 家庭护理

肝癌患者治疗复杂，治疗中需要休息一段时间，无须住院，患者回家调养，可减少经济花费，又可提高病床周转率。家庭护理是护理的一个组成部分，是对患者实施非住院护理的方法。家庭护理与临床护理从形式上和护理质量上有一定的差异，从患者的角度看，患者会产生亲切和信任感，产生相互支持、相互依赖的情感，提高患者的生存质量。

1）从心理上给患者安慰，肝癌患者急躁易怒，家属应谅解忍让。

2）居住环境保持清洁舒适，房间对流通风。

3）基础护理应做到“六洁”（口腔、脸、头发、手足皮肤、会阴、床单位清洁）、“五防”（防压疮、防直立性低血压、防呼吸系统感染、防交叉感染、防泌尿系感染）、“三无”（无粪、无坠床、无烫伤）、“一管理”（膳食管理）。

4）用药要安全，遵医嘱按时、按量用药，做好药品保管。

5）健康教育，指导患者自我护理，纠正不良的生活习惯，不吸烟、不喝酒，提高自我护理能力，避免有害的应激源造成的不良影响，协助其维持心身平衡。

6）鼓励患者参与正常人的生活，参加轻松的工作，适量的学习，在工作和学习中重新确立自己的生存价值。

7）压疮预防。肝癌患者长期卧床，消瘦，全身乏力，易导致压疮的发生。

造成压疮发生的原因有：①局部的压力摩擦及侧移；②局部组织缺血坏死；③局部潮湿，受排泄物刺激；④摄入营养不足。压疮的出现按时间先后主要表现为淤血红润，红疹，水泡，破溃，局部组织坏死，甚至溃烂，最后侵袭肌膜、肌肉、骨骼等深层组织。一旦发生压疮，不仅给患者增加痛苦，加重病情，延长病程，严重时可因继发感染引起败血症而危及生命。因此，必须加强基础护理，杜绝压疮的发生。压疮的有无是判断护理质量好坏的重要标准之一。

3. 饮食护理

1）减少脂肪摄取：由于肝癌患者对脂肪的消化和吸收有障碍。所以尤其在肝癌晚期饮食安排上注意不宜进食太多的脂肪。如肥肉、油炸食品、干果类、香肠等食物应禁忌食用。低脂肪的饮食不仅可以减轻肝癌患者的消化道症状，如恶心、呕吐、腹胀等，而且饮食中脂肪少，还可以在一定程度上减轻肝区疼痛的程度。

2）食物要容易消化：在肝癌晚期饮食安排上要特别注意给予容易消化的食物。食物中必须有一定量的主食，如小麦粉、玉米、红薯、小米等；蔬菜、水果，如西红柿、油菜、莴笋、菜花、猕猴桃、橘子、草莓等；肉类、豆制品，以及牛奶及奶制品。

3）适当进补：中医讲究“药食同源”，在癌症治疗上也提出了“人瘤共存”的新理念。目前已有多味中药在癌症治疗中应用，效果较好的有冬虫夏草、人参皂苷 Rh2、铁皮石斛等。其中人参皂苷 Rh2 的研究文献较多。因此，适当选用一些中药是肝癌晚期患者饮食护理中必要的。

4）保持平衡膳食：患者应多食新鲜蔬菜，少吃鸡、鸭、鱼、肉等食物，维生素 A、C、E、K 等都有一定的辅助抗肿瘤作用，小白菜、油菜、菠菜、香菜、青蒜、雪里蕻、韭菜、葡萄、山楂、猕猴桃这些蔬菜和水果中，同样富含大量的维生素 A 和维生素 C，可以供肝癌患者食用。饮食上应严格限制钠的摄取量。不食用各种酱菜、腐乳等含盐多的食品，要定时、定量、少食多餐以减少胃肠道的负担。经常放腹水或长期使用利尿剂的患者，应选用含钾丰富的食物，如香蕉、苦瓜、白萝卜、青椒、菠菜、空心菜等，以补充丢失的钾。

5）适宜食用低脂肪食物：高脂肪食物会加重肝脏负担，对病情不利，而低脂肪饮食可以适当缓解肝癌患者恶心、呕吐、腹胀的症状，所以肝癌患者适宜食用低脂肪食物。

6）适宜食用富含植物蛋白质的食物：为保证肝癌患者的膳食平衡，肝癌患者应多食用些富含植物蛋白质的食物，尤其是富含优质植物蛋白质的食物，如大豆以及豆制品的食物。

7）适宜食用富含矿物质的食物：营养学家指出，硒、铁等矿物质都具有抗癌、抗肿瘤的作用，所以肝癌患者适宜食用些富含矿物质的食物，如菠菜、蘑菇、鸡蛋等。

4. 心理护理

1）认可心理：患者经过一段时间后，开始接受肝癌心理治疗，心情渐平稳，愿意接受治疗，并寄希望于治疗。作为医务人员应及时应用“暗示”疗法，宣传治疗的意义，排除对治疗的不利因素，如社会因素、家庭因素等。

2）肝癌心理治疗之怀疑心理：患者一旦得知自己得了肝癌，可能会坐立不安，多方求证，心情紧张，猜疑不定。因此，医务人员应言行谨慎，要探明患者询问的目的，进行肝癌心理治疗，科学而委婉地回答患者所提的问题，不可直言，减轻患者受打击的程度，以免患者对治疗失去信心。

3）悲观心理：患者证实自己患癌症时，会产生悲观、失望情绪，表现为失望多于期待，抑郁不乐，落落寡欢。此时医务人员应给予关怀，说明疾病正在得到治疗，同时强调心情舒畅有利于疾病的治疗。

4）恐惧心理：患者确切知道自己患有肝癌时，经常表现为害怕、绝望，失去生存的希望，牵挂亲人。护士应同情患者，给予安慰，鼓励患者积极接受治疗，以免耽误病情，并强调心理对病情的作用，鼓励患者以积极的心态接受治疗。

5）失望或乐观心理：在言语上，医务人员应亲切耐心，关怀和体谅，语气温和，交谈时要认真倾听，不随意打断，并注意观察病情，了解其思想，接受合理建议。在交谈过程中，要注意保护性语言，对患者的诊断、治疗及预后，要严谨，要有科学依据，切不可主观武断，胡乱猜想。因为各人的体质和各人的适应程度不一样，治疗效果也不尽相同，有的患者病情得到控制，善于调适自己的心情，同时生活在和谐感情的环境中，患者长期处于一种乐观状态。有的病情逐渐恶化，治疗反应大，经济负担重，体力难支，精神萎靡，消极地等待死亡。医务人员对消极的患者要分析原因，做好心理安慰，及时调整患者的心态，做好生活指导；对于乐观的患者，要做好康复指导，留心观察其心理变化，以便及时发现问题及时解决。另外，医务人员也要有娴熟的护理技术和良好的心理素质，使患者感到心理满足，情绪愉快。

5. 健康教育

积极防治病毒性肝炎，对降低肝癌发病率有重要意义。乙肝病毒灭活疫苗预防注射不仅防治肝炎有效果，对肝癌预防也有一定作用。避免不必要的输血和应用血制品。预防粮食霉变、改进饮水水质，戒除饮酒嗜好亦是预防肝癌的重要措施。在肝癌的一级预防尚未完善之际，肝癌的早期发现、早期诊断、早期治疗在肿瘤学上被称为“二级预防”则显得十分重要。自实施肝癌筛查以来，原发性肝癌的诊断进入了亚临床水平，早期肝癌比例不断增高，5 年生存率亦明显提高。20 世纪 80 年代以来对肝癌的高危对象（35 岁以上有慢性肝炎史或 HBsAg 阳性者）采用检测 AFP 与超声进行筛查，检出了许多早期肝癌，经过早期诊断、早期治疗，有效地降低了肝癌的病死率。

（张凤）

第二节　胃　癌

胃癌是我国常见的恶性肿瘤，在我国其发病率居各类肿瘤的首位。在胃的恶性肿瘤中，腺癌占 95%，这也是最常见的消化道恶性肿瘤。早期胃癌多无症状或仅有轻微症状。当临床症状明显时，病变多已属晚期。

胃癌是消化系统最常见的恶性肿瘤之一。男性发病率为 10/22 万，女性为 10.4/10 万，在男性肿瘤中，胃癌位于第三位，死亡率位于第二位。女性肿瘤中，胃癌位于第五位，死亡率位于第四位。胃癌可发生于任何年龄，但总的趋势是发病率随着年龄的增长而上升。青年人所患的胃癌，其恶性程度相对于中老年患者往往更为突出，应予以高度重视。由于胃癌在我国极为常见，危害性大，有关研究认为其发病原因与饮食习惯、遗传因素、胃部疾病等有关。

胃癌起源于胃壁最表层的黏膜上皮细胞，可发生于胃的各个部位（胃窦幽门区最多、胃底贲门区次之、胃体部略少），可侵犯胃壁的不同深度和广度。癌灶局限在黏膜内或黏膜下层的称为早期胃癌，侵犯肌层以深或有转移到胃以外区域者称为进展期胃癌。肉眼或胃镜观察胃癌有多种形态，如表浅型、肿块型、溃疡型、浸润型、溃疡癌（为慢性胃溃疡癌变）。显微镜放大观察癌细胞有多种类型（组织学分类），如腺癌（约占 95%，包括乳头状腺癌、管状腺癌、黏液腺癌、印戒细胞癌）、腺鳞癌、鳞癌、未分化癌、类癌。更细微的癌细胞内部的分子结构也有很多差异，因此，虽都称为胃癌，即使肉眼和显微镜下所见类型是相同的，但个性仍有很大差异，目前并不知晓究竟有多少个性独特的胃癌。

中国的胃癌发病率以西北最高，东北及内蒙古次之，华东及沿海又次之，中南及西南最低，每年约有 17 万人死于胃癌，几乎接近全部恶性肿瘤死亡人数的 1/4，且每年还有 2 万以上新的胃癌患者产生，胃癌确实是一种严重威胁人民身体健康的疾病。胃癌可发生于任何年龄，但以 40 ~ 60 岁多见，男多于女约为 2∶1。

中国胃癌死亡率为 25.2/10 万，占全部恶性肿瘤死亡的 23.2%，占恶性肿瘤死亡的第一位。男性是女性的 1.9 倍。中国胃癌的世界人口调整死亡率：男性为 40.8/10

万，女性为18.6/10万，分别是欧美发达国家的4.2～7.9倍和3.8～8.0倍。中国胃癌发病有明显的地区差异和城乡差别。全国抽样调查263个点，胃癌调整死亡率在2.5～153.0/10万，城市地区和农村地区分别为15.3/10万和24.4/10万，后者是前者的1.6倍。

一、病因

目前认为下列因素与胃癌的发生有关：

（一）环境因素

不同国家与地区发病率的明显差别说明与环境因素有关，其中最主要的是饮食因素。摄入过多的食盐、高盐的盐渍食品、熏制鱼类、亚硝胺类化合物的食物是诱发胃癌的相关因素，另外还有发霉的食物含有较多的真菌毒素，大米加工后外面覆有滑石粉。此外也有研究表明胃癌与营养素失去平衡有关。

（二）遗传因素

某些家庭中胃癌发病率较高。

（三）免疫因素

免疫功能低下的人胃癌发病率较高。

（四）癌前期变化

所谓癌前期变化是指某些具有较强的恶变倾向的病变，这种病变如不予以处理，有可能发展为胃癌。癌前期变化包括癌前期状态与癌前期病变。

1. 胃的癌前期状态

1）慢性萎缩性胃炎：慢性萎缩性胃炎与胃癌的发生率呈显著的正相关。

2）恶性贫血：恶性贫血患者中10%发生胃癌，胃癌的发生率为正常人群的5～10倍。

3）胃息肉：腺瘤型或绒毛型息肉虽然占胃息肉中的比例不高，癌变率却为15%～40%。直径大于2 cm者癌变率更高。增生性息肉多见，而癌变率仅1%。

4）残胃：胃良性病变手术后残胃发生的癌瘤称残胃癌。胃手术后尤其在术后10年开始，发生率显著上升。

5）良性胃溃疡：胃溃疡本身并不是一个癌前期状态，而溃疡边缘的黏膜则容易发生肠上皮化生与恶变。

6）巨大胃黏膜皱襞症（Menetrier病）：血清蛋白经巨大胃黏膜皱襞漏失，临床上有低蛋白血症与浮肿，约10%可癌变。

2. 胃的癌前期病变

1）异形增生与间变：前者亦称不典型增生，是由慢性炎症引起的可逆的病理细胞增生，少数情况不可发生癌变。胃间变则癌变机会多。

2）肠化生：有小肠型（完全型）与大肠型（不完全型）两种，小肠型具有小肠黏膜的特征，分化较好。大肠型与大肠黏膜相似，又可分为2个亚型：Ⅱa型，能分泌非硫酸化黏蛋白；Ⅱb型能分泌硫酸化黏蛋白，此型与胃癌发生关系密切。

二、分型

（一）按胃癌的发生部位

胃癌可发生于胃的任何部位，半数以上发生于胃窦部、胃小弯及前后壁，其次在贲门部，胃体区相对较少。

（二）按具体形态分型

1. 早期胃癌

不论范围大小，早期病变仅限于黏膜及黏膜下层。可分三型：Ⅰ型为隆起型（息肉型）、Ⅱ型为浅表型（胃炎型）和Ⅲ型为凹陷型（溃疡型）三型。Ⅱ型中又分Ⅱa（隆起表浅型），Ⅱb（平坦表浅型）及Ⅱc（凹陷表浅型）三个亚型。以上各型可有不同的组合。如Ⅱc+Ⅱa，Ⅱc+Ⅱb等。早期胃癌中直径在5～10 mm者称小胃癌，直径<5 mm称微小胃癌。早期胃癌和进展期胃癌均可出现上消化道出血，常为黑便。少部分早期胃癌可表现为轻微的上消化道出血症状，即黑便或持续大便隐血阳性。

2. 中晚期胃癌

中晚期胃癌也称进展型胃癌，癌性病变侵及肌层或全层，常有转移。

1）蕈伞型（或息肉样型）：约占晚期胃癌的1/4，癌肿局限，主要向腔内生长，呈结节状、息肉状，表面粗糙如菜花，中央有糜烂、溃疡，亦称结节蕈伞型。癌肿呈盘状，边缘高起，中央有溃疡者称盘状蕈伞型。

胃窦小弯后壁有一肿物突出胃腔，略呈分叶状，表面不平呈颗粒状，并见有糜烂。肿物基部稍狭小，呈亚蒂型，周围黏膜未见明显浸润。

2）溃疡型：约占晚期胃癌的1/4。又分为局限溃疡型和浸润溃疡型，前者的特征为癌肿局限，呈盘状，中央坏死，常有较大而深的溃疡，溃疡底一般不平，边缘隆起呈堤状或火山口状，癌肿向深层浸润，常伴出血、穿孔。浸润溃疡型的特征为癌肿呈浸润性生长，常形成明显向周围及深部浸润的肿块，中央坏死形成溃疡，常较早侵及浆膜或发生淋巴转移。

3）浸润型：此型也分为两种，一种为局限浸润型，癌组织浸润胃壁各层，多限于胃窦部，浸润的胃壁增厚变硬，皱襞消失，多无明显溃疡和结节。浸润局限于胃的一部分者，称局限浸润型。另一种是弥漫浸润型，又称皮革胃，癌组织在黏膜下扩展，侵及各层，范围广，使胃腔变小，胃壁厚而僵硬，黏膜仍可存在，可有充血水肿而无溃疡。

4）混合型：同时并存上述类型的两种或两种以上病变者。

5）多发癌：癌组织呈多灶性，互不相连。如在萎缩性胃炎基础上发生的胃癌即可能属于此型，且多在胃体上部。

（三）组织分型

1. 根据组织结构可分为四型

1）腺癌：包括乳头状腺癌、管状腺癌与黏液腺癌，根据其分化程度分为高分化、中分化与低分化3种。

2）未分化癌。

3）黏液癌（即印戒细胞癌）。

4）特殊类型癌：包括腺鳞癌、鳞癌、类癌等。

2. 根据组织发生方面可分为两型

1）肠型：癌起源于肠腺化生的上皮，癌组织分化较好，具体形态多为蕈伞型。

2）胃型：癌起源于胃固有黏膜，包括未分化癌与黏液癌，癌组织分化较差，具体形态多为溃疡型和弥漫浸润型。

三、临床表现

（一）各期症状

1. 早期症状

早期胃癌70%以上无明显症状，随着病情的发展，可逐渐出现非特异性的、类同于胃炎或胃溃疡的症状，包括上腹部饱胀不适或隐痛、泛酸、嗳气、恶心，偶有呕吐、食欲减退、消化不良、黑便等。

2. 中期症状

胃癌的中晚期症状常因肿瘤的生长部位、类型、大小，病程的早晚，有无并发症或转移病灶等条件不同而有所不同。多数患者在病程的早期可以毫无症状。

1）疼痛部位以心窝部为主，有时仅为上腹部不适或隐痛。较典型的疼痛是痛而无规律，进食也不缓解。

2）食欲减退，体重减轻，逐渐消瘦，或食后饱胀嗳气，厌恶肉食等，是比较常见的症状。

3）恶心、呕吐由于大部分位于幽门窦部，故幽门梗阻症状颇为多见。不典型的早期梗阻可引起食后膨胀感、轻度恶心、反胃等，典型的机械性幽门梗阻则引起胃扩张、呕吐。呕吐物多为在胃内停留过久的隔夜宿食，故有腐败酸臭味。弥漫性常无梗阻、呕吐症状。

4）上早期即可出现出血，常表现为柏油样便。晚期出血量大，若合并有幽门梗阻时，常在呕吐物中混杂咖啡色或暗红色的血液。大便隐血试验呈阳性反应。

5）其他症状有低热、水肿、全身衰竭。癌肿破溃，或引起胃壁穿孔时，可出现大出血等并发症。

6）因癌肿增殖而发生的能量消耗与代谢障碍，导致抵抗力低下、营养不良、维生素缺乏等，表现为乏力、食欲减退、恶心、消瘦、贫血、水肿、发热、便秘、皮肤干燥和毛发脱落等。

7）胃癌溃烂而引起上腹部疼痛、消化道出血、穿孔等。胃癌疼痛常为咬啮性，与进食无明确关系或进食后加重。有的像消化性溃疡的疼痛，进食或抗酸剂可缓解，这种情况可维持较长时间，以后疼痛逐渐加重而持续。癌肿出血时表现为粪便隐血试验阳性、呕血或黑便，出现大出血，甚至有因出血或胃癌穿孔等急腹症而首次就医者。

8）胃癌的机械性作用引起的症状，如由于胃充盈不良而引起的饱胀感、沉重感，以及无味、厌食、疼痛、恶心、呕吐等。胃癌位于贲门附近可侵犯食管，引起呃逆、咽下困难，位于幽门附近可引起幽门梗阻。

9）癌肿扩散转移引起的症状，如腹水、肝大、黄疸及肺、脑、心、前列腺、卵巢、骨髓等的转移而引起相应症状。

3. 晚期症状

1）消瘦和贫血：有关专家统计约有九成患者患有消瘦，往往消瘦 3 kg 以上才引起重视，随即进行性消瘦更加明显，有的可在 5 kg 以上。专家还发现约有一半的患者伴有贫血、四肢乏力等症状。

2）晚期胃癌患者多以上腹疼痛明显且持续时间较长，不易缓解为主要症状。也因患者的个体差异，疼痛程度也轻重不一，重者可有胀痛、水肿、钝痛、锐痛等表现，进食后不能缓解，且症状多有加重。有的患者还伴有食欲减退、恶心、呕吐、饱胀、吞咽困难等症状，这些症状有逐渐加重的趋势。

3）晚期胃癌的转移概率比较大，一般可直接蔓延至邻近的胰腺、肝脏、横结肠等，也可经淋巴转移至胃周围淋巴结及远处淋巴结，有的在左锁骨上可触及质硬不活动的淋巴结。还可通过血液循环转移至肝、肺、脑、骨骼、卵巢等处，从而出现腹水、黄疸、肝脏肿大等症状。癌肿本身的增大还可引起胃穿孔、出血、坏死、梗阻等并发症。晚期胃癌的症状还有呕血、黑便或大便隐血阳性。

（二）体征

绝大多数胃癌患者无明显体征，部分患者有上腹部轻度压痛。位于幽门窦或胃体的进展期胃癌有时可扪及肿块，肿块常呈结节状、质硬，当肿瘤向邻近脏器或组织浸润时，肿块常固定而不能推动，女性患者在中下腹扪及肿块，常提示为库肯勃瘤的可能。当胃癌发生肝转移时，可在肿大的肝脏触及结节状块物。当腹腔转移肿块压迫胆总管时可发生梗阻性黄疸。有幽门梗阻者上腹部可见扩张的胃型，并可闻及震水声，癌肿通过胸导管转移可出现左锁骨上淋巴结肿大。晚期胃癌有盆腔种植时，直肠指检于直肠子宫陷凹内可扪及结节。有腹膜转移时可出现腹水。小肠或系膜转移使肠腔缩窄可导致部分或完全性肠梗阻。癌肿穿孔导致弥漫性腹膜炎时出现腹肌板样僵硬、腹部压痛等腹膜刺激症状，亦可浸润邻近腔道脏器而形成内瘘。

（三）蔓延与转移

1. 直接蔓延

癌肿向胃壁四周或深部浸润，可直接侵入腹壁，邻近器官或组织（肝、胰、大网膜、横结肠等）。癌细胞也可沿黏膜下层蔓延，向上侵犯食管下段，向下侵及十二指肠。

2. 淋巴转移

淋巴转移是最主要的转移方式，早期胃癌淋巴转移率可达 10%，进展期胃癌淋巴结转移率可达 70%，癌细胞侵入淋巴管后，形成栓子，随淋巴液转移至全身淋巴结。一般按淋巴引流顺序，即由近及远，由浅及深地发生淋巴转移。胃癌淋巴转移率与病期密切相关。在进展期胃癌中，胃周淋巴转移与预后显著相关。

3. 血行转移

血行转移多发生于晚期，癌细胞通过血行播散到肝、肺、骨、脑等处。亦可经脐静脉转移到脐周围皮肤。

4. 腹腔种植转移

肿瘤侵及胃浆膜后，癌细胞脱落种植于腹腔和盆腔引起广泛性腹膜、肠系膜的转移。可出现腹水，做肛门指检时，于直肠子宫陷凹处可触及转移结节。

（四）AJCC/UICC 胃癌 TNM 分期

1. 原发肿瘤（T）

T_x：原发肿瘤无法评估。

T_0：无原发肿瘤的证据。

T_{is}：原位癌，上皮内肿瘤，未侵及固有层，高度不典型增生。

T_1：肿瘤侵犯黏膜固有层、黏膜肌层或黏膜下层。

T_{1a}：肿瘤侵犯固有层或黏膜肌层。

T_{1b}：肿瘤侵犯黏膜下层。

T_2：肿瘤侵犯食管肌层。

T_3：肿瘤侵犯食管外膜。

T_4：肿瘤侵犯食管周围结构。

T_{4a}：肿瘤侵犯胸膜、心包、奇静脉、膈肌或腹膜。

T_{4b}：肿瘤侵犯其他邻近器官，如主动脉、椎体或气管。

2. 区域淋巴结（N）

N_x：区域淋巴结无法评估。

N_0：区域淋巴结无转移。

N_1：1～2 个区域淋巴结转移。

N_2：3～6 个区域淋巴结转移。

N_3：7 个或 7 个以上区域淋巴结有转移。

N_{3a}：7～15 个区域淋巴结有转移。

N_{3b}：16 个或 16 个以上区域淋巴结有转移。

3. 远处转移（M）

M_0：无远处转移。

M_1：有远处转移。

4. 组织学分级（G）

G_x：分级无法评估。

G_1：高分化。

G_2：中分化。

G_3：低分化。

四、辅助检查

（一）胃肠 X 线检查

X 线为胃癌的主要检查方法，包括不同充盈度的投照以显示黏膜纹，如加压投照力双重对比等方法，尤其是钡剂、空气双重对比方法，对于检出胃壁微小病变很有价值。

1. 早期胃癌的X线表现

在适当加压或双重对比下，隆起型常显示小的充盈缺损，表面多不光整，基部稍宽，附近黏膜增粗、紊乱，可与良性息肉鉴别。

1）浅表型：黏膜平坦，表面可见颗粒状增生或轻微盘状隆起。部分患者可见小片钡剂积聚，或于相对充盈处呈微小的突出。病变部位一般蠕动仍存在，但胃壁较正常略僵。

2）凹陷型：可见浅龛影，底部大多毛糙不齐，胃壁可较正常略僵，但蠕动及收缩仍存在。加压或双重对比时，可见凹陷区有钡剂积聚，影较淡，形态不规则，邻近的黏膜纹常呈杵状中断。

2. 中晚期胃癌的X线表现

蕈伞型为突出于胃腔内的充盈缺损，一般较大，轮廓不规则或呈分叶状，基底广阔，表面常因溃疡而在充盈缺损中有不规则龛影。充盈缺损周围的胃黏膜纹中断或消失。胃壁稍僵硬。

1）溃疡型：主要表现为龛影，溃疡口不规则，有指压迹征与环堤征，周围皱襞呈结节状增生，有时至环堤处突然中断。混合型者常见以溃疡为主，伴有增生、浸润性改变。

2）浸润型：局限性者表现为黏膜纹异常增粗或消失，局限性胃壁僵硬，胃腔固定狭窄，在同一位置不同时期摄片，胃壁可出现双重阴影，说明正常蠕动的胃壁和僵硬胃壁轮廓相重。广泛浸润型的黏膜皱襞平坦或消失，胃腔明显缩小，整个胃壁僵硬，无蠕动波可见。

（二）内镜检查

内镜可直接观察胃内各部位，对胃癌，尤其对早期胃癌的诊断价值很大。

1. 早期胃癌

隆起型主要表现为局部黏膜隆起，突向胃腔，有蒂或广基，表面粗糙，有的呈乳头状或结节状，表面可有糜烂。表浅型表现为边界不整齐，界限不明显的局部黏膜粗糙，略为隆起或凹陷，表面颜色变淡或发红，可有糜烂，此类病变最易遗漏。凹陷型有较为明显的溃疡，凹陷多超过黏膜层。上述各型可合并存在而形成混合型早期胃癌。

2. 中晚期胃癌

中晚期胃癌常具有胃癌典型表现，内镜诊断不难。隆起型的病变直径较大，形态不规则，呈菜花或菊花状。

（三）胃液检查

约半数胃癌患者胃酸缺乏。基础胃酸中乳酸含量可超过正常（100 μg/ml）。但胃液分析对胃癌的诊断意义不大。

（四）生物学与生物化学检查

生物学与生物化学检查包括癌的免疫学反应、体内特殊化学成分的测定及酶反应等。如血清胃蛋白酶原Ⅰ及胃蛋白酶原Ⅰ/Ⅱ之比，CEA、CA19－9、CA125等抗原及单克隆抗体的检测等，但这些检查假阳性与假阴性均较高，特异性不强。

（五）大便隐血试验

持续性大便隐血阳性，对胃癌的诊断有参考价值，可以为发现胃癌提供线索，大便隐血试验在早期表浅型胃癌的阳性率可达20%，随着病程的进展，其阳性率可在80%以上，其中以胃体癌的阳性率最高，贲门癌次之。

（六）CT、MRI

CT与MRI可以清楚地显示淋巴结及腹腔脏器受侵或转移情况，对早期胃癌诊断无价值。螺旋CT对于分期的准确率较高。

五、诊断与鉴别诊断

（一）诊断

1. 实验室检查

早期可疑胃癌，游离胃酸低或缺，如红细胞比容、血红蛋白、红细胞下降，大便潜血（+）。血红蛋白总数低，白/球倒置等。水电解质紊乱，酸碱平衡失调等化验异常。

2. X线检查

气钡双重造影可清楚显示胃轮廓、蠕动情况、黏膜形态、排空时间，有无充盈缺损、龛影等。检查准确率近80%。

3. 纤维内镜检查

纤维内镜检查是诊断胃癌最直接、准确、有效的诊断方法。

4. 脱落细胞学检查

有的学者主张在临床和X线检查可疑胃癌时行此检查。

5. B超检查

B超检查可了解周围实质性脏器有无转移。

6. CT检查

CT检查了解胃肿瘤侵犯情况，与周围脏器关系，有无切除可能。

（二）鉴别诊断

胃癌须与胃溃疡、胃内单纯性息肉、良性肿瘤、肉瘤、胃内慢性炎症相鉴别。有时尚需与胃皱襞肥厚、巨大皱襞症、胃黏膜脱垂症、幽门肌肥厚和严重胃底静脉曲张等相鉴别。鉴别诊断主要依靠X线钡餐造影、胃镜和活检。

1. 胃原发性恶性淋巴瘤

胃原发性恶性淋巴瘤占胃恶性肿瘤的0.5%～8%，多见于青壮年，好发胃窦部，临床表现与胃癌相似，30%～50%的霍奇金淋巴瘤患者呈持续性或间歇性发热，X线钡餐检查病灶的发现率可为93%～100%，但能诊断为胃恶性淋巴瘤仅占10%。X线征为弥漫胃黏膜皱襞不规则增厚，有不规则地图形多发性溃疡，溃疡边缘黏膜形成大皱襞，单个或多发的圆形充盈缺损，呈“鹅蛋石样”改变。胃镜见到巨大的胃黏膜皱襞，单个或多发息肉样结节，表面溃疡或糜烂时应首先考虑为胃淋巴瘤。

2. 胃平滑肌肉瘤

胃平滑肌肉瘤占胃恶性肿瘤的0.25%～3%，占胃肉瘤的20%，多见于老年人，好发于胃底胃体部，肿瘤常>10 cm，呈球形或半球形，可因缺血出现大溃疡。按部位可分为：①胃内型（黏膜下型），肿瘤突入胃腔内；②胃外型（浆膜下型），肿瘤向胃外生长；③胃壁型（哑铃型），肿瘤同时向胃内外生长。

3. 胃癌的自我诊断

早期胃癌多数无明显症状，仅有上腹不适及食后腹胀、食欲减退。这些症状常与普通的消化不良、胃炎或胃溃疡相似，但有一些早期隐痛者亦可出现出血与黑便。若反复出现上腹部隐痛不适、食后饱胀、食欲减退，按普通胃病治疗无效并且有进行性加重、消瘦、贫血等症状。

另外，原有溃疡病及胃炎病史，但症状反复发作，治疗无效，并且日益加重，有时呕吐宿食或有呕血及黑便倾向（包括大便隐血试验阳性），均应想到胃癌的可能。一般来说，若肿瘤长在胃的入口处（贲门部）时，有下咽困难，吞咽食物时胸骨后有疼痛、食物摩擦感、停滞感；若肿瘤长在胃的出口处（幽门部）时，可引起饭后上腹胀满不适，朝食暮吐、暮食朝吐，出现梗阻症状。

六、治疗

胃癌是我国最常见的恶性肿瘤，发生于胃的任何部位，半数以上发生于胃窦部、胃小弯及前后壁，其次在贲门部，胃体区相对较少。胃癌的治疗主要有手术、放疗、化疗和中医药治疗。

胃癌治疗至今仍以手术为主，术后根据不同的病理检查结果，辅以药物治疗。胃癌的治疗原则是：

1. Ⅰ、Ⅱ期胃癌根治性手术后，病理检查癌细胞分化良好，可以免化疗，Ⅱ期患者术后应做化疗。

2. Ⅲ期胃癌根治性手术后应该化疗，必要时辅以放疗。

3. Ⅳ期胃癌，只要原发病灶允许，患者一般情况能承受麻醉和手术，应争取做姑息性切除术，以提高患者的生存质量，术后辅以中药或化疗。

（一）手术治疗

由于胃癌诊断和治疗水平的提高，手术适应证较前相应扩大。目前除了原发灶巨大，固定，腹内脏器广泛转移，伴血性腹水呈恶病质者外，只要患者全身情况许可，即使有锁骨上淋巴结转移、肝脏有转移结节等，均应争取剖腹探查，切除原发病灶，减轻症状。根据国内1 1734例胃癌手术的统计，手术率为81.8%，总切除率为49.7%。近年来，癌瘤切除率已提高至75%左右，主要是Ⅱ、Ⅲ期胃癌切除率的提高。胃癌手术种类有：

1. 根治性切除术

根治性切除手术有根治性切除和扩大根治性切除两种术式。

1）根治性切除范围应包括原发病灶，连同胃远端的2/3或4/5，全部大、小网膜，十二指肠第一部分和区域淋巴结以及局部受浸润的脏器整块切除，胃或十二指肠断端无癌细胞残留。

2）扩大根治性切除范围除了上述内容外，还要切除全胃或邻近受侵犯的横结肠、肝左叶、脾脏，胰体尾和贲门左、脾脉管旁的淋巴结等。

以上两种手术方式的选择直至目前尚无统一意见，主要分歧点是胃切除范围和淋巴结清除的范围。

为了提高胃癌治愈率，应根据具体病情来选择手术式，不能硬性规定。如癌瘤位于胃窦部及远端小弯侧，行根治性胃切除为宜；当病期晚伴有深部淋巴结转移或胃体部癌、弥漫浸润性癌时应考虑行扩大根治术。扩大根治性手术虽然能提高一定的疗效，但手术死亡率，术后并发症仍较根治术为高。此术式不能取代根治术。

区域淋巴结清除：日本胃癌研究会提出的胃淋巴结分组、分站较为适用。该会将胃周围淋巴分为16组。根据原发肿瘤位于胃的上、中、下3个不同部位将淋巴结分出3个站，N_1，N_2，N_3亦随其相应而异，手术清除每站淋巴结的范围以“R”表示，清除第1站淋巴结的手术称为R_1（根1）手术，清除第2站淋巴结者称为R_2（根2）手术，清除第三站淋巴结者称为R_3（根3）手术。例如胃窦部癌，清除第一站的3、4、5、6组淋巴结时，所行的胃切除术定为R_1式手术，若同时切除第2站的1、7、8、9组淋巴结则为R_2式手术。若同时切除2、10、11、12、13、14、15、16组淋巴结则定为R_3式手术，又称扩大根治术。其他部位的胃癌清除淋巴结范围以此类推。一般临床工作者认为R_2式手术是胃癌根治术最常用的术式，R_3式手术为多器官联合切除，应慎用。

2. 姑息性切除术

凡胃癌已有腹膜或淋巴结广泛转移时，而原发肿瘤可以切除，患者一般情况能耐受手术者，可以行姑息性胃切除术。这种手术可以减轻患者中毒症状，消除因癌瘤引起的梗阻、出血或穿孔等并发症。术后再辅以化疗，可以延长患者的生存期。

3. 短路手术

短路手术适用于晚期胃癌不能手术切除，同时伴有梗阻的患者。如幽门窦部癌合并幽门梗阻者可行结肠前或结肠后胃空肠吻合术。胃贲门癌伴有梗阻时可行空肠食管侧侧吻合术，后者常需开胸才能完成手术，手术适应证应严于前者。一般捷径手术不能提高疗效，但能减轻患者痛苦，提高其生存质量。

手术固然能切除癌肿，但还有残癌，或区域淋巴结转移，或血管中癌栓存在等，复发转移概率非常高。

（二）放疗

放疗并发症较多，甚至引起部分功能丧失。对于晚期肿瘤患者，放疗效果并不完好。同时体质较差、年龄偏大的患者，继续放疗只能导致虚弱的生命更加垂危，加速了患者死亡，一般采取中药进行治疗。胃腺癌放射敏感性低，单独放疗或与化疗综合治疗后肿瘤缩小50%以上的只占60%，肿瘤完全消失者仅10%，因此，胃癌不能单独用放疗来根治，放疗在胃癌治疗中的作用主要是辅助性的或姑息性的，多用于综合治疗，放疗的主要形式有术前放疗、术中放疗、术后放疗和姑息性放疗等四种。据文献报道术前放疗可使根治手术切除率提高20%左右，使中晚期胃癌5年生存率提高10%～25%。

（三）化疗

胃癌切除术后除少数患者外，大多需行术后化疗。其原因系术后可能残存有癌细胞，或者有的胃癌手术难以完全清除，或者通过淋巴或血液系统存在转移病灶。实践证明胃癌术后配合化疗与单纯性手术比较，前者生存期要长，术后复发较少。

晚期胃癌不能手术切除，或仅有一部分可以行姑息性切除术，因此，化疗已成为晚期胃癌的主要治疗方法，临床多采用联合化疗方案。

（四）中医治疗

中晚期胃癌手术的可能性不大，即便能够手术也仅为姑息性的局部切除，临床上，中晚期胃癌的治疗多采用放化疗联合中医药治疗的综合手段，以充分结合各治疗方法的优势。放化疗对癌细胞均有较为直接的抑制作用，但二者也会对人体免疫系统造成损伤，多数患者在进行一段时期的放疗或化疗后，会出现白细胞减少，骨髓抑制，脱发，乏力等一系列症状，身体功能严重下降，对治疗的顺利进行不利。因此，中晚期胃癌患者应结合中药进行治疗，其治疗胃癌的优势在于一方面可以增强放化疗的治疗效果，提高其敏感性，一方面能减轻放化疗对人体功能的损伤，使得治疗得以顺利进行，效果比单纯西医治疗为好，患者生存质量更高，生存时间也更长。配合服用人参皂苷 Rh2，人参皂苷 Rh2 对癌细胞起到控制、抑制生长，诱导凋亡和分化作用。人参皂苷 Rh2 又是人参精华中提取出的具有抗肿瘤和提高免疫力功效的物质，也是目前临床上治疗癌症常用的辅助治疗药物，临床反馈效果很好。

（五）细胞治疗

机体内具有杀伤作用的淋巴细胞有 NK 细胞、杀伤性 T 细胞等，它们本身就能够对抗胃癌细胞的产生。根据实验观察，一个胃癌细胞需要上百个淋巴细胞对付它。而 1 cm^3大小的瘤块中约有 10 亿个瘤细胞。因此，如果有大量的淋巴细胞，就能够有效地消灭胃癌细胞，对抗胃癌细胞的生成，这就是细胞免疫疗法的基本理念。

当前，以细胞免疫疗法为首的细胞生物治疗已经初露锋芒，成为胃癌生物治疗中重要的发展方向。细胞免疫疗法，其全称为过继性免疫细胞疗法（AIT），是指向胃癌患者转输具有抗胃癌活性的免疫细胞（特异性和非特异性的），直接杀伤胃癌或激发机体的免疫应答杀伤胃癌细胞。临床上是指将体外激活的自体或异体免疫效应细胞输注给患者，以杀伤患者体内胃癌细胞的一种治疗方式。

近年来，细胞免疫疗法一直是胃癌生物治疗中最活跃的领域。细胞免疫疗法对细胞免疫功能低下的患者，如大剂量化疗、放疗、骨髓移植后及病毒感染损伤免疫细胞数量和功能的患者，尤其是血液/免疫系统受累的胃癌患者更为适合。

在各种癌症免疫治疗方法中，细胞免疫疗法因具有以下的优点而受到人们的重视，为近十多年癌症免疫治疗中十分活跃的研究领域：

1. 免疫细胞在体外处理，可绕过体内癌症免疫障碍的种种机制，从而选择性地发挥抗癌症免疫反应。如新鲜分离的癌症浸润性淋巴细胞（TIL）往往缺乏抗癌症效应，而在体外一定条件下培养一段时间后可恢复特异性抗癌症作用；在体外培养条件下，癌症抗原特异性耐受的免疫细胞可被逆转。

2. 免疫细胞的活化及效应过程往往由一些细胞因子介导，而目前基因工程可大量克隆不同的细胞因子，也可大量克隆癌症抗原或多肽，这使体外活化扩增大量的抗癌症免疫细胞更为可行方便。

3. 免疫细胞的体外活化扩增可避免一些制剂体内大量应用带来的严重毒副作用，如：IL－2、TNF－α、IL－4、IL－7、IL－12 等具有抗癌症作用，抗 CD3 单克隆抗体的体内应用可激活T细胞，但这些制剂由于其复杂的多种作用，在体内大量应用可导致严重的，甚至致死性副作用，这也是这些因子难以被批准临床使用的重要原因，而在体外操作可避免这些副作用。

4. 目前已能在体外大量扩增自体或异基因的抗癌症免疫细胞，其数量大于癌症疫苗在体内激活的效应细胞数，一些体外培养的免疫细胞已进入临床治疗。实验显示癌症疫苗在体内应用可增加体内的癌症特异性细胞毒性T细胞（CTL）数量，但到一定时候，体内的CTL到达平台期而不再增加，这主要由体内存在的特异性及非特异性免疫调节网络限制了CTL克隆的扩增。而在体外培养可突破此调节网络，大量扩增免疫效应细胞。

七、护理

1. 心理护理

对胃癌患者，在护理工作中要注意患者的情绪变化，护士要注意根据患者的需要程度和接受能力提供信息，要尽可能采用非技术性语言使患者能听得懂，帮助分析治疗中的有利条件和进步，使患者看到希望，消除患者的顾虑和消极心理，增强对治疗的信心，能够积极配合治疗和护理。

2. 营养护理

胃癌患者要加强营养护理，纠正负氮平衡，提高手术耐受力和术后恢复的效果。能进食者给予高热量、高蛋白、高维生素饮食，食物应新鲜易消化。对于不能进食或禁食患者，应从静脉补给足够能量、氨基酸类、电解质和维生素，必要时可实施全肠外营养（TPN）。对化疗的患者应适当减少脂肪、蛋白含量高的食物，多食绿色蔬菜和水果，以利于消化和吸收。

3. 术前注意患者的营养与进食情况

按病情给予高蛋白、高热量、高维生素少渣软食、半流质或流质。纠正水电解质紊乱，准确记录出入量，对重度营养不良、血浆蛋白低、贫血者，术前补蛋白质或输血。有幽门梗阻者，术前3天每晚用温盐水洗胃，消除胃内积存物，减轻胃黏膜水肿。严重幽门梗阻者，应于术前1~3天行胃肠减压，使胃体积缩小。于术日晨放置胃管，抽尽胃液后留置胃管。

4. 术后严密观察生命体征

硬膜外麻醉4~6小时或全麻清醒，血压、脉搏平稳后半坐卧位。注意保持卧位要正确，以利呼吸和腹腔引流。鼓励深呼吸、咳痰、翻身及早期活动，预防肺部感染及其他并发症。注意口腔卫生，预防腮腺炎。

5. 腹腔引流

腹腔引流管接无菌瓶，每3天更换1次，以防逆行感染。必须严密观察引流液的颜色、性质、量，并准确记录。一般在24小时内量多，为血浆样渗出液，以后逐渐减少。如引流液为鲜红色，且超过500 ml，应考虑有出血。要勤巡视，随时观察引流管是否通畅以及有无扭曲、脱落。

6. 持续胃肠减压

保持胃管通畅，以减少胃内容物对吻合口的刺激，预防吻合口水肿和吻合口瘘。每2小时用生理盐水冲洗胃管1次，每次量不超过20 ml并相应吸出，避免压力过大、冲洗液过多而引起出血。注意引流液的性质及量，并准确记录引流量。如有鲜血抽出，必须及时报告医生处理。胃管应妥善固定，不可随意移动，并注意有无脱落或侧孔吸胃壁，使胃肠减压停止。

7. 术后饮食

术后3天禁食、禁水，静脉补液，每日3 000 ml左右。在停止胃肠减压后，可饮少量水。次全胃切除术和全胃切除术的术后饮食要求有一定的区别。

8. 健康教育

相关人群在平时的饮食方面应注意，平时应以新鲜的瓜果蔬菜、粗粮为主食，少吃肉类，做到饮食搭配合理，防止体液偏酸，摄入的饮食应该做到“二酸八碱”使体液达到弱碱性。食品中的许多食物对癌细胞都有抑制的作用，如食物中钙离子及含巯基的蒜、葱及绿茶，其中大蒜的作用颇受重视。

改变饮食结构：多食蔬菜、水果。适当增加豆类食物和牛奶。减少食盐摄入量。少食或不食熏腌食品，减少亚硝胺前身物质的摄入。食品保藏以冰箱冷藏为好。提倡食用大蒜、绿茶。对于癌症的高发人群可以适当地服用一些抗癌防癌的产品，如人参皂苷Rh2、香菇多糖等预防癌症。

改变不良饮食习惯：避免暴饮暴食，三餐不定；进食不宜过快、过烫、过硬。

9. 不良嗜好

吸烟、饮酒等不良的嗜好要改变。

10. 心理方面因素

现在社会人们在日常生活中的压力过大，当这种压力过大又得不到释放的时候，便会对身体造成伤害。

11. 其他注意

1）认真做好粮食的防霉去霉工作，保护食用水的卫生。

2）积极治疗癌前病变，有慢性胃病的患者要及时治疗，定期观察。

3）积极保护环境，减少环境污染。

4）对高发区及高危人群进行胃癌及癌前病变的普查普治。

（张凤）

第三节 胰腺癌

胰腺癌是常见的胰腺肿瘤，是一种恶性程度很高，诊断和治疗都很困难的消化道恶性肿瘤，主要表现为腹痛、黄疸和消化道症状。

胰腺癌最早由 Mondiare 及 Battersdy 描述。1888 年 Bard 和 Pis 在文献上做了临床报道。1935 年，美国著名外科学家 Whipple 首先报道了胰、十二指肠切除术成功，从而确立了手术治疗胰、十二指肠和壶腹部恶性肿瘤的方式。1943 年，Rockeg 首先实行了全胰切除术。国内余文光于 1954 年首先报道胰头、十二指肠切除的病例。20 世纪 70 年代与 20 世纪 60 年代相比，加拿大、丹麦和波兰的标准化发病率增加了 50% 以上。在我国，胰腺癌已成为我国人口死亡的十大恶性肿瘤之一。近年来，发病率在国内外均呈明显的上升趋势。胰腺癌半数以上位于胰头，约 90% 是起源于腺管上皮的管腺癌。

本病发病率男性高于女性，男女之比为（1.5 ~2）:1，男性患者远较绝经前的妇女多见，绝经后妇女的发病率与男性相仿，而且据北京地区 7 家医院 354 例病例分析，患者中41 ~70岁者占 80%。

一、病因

胰腺癌的病因尚不十分清楚。胰腺癌发生与吸烟、饮酒、高脂肪和高蛋白饮食、过量饮用咖啡、环境污染及遗传因素有关；近年来的调查报告发现糖尿病患者群中胰腺癌的发病率明显高于普通人群；也有人注意到慢性胰腺炎患者与胰腺癌的发病存在一定关系，发现慢性胰腺炎患者发生胰腺癌的比例明显增高；另外还有许多因素与此病的发生有一定关系，如职业、环境、地理等。

1. 吸烟

动物试验已证明用烟草酸水饲喂动物可以引起胰腺癌，一组大样本调查结果显示吸烟者发生胰腺癌的机会较不吸烟者高出 1.5 倍，吸烟量越大，发生胰腺癌的机会越高，如每天吸烟 1 包者胰腺癌发生在男女两性各高出不吸烟者 4 及 2 倍。以上资料说明，在一部分人中吸烟可诱发胰腺癌发生。

2. 不适当的饮食

近年来，有学者把胰腺癌发生增多归因于饮食结构不当。动物试验证明，用高蛋白、高脂肪饮食饲养的动物，可使动物胰腺导管细胞更新加速且对致癌物质敏感性增强。国内学者沈魁等明确提出：饮食结构与胰腺癌发生关系密切，食肉食多者易发生本病。日本学者指出，近年来日本胰腺癌发病率增加与日本人饮食结构欧洲化有关，即进食高蛋白、高脂肪过多。还有学者认为食用咖啡者发生胰腺癌机会较多，但未得到进一步证实。

3. 糖尿病与胰腺癌

有糖尿病者易患胰腺癌早已为人所知，但近年来的研究指出，糖尿病患者发生胰腺癌者为无糖尿病患者的 1 倍，且有增加的趋势；也有人认为其为正常人群的 2 ~4 倍，甚至有资料报道其发病率可达消化系统恶性肿瘤的 12.4%，但两者之间的真正关系不明确。

4. 慢性胰腺炎与胰腺癌

慢性胰腺炎和糖尿病可能和胰腺癌的发生有一定关系。慢性胰腺炎常和胰腺癌同时存在，据 Mikal 等报道 100 例尸体解剖的资料，49% 在显微镜下有慢性胰腺炎的表现，84% 有胰腺间质纤维化。由于胰腺癌可使胰管梗阻，从而导致胰腺炎的发生，所以两者孰为因果很难确定。有人认为，伴有陈旧性钙化的慢性胰腺炎，其钙化灶有致癌作用。有学者报道，只有胰腺钙化患者，胰腺炎才和胰腺癌同时存在。但在 White 报道的胰腺炎病例中，有原发性钙化者，只有3%合并癌，此外，胰腺癌也偶可发生钙化。至于胰腺癌和糖尿病的关系，也不十分明确。胰腺癌患者5% ~20%伴有糖尿病，其中有80%的患者是在同一年中先后发现糖尿病和胰腺癌的。大量病例也证明，糖尿病患者如发生癌，有5% ~19%位于胰腺，而非糖尿病患者只4%的癌发生在胰腺，说明糖尿病患者似乎倾向于发生胰腺癌。Sommers 等报道，28%的糖尿病患者有胰管增生，而对照组只9%有胰管增生，设想在胰管增生的基础上可发生癌。Bell 报道40岁以上男性的尸体解剖共32 508例，糖尿病患者的胰腺癌发生率较非糖尿病患者高一倍以上。但也有一些证据说明，胰腺癌的发病和糖尿病并无明显关系。据 Lemass 报道，胰腺癌合并糖尿病的患者，并无胰岛细胞受到破坏的病理变化。一些胰腺癌患者的糖代谢可以受到一定程度的损害，这可能是由于胰岛细胞尽管没有病理变化，但胰岛素的释放受到了某种干扰的缘故。也有人认为，胰腺癌合并糖尿病并无其特殊性。在一般居民中糖尿病的发生率也达10%。

5. 基因异常表达与胰腺癌

关于胰腺癌发生的基因学研究较多，基因异常表达与胰腺癌的发生密切相关，各种肿瘤的发生与细胞基因的关系是目前研究癌症发生原因的热点，在各基因家族中，*K - ras* 基因12位点的突变和胰腺癌的发生有密切关系，而抑癌基因 *P53*，以及最近克隆出来的 *MTSl* 等的失活也有影响。由于癌的发生是一个多因素过程，可能存在多种癌基因或抑癌基因的激活与失活，而且和家族遗传也不无关系。

Tada 等对12例已确诊的胰腺癌患者、6例慢性胰腺炎患者，用 PCR 检验技术进行检测，发现12例胰腺患者癌细胞 *c - ki - ras*12位密码子全部有癌基因突变，该作者进一步指出 *c - ki - ras* 第12位密码子的变化主要是碱基的突变。*Tada* 等通过动物试验后又提出 *c - ki - ras* 的突变位置与致癌因素的不同而有所区别，吸烟者可诱发 *c - ki - rastx* 第12位点碱基突变，而其他一些致癌物如二甲基苯并蒽则引起 *H - ras* 基因61位点密码子突变。*Tada* 对胰腺癌患者的临床情况分析后认为 *c - ki - ras* 基因突变与肿瘤分化程度无明显关系，而与肿瘤的大小有关，从而提出 *c - ki - ras* 基因突变后主要促进肿瘤的进展。Lemocene 研究发现变化，说明胰腺导管上皮细胞中 *c - ki - ras* 基因变化在先，即 *c - ki - ras* 基因改变导致胰腺腺管上皮细胞发生癌变，而后癌细胞再向外浸润。有关胰腺癌的发生和基因改变研究资料尚少，许多问题有待进一步研究。

6. 内分泌紊乱

胰腺癌的发生也可能和内分泌有关系，其根据是男性发病率较绝经期前的女性为高，女性在绝经期后则发病率增高，与男性相似。有自然流产史的妇女发病率也增高。

7. 胆汁的作用

多年来有人认为，胆汁中含有致癌因素，因胆汁可逆流至胰管，而胰腺组织较胆管对致癌因素更为敏感，所以胰腺癌远较胆管癌多见。同时，在胰腺癌中，接触胆汁机会更多的胰头部分，癌发生率更高，而癌又多起源于导管而非腺泡，也说明这种看法有一定根据。

二、分型

胰腺癌的病理分期有助于治疗方案的选择和预后评估。常用的是 AJCC TNM 分期。

1. 原发肿瘤（T）

T_x：原发肿瘤不能确定。

T_0：无原发肿瘤证据。

T_{is}：原位癌。

T_1：肿瘤最大直径≤2 cm。

T_2：肿瘤最大直径 >2 cm 且≤4 cm。

T_3：肿瘤最大直径 >4 cm。

T_4：肿瘤侵犯腹腔干、肠系膜上动脉和（或）肝总动脉，无论肿瘤大小。

2. 区域淋巴结（N）

N_x：区域淋巴结转移不能确定。

N_0：无区域淋巴结转移。

N_1：有区域淋巴结转移数目 1 ~3 个。

N_2：区域淋巴结转移数目≥4 个。

3. 远处转移（M）

M_x：远处转移不能确定。

M_0：无远处转移。

M_1：有远处转移。

三、临床表现

（一）症状

胰腺癌无特异的初期症状，没有十分特异的体征。临床表现取决于癌瘤的部位、病程早晚、有无转移以及邻近器官累及的情况。其临床特点是整个病程短、病情发展快和迅速恶化。最多见的是上腹部饱胀不适、疼痛，若是 40 岁以上中年人主诉有上腹部症状除考虑肝胆、胃肠疾病外，应想到胰腺癌的可能性。虽然有自觉痛，但压痛并不是所有患者都有，如果有压痛则和自觉痛的部位是一致的。

1. 腹痛

疼痛是胰腺癌的主要症状，而且不管癌瘤位于胰腺头部或体尾部均有。60% ~80% 的患者表现为上腹部疼痛，而这些表现出疼痛的患者有 85% 已不能手术切除或已是进展期。疼痛一般和饮食无关，起初多数较轻，呈持续性疼痛逐渐加重，由于癌瘤的部位和引起疼痛机制不一，腹痛可呈多样表现。其程度有饱胀不适、钝痛乃至剧痛。有放射痛，胰头癌多向右侧，而体尾癌则大部向左侧放射。腰背部疼痛则预示着较晚期和预后差。胰腺癌者可因癌肿使胰腺增大，压迫胰管，使胰管梗阻、扩张、扭曲及压力增高，引起上腹部持续性或间歇性胀痛。有时还同时合并胰腺炎，引起内脏神经痛。神经冲动经内脏神经传入左右 T_6 ~ T_{11} 交感神经节再上传，故病变早期常呈中上腹部范围较广泛但不易定位而性质较模糊的饱胀不适、隐痛或钝痛等，并常在进食后 1 ~2 小时加重，因而拒食来减少因进食而加重的疼痛。较少见者为阵发性剧烈的上腹痛，并进行性加重，甚至难以忍受，此多见于早期胰头癌伴有胰胆管阻塞者，由于饮酒或进食油腻食物诱发胆汁和胰液排泌增加，从而使胆道、胰管内压力骤升所致。胰腺血管及神经十分丰富，又与腹膜后神经丛相邻，故当病变扩展、转移影响腹膜时，胰头癌可引起右上腹痛，胰体尾部癌则偏左，有时亦可涉及全腹。腰背痛常见，进展期病变腰背痛更加剧烈，或限于双季肋部束带状，提示癌肿沿神经鞘向腹膜后神经丛转移所致。典型胰腺癌的腹痛常在仰卧时加重，特别在夜间尤为明显，迫使患者坐起或向前弯腰、屈膝以求减轻疼痛，有时常使患者夜间辗转不眠，可能是由于癌变浸润压迫腹腔神经丛所致。

除中腹或左上腹、右上腹部疼痛外，少数病例主诉为左、右下腹或脐周或全腹痛，甚至有睾丸痛，易与其他疾病相混淆。当癌瘤累及内脏包膜、腹膜或腹膜后组织时，在相应部位可有压痛。

2. 黄疸

黄疸是胰腺癌，特别是胰头癌的重要症状。黄疸属于梗阻性，伴有小便深黄及陶土样大便，是由于胆总管下端受侵犯或被压所致。黄疸为进行性，虽可以有轻微波动，但不可能完全消退。黄疸的暂时减轻，在早期与壶腹周围的炎症消退有关，晚期则由于侵入胆总管下端的肿瘤溃烂腐脱之故，壶腹肿瘤所产生的黄疸比较容易出现波动。胰体尾癌在波及胰头时才出现黄疸。有些胰腺癌患者晚期出现黄疸是由于肝转移所致。约1/4的患者合并顽固性的皮肤瘙痒，往往为进行性。虽然目前认为梗阻性黄疸时瘙痒的发生可能和皮肤胆酸的积存有关，但少数无黄疸或轻度黄疸的患者也可以有皮肤瘙痒的症状。

近半数的患者可触及肿大的胆囊，这可能与胆道下段梗阻有关。临床上有梗阻性黄疸伴有胆囊肿大而无压痛者称为 Courvoisier 征，对胰头癌具有诊断意义，但阳性率不高。如原有慢性胆囊炎，则胆囊可不肿大，剖腹手术及腹腔镜检查常可见胆囊已有肿大，但无临床体征。故未扪及无痛性肿大胆囊决不能排除胰头癌。约50%患者因胆汁淤积、癌变转移而有肝大。

过去诊断胰腺癌常以无痛性黄疸为胰腺癌的首发或必发症状，以出现黄疸作为诊断胰腺癌的重要依据，因此也常常失去早期诊断和手术的机会。但无痛性黄疸仍然是胰腺癌最常见的症状，有此症状的患者，约50%有实行根治手术的机会。黄疸出现的早晚和癌瘤的位置关系密切，胰头癌常常出现黄疸。黄疸可有波动，表现为完全性或不完全性梗阻性黄疸。体尾部或远离胆胰管的癌瘤，由于淋巴转移压迫肝外胆管或因胆管附近的粘连、屈曲等也可造成黄疸。

3. 消化道症状

最多见的为食欲减退，其次有恶心、呕吐，可有腹泻或便秘甚至黑便，腹泻常常为脂肪泻。食欲减退和胆总管下端及胰腺导管被肿瘤阻塞，胆汁和胰液不能进入十二指肠有关。胰腺的梗阻性慢性胰腺炎导致胰腺外分泌功能不良，也必然会影响食欲。少数患者出现梗阻性呕吐，是因为肿瘤侵入或压迫十二指肠和胃所致。由于经常进食不足，约10%患者有严重便秘。此外有15%左右的患者，由于胰腺外分泌功能不良而致腹泻；脂肪泻为晚期的表现，是胰腺外分泌功能不良时特有的症状，但较罕见。胰腺癌也可发生上消化道出血，表现为呕血、黑便或仅大便潜血试验阳性，发生率约10%。发生消化道出血的原因为邻近的空腔脏器如十二指肠或胃受侵犯破溃，壶腹癌本身腐脱更易发生出血。脾静脉或门静脉因肿瘤侵犯而栓塞，继发门静脉高压症，导致食管胃底静脉曲张破裂大出血也偶见。

4. 消瘦、乏力

胰腺癌和其他癌瘤不同，常在初期即有消瘦、乏力。这种症状与癌瘤部位无关。在消化道肿瘤中，胰腺癌造成的体重减轻最为突出，发病后短期内即出现明显消瘦，体重减轻可在15 kg以上，伴有衰弱乏力等症状。一些患者在其他症状还没有出现以前，首先表现为进行性消瘦。体重下降的原因是食欲减退，进食减少，或虽有食欲，但因进食后上腹部不适或诱发腹痛而不愿进食。此外，胰腺外分泌功能不良或胰液经胰腺导管流出受阻，影响消化及吸收功能，也有一定的关系。

5. 腹块

胰腺深在于后腹部难摸到，腹块系癌肿本身发展的结果，位于病变所在处，如已摸到肿块，已多属进行期或晚期。慢性胰腺炎也可摸到肿块，与胰腺癌不易鉴别。胰腺癌可造成肝内外胆管和胆囊扩张以及肝脏的胆汁淤积性肿大，所以可摸到肿大的肝脏和胆囊。癌肿形态不规则，大小不一，质坚固定，可有明显压痛。因胰头部病变常在肿块出现前就有其他明显的症状，故本病引起的腹块相对地多见于胰体尾部癌。当癌变压迫腹主动脉或脾动脉时，可在脐周或左上腹听到吹风样血管杂音。有时腹部肿块为肿大的肝脏和胆囊，还有胰腺癌并发胰腺囊肿。

6. 症状性糖尿病

少数患者起病的最初表现为糖尿病的症状，即在胰腺癌的主要症状如腹痛、黄疸等出现以前，先患糖尿病，以至伴随的消瘦和体重下降被误为是糖尿病的表现，而不去考虑胰腺癌；也可表现为长期糖尿病的患者近来病情加重，或原来长期能控制病情的治疗措施变为无效，说明有可能在原有糖尿病的基础上又发生了胰腺癌。因此，若糖尿病患者出现持续性腹痛，或老年人突然出现糖尿病，或原有糖尿病而近期突然病情加重时，应警惕发生胰腺癌的可能。

7. 血栓性静脉炎

晚期胰腺癌患者出现游走性血栓性静脉炎或动脉血栓形成。如有下肢深静脉血栓形成时可引起患侧下肢水肿。尸检资料示动脉和静脉血栓症的发生率占25%左右，似更多见于胰体、尾部癌。Spain认为癌肿可能分泌某种促使血栓形成的物质。如门静脉血栓形成可引起食管下端静脉曲张或腹水，脾静脉血栓形成可致脾肿大，这些患者易致急性上消化道大出血。

8. 精神症状

部分胰腺癌患者可表现焦虑、急躁、抑郁、个性改变等精神症状。其发生机制尚不明确，可能由于胰腺癌患者多有顽固性腹痛、不能安睡以及不能进食等症状，容易对精神和情绪产生影响。

9. 其他

此外，患者常诉发热、明显乏力。可有高热甚至有寒战等类似胆管炎的症状，故易与胆石症、胆管炎相混淆。当然有胆道梗阻合并感染时，亦可有寒战、高热。部分患者尚可有小关节红、肿、痛、热、关节周围皮下脂肪坏死及原因不明的睾丸痛等。锁骨上、腋下或腹股沟淋巴结也可因胰腺癌转移而肿大发硬。

（二）蔓延与转移

胰腺癌由于其生长较快，胰腺位于腹膜后，周围有重要器官，加之胰腺血管、淋巴管较为丰富，胰腺又无包膜，往往早期发生转移，或者在局部直接向胰周侵犯，或经淋巴管和（或）血管向远近器官组织转移，其中最常侵犯的部位有胆总管、十二指肠、肝、胃、横结肠及上腹部大血管。此外，胰腺癌还可沿神经鞘向外转移，而胰腺恰巧横卧于上腹部许多神经丛之前，以致癌肿往往较早期侵犯到这些神经组织，尤以后腹壁神经组织最易受累。正是由于胰腺癌极易在局部直接蔓延，或经淋巴、血管以及神经向外扩散转移，从而构成了其多样化的临床表现。故临床上对进展期或晚期患者，或因脏器、血管、神经浸润，或因有淋巴转移，多无法根治性切除，即使可姑息性切除，术后短期内也多因复发而死亡。胰腺癌的转移主要通过以下几种方式：

1. 胰内扩散

胰腺癌早期即可穿破胰管壁，以浸润性导管癌的方式向周围胰组织浸润转移。显微镜下，癌组织浸润多局限于距肉眼判定肿瘤边缘的2.0～2.5 cm，很少超过3.0 cm，因解剖学上的关系，约70%的胰头癌已侵及钩突。

2. 胰周组织、器官浸润

胰腺癌可向周围组织浸润蔓延，胆总管下端被压迫浸润即是一种表现。此外，十二指肠、胃、横结肠、脾脏等也可被累，但不一定穿透胃肠道引起黏膜溃疡。胰体尾癌一旦侵及后腹膜，可以发生广泛的腹膜移植。据中华医学会胰腺外科学组对621例胰头癌的统计，胰周组织、器官受侵的频率依次为：胰后方50.9%，肠系膜上静脉39.8%，门静脉29.3%，肠系膜上动脉23.8%，十二指肠21.1%，胆管15.3%，横结肠8.9%，胃8.7%，脾静脉5.6%。

3. 淋巴转移

淋巴转移是胰腺癌早期最主要的转移途径。胰头癌的淋巴结转移率为65%～72%，多发生在幽门下、胰头后、胰头前、肠系膜上静脉旁、肝动脉旁、肝十二指肠韧带淋巴结。淋巴结转移率与肿瘤大小及胰周浸润程度无直接的关系，约30%的小胰腺癌已发生淋巴结转移，少数可发生第2站淋巴结转移。Nagai等研究了8例早期胰腺癌的尸体标本发现4例T_1期中2例已有淋巴结转移，4例T_2期均已有淋巴结转移。胰头癌各组淋巴结转移率依次为：N_0、13a、13b为30%～48%，N_0、17a、17b为20%～30%，N_0、12为20%～30%，N_0、8、14a、14b、14c、16为10%～20%。胰体尾癌主要转移到胰脾淋巴结群，也可广泛侵及胃、肝、腹腔、肠系膜、主动脉旁，甚至纵隔及支气管旁淋巴结，但锁骨上淋巴结不常累及。

4. 神经转移

在进展期或晚期胰腺癌常伴有胰腺后方胰外神经丛的神经浸润，沿神经丛扩散是胰腺癌特有的转移方式，癌细胞可直接破坏神经束膜，或经进入神经束膜的脉管周围侵入神经束膜间隙，并沿此间隙扩散；或再经束膜薄弱处侵至神经束膜外，形成新的转移灶。胰头癌的神经转移多发生于胰头前和后、腹腔干、肝总动脉、脾动脉及肠系膜上动脉周围，构成了腹膜后浸润的主要方式，亦成为腹膜后肿瘤组织残留的主要原因。腹膜后神经周围的淋巴管被浸润而引致持续性背痛，临床上有一定的重要性。神经丛转移与胰后方组织浸润及动脉浸润程度平行，且与肿瘤大小密切相关。据统计，T_1 肿瘤见不到胰外神经丛浸润，而 T_3 肿瘤胰外神经丛浸润率达 70%。

5. 血行转移与种植转移

血行转移与种植转移为大多数晚期胰头癌主要的转移模式，而胰腺体、尾癌早期即可有脾血管侵蚀，血运转移最常见的是通过门静脉转移到肝，自肝又经静脉到肺，然后再到肾上腺、肾、脾及骨髓等组织。尸检时约 2/3 的病例有肝转移，尤以胰体及尾部癌易有广泛转移。胰腺癌也常播散于腹腔大、小网膜，为种植转移。

6. 胰腺癌晚期

胰腺癌至晚期虽已有胰腺组织广泛破坏，但并发糖尿病的甚为罕见，因胰岛细胞可以在很长的时间内保持完好，甚至可较正常地增生。偶尔，来源于胰腺腺泡的癌可以分泌大量脂肪酶，后者可致皮下或骨髓内的脂肪组织发生广泛坏死。有时胰腺癌还可伴有体内广泛的血栓性静脉炎。

恶性肿瘤发生是多因素参与并经历了多个阶段的复杂病理过程，近年来分子生物学技术发展深化了对恶性肿瘤发生及演变分子机制的认识，促使人们从分子水平去探求胰腺癌发生的本质，并逐步形成了肿瘤分子病理学科。现有研究发现胰腺癌发生涉及原癌基因激活与抑癌基因失活，其中原癌基因 *K-ras* 激活在胰腺癌中高达 90%，认为是导致胰腺癌发生独立的分子事件，其他基因如抑癌基因 *P53*、*P16*、*PTEN*、*BRCA2* 等在胰腺癌组织中均有不同程度失活。

四、辅助检查

1. 实验室检查

血清胆红素明显升高，有时可超过 342 mmol/L，其中以结合胆红素（直接胆红素）升高为主。胰腺癌患者 AKP 浓度升高亦很显著。其尿胆红素试验呈阳性或强阳性。血淀粉酶测定，在少数早期胰腺癌，因胰管梗阻可有一过性升高；后期胰腺组织萎缩，血淀粉酶值不会有变化。胰腺癌患者可能有空腹血糖浓度升高，糖耐量试验阳性率高。CEA 测定，约 70% 胰腺癌患者可升高，但亦无特异性。消化道癌相关抗原 CA19-9 被认为是诊断胰腺癌的指标。

2. B 超检查

胰腺癌的直接 B 超检查可见到低回声的肿瘤；间接的所见往往成为发现小胰腺癌的线索，如扩张的胰管、胆管等。除主胰管外，还要仔细观察胰管的分支。有些小胰腺癌可首先引起胰管分支的局限性扩张，如钩突部胰管扩张。超声内镜因超声探头仅隔胃、十二指肠壁对胰腺体、尾和头部摄影，不受胃肠道气体干扰。所以，可清晰地描出胰腺内结构，发现早期病变。

3. CT 检查

CT 检查可以显示胰腺肿块的正确位置、大小及其与周围血管的关系，但最长径小于 2 cm 的胰腺肿块约 1/3 不能发现影像学改变。CT 检查为目前诊断胰腺癌的主要方法。胰腺癌的 CT 图像特点为：①胰腺肿块呈普遍性或局限性肿块，肿块中心可有不规则的轮廓模糊的低密度区。若低密度区较大，可为肿瘤坏死或液化表现。肿瘤侵入或压迫胆管或胰管时可使其扩张。②肿瘤可侵及胰背脂肪层和包绕肠系膜上血管或下腔静脉。

4. MRI 检查

MRI 检查可显示胰腺轮廓异常，根据 T_1 加权像的信号高低，可以判断早期局部浸润和转移。对判断胰腺癌，尤其是局限在胰腺内的小胰癌以及有无胰周扩散和血管侵犯方面，MRI 检查优于 CT 检查。MRI 检查是胰腺癌手术前预测的较好方法，但价格昂贵。

五、诊断与鉴别诊断

（一）诊断

1. 进行性加重的中或左上腹部疼痛与闷胀，放射至腰背部。仰卧与侧卧时疼痛加重，前俯时疼痛可减轻。可有进行性梗阻性黄疸及严重消瘦等。

2. 上腹深部肿块，肝脏、胆囊肿大。

3. 血清 CEA 阳性。

4. 实验室检查

1）B 超检查有胰头或体尾部肿块的表现。

2）CT 检查显示胰腺癌表现。

3）内镜逆行胰胆管造影显示胰管狭窄变形、阻塞、造影剂漏出管外等。

4）X 线检查：平片见有钙化且十二指肠低张造影见十二指肠圈扩大，胃幽门部或十二指肠受压、狭窄、充盈缺损或胃体后壁受压移位；横结肠、空肠受压向下移位。

5）选择性腹腔及肠系膜上动脉造影见围绕胰腺的动静脉变形及移位。

6）^{75}Se 标记蛋氨酸或^{67}Ca 胰腺扫描有占位性病变。

具有本病症状、体征，CEA 阳性，影像检查符合或经皮胰腺穿刺细胞学检查找到癌细胞可确诊；或手术探查及活检确诊。

（二）鉴别诊断

胰腺癌应与胃部疾病、黄疸型肝炎、胆石症、胆囊炎、原发性肝癌、急性胰腺炎、壶腹癌、胆囊癌等病进行鉴别。

1. 各种慢性胃部疾病

胃部疾患可有腹部疼痛，但腹痛多与饮食有关，黄疸少见，利用 X 线钡餐检查及纤维胃镜检查不难作出鉴别。

2. 黄疸型肝炎

初起两者易混淆，但肝炎有接触史，经动态观察，黄疸初起时血清转氨酶增高，黄疸多在 2 ~ 3 周逐渐消退，血清 AKP 多不高。

3. 胆石症、胆囊炎

腹痛呈阵发性绞痛，急性发作时常有发热和白细胞增高，黄疸多在短期内消退或有波动，无明显体重减轻。

4. 原发性肝癌

常有肝炎或肝硬化病史、血清 AFP 阳性，先有肝肿大，黄疸在后期出现，腹痛不因体位改变而变化，超声和放射性核素扫描可发现肝占位性病变。

5. 急慢性胰腺炎

急性胰腺炎多有暴饮暴食史，病情发作急骤，血白细胞、血尿淀粉酶升高。慢性胰腺炎可以出现胰腺肿块（假囊肿）和黄疸，酷似胰腺癌，而胰腺深部癌压迫胰管也可以引起胰腺周围组织的慢性炎症。腹部 X 线平片发现胰腺钙化点对诊断慢性胰腺炎有帮助，但有些病例经各种检查有时也难鉴别，可在剖腹探查手术中用极细穿刺针行胰腺穿刺活检，以助鉴别。

6. 壶腹周围癌

壶腹周围癌比胰头癌少见，病起多骤然，也有黄疸、消瘦、皮痒、消化道出血等症状。而壶腹癌开始为息肉样突起，癌本身质地软而有弹性，故引起的黄疸常呈波动性；腹痛不显著，常并发胆囊炎，反复寒战、发热较多见。但两者鉴别仍较困难，要结合超声和 CT 来提高确诊率。壶腹癌的切除率在 75% 以上，术后 5 年生存率较胰头癌高。

上述症状均需与消化道的其他疾病相鉴别，尤其是慢性胰腺炎，特别是腹痛的鉴别，因为二者均有腹痛及消瘦、乏力等。已有将胰腺的慢性炎症当作癌症诊断和治疗，也有反过来将癌症误诊为炎症，所以要结合其他检查来鉴别这些症状。

六、治疗

迄今胰腺癌这一难治性肿瘤依然困扰着肿瘤学家和外科学家，围绕这一疾病，有关医学的各个学科均在寻找新的治疗手段，但目前根本的治疗原则仍然是以外科手术治疗为主结合放化疗等综合治疗。

（一）手术治疗

手术是唯一可能根治的方法。手术方式包括胰头十二指肠切除术、扩大胰头十二指肠切除术、保留幽门的胰十二指肠切除术、全胰腺切除术等。但因胰腺癌的早期诊断困难，手术切除率低，术后 5 年生存率也低。

对梗阻性黄疸又不能切除的胰腺癌，可选择胆囊或胆管空肠吻合术，以减轻黄疸，提高患者的生存质量。也可在内镜下放置支架，缓解梗阻。

1. 手术治疗

手术前良好或适当的心肺及肾脏功能是必需的。尽管患者手术前常有体重减轻，但其营养状态必须保证手术的安全。当白蛋白小于 30 g/L 或在手术前等候时间里，应进行肠内营养。当肿瘤发生在胰头或有胰管梗阻时，可适当补充胰酶。梗阻性黄疸会使肝脏、肾脏及免疫功能受损。对于手术前是否进行胆管的支撑或引流还存在争论。有调查表明，手术前常规地行胆管支撑以减少黄疸并没有减少并发症和病死率，因此不推荐手术前的内镜或其他方式的减黄，只要在早期黄疸发生时能尽早手术治疗就及早手术，以争取早期治疗的机会。但是，为降低胆道压力和减少胆管炎发生的机会，以及为保证减少手术后并发症的发生，特别是肾衰竭，适当地应用内镜胆道支撑是必要的。这种支撑最好采用 10 F 或更大一点的塑料支架，而扩张的金属支架对肿瘤不能切除患者的治疗是较好的，但对估计可手术的患者则不应采用，金属支架可引发严重的炎症反应并最终渗入到胆管壁内，造成手术的复杂。进展期肿瘤和较大体积的肿瘤不应作为根治手术的禁忌证。事实上，在美国主要的医学中心，多数 Whipple 手术所切除的瘤体均在 3 ~ 5 cm，我国的情况还未见完整的统计。患者的年龄因素则要结合患者具体情况和手术医生的技术及医护条件来综合考虑，并不是高龄就不能进行根治手术。

2. 外科姑息手术治疗

对于胰腺癌，姑息治疗是重要的。因为大约 88% 的患者由于肿瘤局部扩散和转移而不能实施根治性手术，当原发肿瘤不能切除时，外科医生必须决定采取何种姑息性措施来减轻胆道或十二指肠的梗阻。此外，还需要内外科配合以处理黄疸、疼痛、体重丢失、胰腺功能不足，甚至抑郁和衰竭等。还有就是内科放胆道支架或引流失败，或放入支架后重新梗阻甚至发生胆管炎等情况，亦需要外科处理。选择姑息减黄手术，不仅在手术前要作出判断，而且在开腹后应详细探查腹腔，探查的方法及顺序同胰头十二指肠切除术。通常如肿瘤侵犯肠系膜根部或门静脉即认为不适合做根治性切除，而行姑息手术，必要时还需细针穿刺细胞学或活检证实后方能实行。对于不适合做根治性手术的病例，常常需要解除梗阻性黄疸，一般采用胆囊空肠吻合术，无条件者可做外瘘（胆囊造瘘或胆管外引流）减黄手术，多数患者能够短期内减轻症状，改善周身状态，一般生存时间在半年左右。姑息减黄手术主要有以下几种：

1）胆囊空肠襻式吻合术：胆囊空肠襻式吻合术是将胆囊与空肠吻合后，为预防胆道上行感染，在 Treitz 韧带下方 15 cm 常规行空肠两侧间侧侧吻合（Braun 吻合）。此种胆囊空肠吻合术具有容易显露、吻合方便、手术时间短、并发症少等优点，可作为首选术式。

2）胆囊空肠 Roux - en - Y 吻合术：胆囊与空肠 Roux - en - Y 吻合术是距 Treitz 韧带下方 15 cm 切断空肠，将远端空肠经结肠前或结肠后拉到胆囊附近。空肠与胆囊间的吻合方法为将空肠断端缝合闭锁，行胆囊空肠端侧吻合，亦可采用端端吻合。此法虽然操作稍复杂，但术后发生上行胆道感染的机会较少。

手术中如见胆囊不扩张时，说明胆汁不能进入胆囊，此时应选择空肠与肝总管或空肠与胆总管吻合术。如确实采取胆囊空肠吻合术时，应同时加胆囊管与肝总管或胆总管间的侧侧吻合，确保胆汁引流通畅。若合并胆道感染，胆囊炎症水肿严重，宜行胆囊造瘘术。

3）胆总管空肠吻合术：胆囊空肠吻合虽然简单，但疗效不及胆总管空肠吻合术。一般胆囊空肠吻合术后平均生存时间为 4.7 ~ 6.7 个月，复发黄疸与胆管炎为 1.5% ~ 64.0%，平均为 20%；而胆总管空肠吻合术后平均生存时间为 5.7 ~ 9.2 个月，复发黄疸与胆管炎为 7.3% ~ 16.6%，平均 8%。上述情况表明，胆总管空肠吻合较胆囊空肠吻合效果要好一些。胆管（胆总管或肝总管）与空肠吻合可采用 Roux - en - Y 形侧侧或端侧吻合，如胆总管有扩张（一般大于 2 cm）则最好选择端侧吻合。应常规放置胆道引流，起到胆道及吻合部位的减压作用。

4）胃肠、胆肠双重吻合术：胰头癌常致十二指肠第二段梗阻，体部癌则易致第四段梗阻。胰腺癌合并梗阻性黄疸及十二指肠梗阻时，适合行胃肠、胆肠双重吻合术。手术前应进行内镜或胃肠 X 线检查，以明确有无梗阻情况。在患者有梗阻症状或体征，或内镜等所见有梗阻，或手术中见十二指肠有狭窄或受压时，方采用此双重吻合。一般不主张在无明显体征时进行预防性胃肠吻合。有时胰腺癌侵及腹膜后的胃肠运动神经，将导致胃肠蠕动麻痹，临床上表现的梗阻症状为功能性梗阻，若行胃肠吻合，不仅不必要，而且还是无效的。手术方法有在胆肠吻合的基础上再加胃空肠襻式或 Roux - en - Y 式吻合。还有的情况是在胆肠吻合后又行二期胃肠吻合，以解决患者的进食问题。

（二）放疗

胰腺癌是对放疗敏感性较低的肿瘤。由于胰腺位置深在，周围的胃肠、肝肾、脊髓等对放射线耐受性较低，不利于胰腺癌的放疗。但近年来，随着术中放疗及在 CT 精确定位下制订治疗计划和多野体外放疗的开展，放疗已成为胰腺癌治疗中的主要手段之一。术后和不能手术切除的晚期胰腺癌，单纯放疗对患者的生存期无显著影响。联合放、化疗则可有效地缓解症状，减轻疼痛，改善生存质量，并使生存期延长。术中放疗能够在直视情况下确定靶区，使照射部位更加精确，从而最大限度地保护周围正常组织，但需要特殊的设备，并且只能做单次照射。近年来，有主张在术前进行放、化疗，以控制肿瘤的转移。

1. 术中放疗

术中放疗用 10 ~ 20 MeV X 线，在充分显露肿瘤组织，移开周围胃肠等正常组织，将限光筒准确地对准瘤床，术中一次大剂量 15 ~ 25 Gy，照射时间 4 ~ 6 分钟。术中放疗应包括腹主动脉、腹腔动脉旁及肠系膜上动脉在内的区域。根据国内外报道，术中放疗止痛效果为 60% ~ 98%，中位生存期为 3 ~ 11 个月。

2. 术后外部放疗

手术后 2 周开始外部放疗，10 MeV X 线，腹前加腹两侧野等多中心照射，每次 1.8 ~ 2 Gy，每周 3 次，4 ~ 6 周剂量 40 ~ 60 Gy，可连续治疗，也可分段治疗。术中加术后放疗，可以减轻患者疼痛，使瘤体缩小。患者中位生存期为 4 ~ 16 个月。

3. 精确放疗

近年来，随着计算机技术和 CT 等影像技术的飞速发展，对肿瘤可进行精确的三维定位，由计算机控制的放射技术可准确照射到靶组织而对周围组织无明显损害。这一最先开始应用于神经外科的 SRS，也应用到了胰腺组织。在 SRS 技术中，首先发展出了三维适行放疗（3D - CRT），3D - CRT 能够使高剂量区的剂量分布在三维方向上并与靶区的实际形状相一致。最新发展起来的是调强放疗（IPMT）。IPMT 是通过改变靶区内的放射强度，使靶区内任何一点都能达到理想的剂量，实际上它是不均匀照射。步骤是：患者选择，患者固定，CT/MRI 检查，靶区和敏感组织确定，逆向计算系统，资料库，治疗计划验证，照射剂量验证，治疗实施，总结随访。由于胰腺位于腹膜后，位置相对固定，所以适用于这种精确放疗。因为 IPMT 只对要照射的肿瘤组织起作用，而照射不到周围的胃肠等组织，所以极大地改善了原来放疗所造成的胃肠道炎症，其放疗后的不良反应也较传统放疗要小得多，而且还随时根据 CT 情况调整治疗计划。由于这仅是 20 世纪 90 年代末期开展的技术，所以还未见完整的有关患者生存率等临床分析报告，但目前应用已取得良好开端，并将是今后放疗的发展方向。其缺点是费用较一般放疗昂贵，设备要求高。但随着技术的进一步发展，IPMT会越来越普及。为取得这一治疗的良好效果，需有一定的前提支持。特别是有黄疸的患者，应先行内科或外科减黄治疗，并予以适当营养支持后，再进行此项疗法。

（三）化疗

对不能手术切除的胰腺癌，或者为预防术后复发，均可进行化疗。对胰腺癌的化疗是期望着能降低术后癌复发与转移的发生率。

1. 单药化疗

1）5－FU：10～12 mg/kg，静脉滴注，1次/天，连用3～5天后改为5～10 mg/kg，总剂量8～12 g为1个疗程。因5－FU的半衰期（$T_{1/2}$）短，认为使用较低剂量，并延长滴注时间可提高疗效，减少毒副反应。

2）MMC：每次4～6 mg，静脉注射，1次/周。疗效与5－FU相近。骨髓抑制是其主要副作用。

3）链佐星：为亚硝脲类。每天15 mg/kg，静脉注射，连续5天，每2～4周为1个疗程。有效率为11%。

4）ADM和表柔比星（EADM）：30～50 mg/m^2，静脉注射，3～4周重复1次。主要副反应为心肌毒性和骨髓抑制，严重者可发生心力衰竭。EADM对心肌的毒性较轻。

5）紫杉醇：是一种新型的抗微管剂，作用于M期和G_2期细胞。最近有人试用于治疗胰腺癌。175 mg/m^2，3小时内静脉滴注完毕，每3周重复，共5个周期。为预防过敏反应，需在用药前12小时和6小时口服地塞米松10～20 mg，以及30分钟前静脉滴注苯海拉明50 mg。紫杉醇为人工半合成品，效用较紫杉醇约高2倍。

6）吉西他滨：为双氟脱氧胞苷，在细胞内活化后，通过抑制核苷酸还原酶和掺入DNA链中阻止其继续延长引起细胞凋亡。主要作用于S期细胞。剂量为1 000 mg/m^2（体表面积），于30分钟内静脉滴注，1次/周，连续3周。每4周重复。初步结果显示可使症状改善，生存期延长，值得进一步研究。

2. 联合化疗

胰腺癌对化疗不敏感，单药治疗效果不佳。联合化疗可减少肿瘤的耐药性，提高疗效。但对延长生存期仍不理想。

1）FAM方案：5－FU 600 mg/m^2，第2，5，6周各1次静脉注射；ADM 20mg/m^2，第1，5周静脉注射各1次；MMC 10 mg/m^2，第1周静脉注射。

2）SMF方案：链脲佐菌素（STZ）1.0 mg/m^2，第1，8，29，36天各1次，静脉注射；MMC第1天静脉注射；5－FU 600 mg/m^2，第1，8，29，36天静脉滴注。8周后重复。

3）FAD方案：5－FU 500 mg/m^2，第1～5天静脉滴注；EADM 40 mg/m^2，第1天静脉滴注；DDP 20 mg/m^2，第1～5天静脉滴注。

3. 介入化疗

动脉插管灌注化疗可大大提高肿瘤组织中的药物浓度，减轻全身用药的毒副反应。并可将导管长期留置于体内，与植入皮下的灌注泵连接，通过灌注泵反复给药，提高疗效。

（四）中医治疗

对于无法手术切除的患者或短路旷置术后的患者可进行中医药治疗，主要按辨证与辨病相结合、扶正与祛邪相结合的原则予以施治。

七、护理

1. 执行

普外科术后护理常规

2. 病情观察

严密观察意识、体温、脉搏、呼吸、血压及腹部体征，监测血糖，及早发现术后并发症，如出血、胰瘘、多器官功能衰竭等，配合医生处理。

3. 饮食

胰十二指肠切除术后的患者按胃大部切除术后饮食原则进行饮食恢复。

4. 中心静脉高营养者

执行中心静脉插管护理常规。

5. 引流管

如胆肠吻合引流、胰肠吻合引流、空肠造瘘护理。

1）准确观察、记录每个引流管的颜色、量及性质，并保证引流通畅。

2）待肠蠕动恢复后空肠造瘘管可给予要素饮食，2～3 周恢复饮食，无恶心、呕吐、腹胀等不适时，即可拔除空肠造瘘管。

3）胰引流管待 2 周后引流液转为无色透明，量逐日渐少，胰液培养无细菌生长，腹部无阳性体征，切口愈合好可予以拔除胰引流管。遵医嘱查引流液淀粉酶，如升高提示胰瘘。

6. 皮肤的护理

如有胰瘘者（胰液为清澈无色水样渗液），对引流管周围皮肤应用氯化锌软膏保护。

7. 鼓励患者早期活动

早期活动以促进胃肠功能的恢复。

8. 饮食

应多食新鲜水果和新鲜蔬菜，日常饮食需注意保持谷类、豆类、甘薯等粗粮。多喝水补充水分，不吃辛辣食物，少喝酒；适当补充维生素，多吃胡萝卜、绿叶蔬菜、水果等。

9. 健康教育。

八、预防

（一）一级预防

目前，对胰腺癌的预防尚缺乏特异性预防措施。因此，一级预防的重点在于针对可能病因和危险因素的预防和提高机体健康素质两个方面。

流行病学调查资料提示：胰腺癌的发生率增高与吸烟、饮食中脂肪和蛋白质摄入过多、酗酒等不良生活方式和不合理营养有密切关系。因此，为避免或减少胰腺癌发生应做到：

1. 戒酒

尽管目前对饮酒是否会引起胰腺癌尚无定论，但是减少饮酒，尤其少饮和不饮高酒精含量饮料可避免发生胰腺炎，也可能会避免或减少发生胰腺癌的可能性。此外，要避免吸烟、饮酒和摄入高脂肪、高蛋白质饮食的综合作用。

2. 戒烟

尤其要教育青少年不吸烟。每天吸烟量和烟龄长短与胰腺癌发生成正相关，从少年时期即开始吸烟者更易患胰腺癌。

3. 提倡低脂肪、低蛋白质、高纤维素和高维生素饮食

Gold 等发现新鲜水果和蔬菜可预防胰腺癌的发生。Correa 等在洛杉矶所做的调查也表明：水果或橘汁（含维生素 C）能显著减少胰腺癌发生率。Farrow 和 Davis 的研究则认为：水果、蔬菜和维生素 A、C 与胰腺癌的发病率无关，而增加钙的摄入则可减少发生胰腺癌的概率，尤其是对 65 岁以上的男性作用更明显。有资料表明：大量增加饮食中糖类的比重所致的高热量饮食与胰腺癌的发生成正相关，而长期进高纤维素饮食则与胰腺癌的发生成负相关。

此外，要减少咖啡的消耗量，尤其要避免饮用去咖啡因咖啡。

4. 减少环境致病因素

良好的环境因素对预防胰腺癌具有重要作用。应减少或避免接触放射性物质，对从事放射性工作的人员应采取良好的防护措施。应减少病毒感染的机会，尤其是流行性病毒感染。避免长期接触与胰腺癌发生有关的物质，如某些金属、焦炭、煤气、石棉、祛脂剂、萘酚胺、联苯胺、甲基胆蒽、N－亚硝基甲胺、乙酰氨基芴和烃化物等，并尽可能采取良好的防护措施。

5. 减少或防止相关性疾病发生

为减少胰腺癌的发生，应采取相应措施防止发生糖尿病、慢性胰腺炎和胆石症。提高妇女卫生保健工作，避免多次流产、卵巢切除和子宫内膜增生等疾病。及时纠正各种内分泌紊乱。

（二）二级预防

1. 早期诊断

对 40 岁以上正常人群普查可以早期发现胰腺癌。普查手段目前可依靠 CA19－9 单克隆抗体，其特点为敏感性高，胰腺癌的阳性率可在 90% 以上，故对 CA 19－9单克隆抗体阳性患者应予定期复查。首先行 B 超诊断，必要时行经内镜逆行胆胰管成像（ERCP）、超声内镜检查术（EUS）等深入检查，发现胰腺肿块者可行 B 超引导下经皮细针穿刺活检，常规检查阴性者行 EUS 常可发现小胰腺癌。对有胰腺癌家族史者，更应定期查 CA19－9 和 B 超。

2. 早期治疗

早期手术是目前治疗胰腺癌的主要方法，与此同时，应积极采用中西医综合治疗。

（王欢）

第七章 泌尿生殖系统肿瘤

第一节 肾 癌

肾癌又称肾细胞癌、肾腺癌，起源于肾小管上皮细胞，可发生于肾实质的任何部位，但以上、下极为多见，少数侵及全肾；左、右肾发病机会均等，双侧病变占1% ~2%。

肾癌约占成人恶性肿瘤的2% ~3%，占成人肾脏恶性肿瘤的80% ~90%。世界范围内各国或各地区的发病率各不相同，总体上发达国家发病率高于发展中国家，城市地区高于农村地区，男性多于女性，男女患者比例约为2∶1，发病年龄可见于各年龄段，高发年龄为50 ~70岁。据全国肿瘤防治研究办公室和卫生部卫生统计信息中心统计我国试点市、县肿瘤发病及死亡资料显示我国肾癌发病率呈逐年上升趋势，已经列我国男性恶性肿瘤发病率第10位。

一、病因

肾癌的病因未明，但有资料显示其发病与吸烟、解热镇痛药物、激素、病毒、射线、咖啡、镉、钍等有关；另有些职业如石油、皮革、石棉等产业工人患病率高。

1. 吸烟因素

大量的前瞻性观察发现吸烟与肾癌发病呈正相关。吸烟者发生肾癌的相对危险因素（RR）=2，且吸烟30年以上、吸无过滤嘴香烟的人患肾癌的危险性上升。

2. 肥胖和高血压因素

高体重指数（BMI）和高血压是与男性肾癌危险性升高相关的两个独立因素。

3. 职业因素

有报道接触金属铺的工人、报业印刷工人、焦炭工人、干洗业和石油化工产品工作者肾癌发病和死亡危险性增加。

4. 放射因素

有统计，使用过一种弱的α颗粒辐射源导致的124例肿瘤中有26例局限在肾，但是未见放射工作者和原子弹爆炸受害者的放射暴露与肾癌的相关报道。

5. 遗传因素

有一些家族内肾癌，在进行染色体检查时发现。肾癌高发生率的人中第三对染色体上有缺陷。多数家族性肾癌发病年龄比较早，趋于多病灶和双侧性。有一种罕见的遗传性疾病——遗传性斑痣性错构瘤病的患者发生肾癌者多为28% ~45%。

6. 食品和药物因素

调查发现高摄入乳制品、动物蛋白、脂肪，低摄入水果、蔬菜是肾癌的危险因素。咖啡可能增加肾癌的危险性，与咖啡用量无关。在动物实验中，由于雌激素原因而致肾癌已得到证明，但在人体尚无直接的证据。滥用解热镇痛药尤其是含非那西汀的药物可增加肾盂癌危险性。利尿剂也可能是促进肾癌发生的因素。通过动物实验得出红藤草又名“千根”，可能诱发肾癌的结论。

7. 其他疾病因素

在进行长期维持性血液透析的患者，萎缩的肾脏内发生囊性变（获得性囊性病）进而又发现肾癌的病例有增多的现象。因此，透析超过 3 年者应每年 B 超检查肾脏。有报告糖尿病患者更容易发生肾癌。肾癌患者中 14% 患有糖尿病，是正常人群患糖尿病的 5 倍。

二、分型

（一）分型

肾癌的类型还包括集合管癌和未分类的肾癌。前者较少见，在肾癌中的比例不到 1%。后者包括不能归入上述各类的肾癌，占肾细胞癌的 3% ~5%。

1. 普通型（透明细胞）肾癌

其为最常见的类型，占肾细胞癌的 70% ~80%。显微镜下肿瘤细胞体积较大，圆形或多边形，胞质丰富，透明或颗粒状，间质富有毛细血管和血窦。本型病例大部分为散发性，少数为家族性并伴有脑视网膜血管瘤病（VHL）综合征。本型肾癌的发生与 *VHL* 基因改变有关。

2. 乳头状癌

其占肾细胞癌的 10% ~15%。包括嗜碱性细胞和嗜酸性细胞两个类型。肿瘤细胞立方或矮柱状，呈乳头状排列。乳头中轴间质内常见砂粒体和泡沫细胞，并可发生水肿。本型也包括家族性和散发性两种。乳头状肾癌的发生与 *VHL* 无明显关系。散发性乳头状肾癌的细胞遗传学改变主要是 7、16 和 17 号染色体三体及男性患者的 Y 染色体丢失［t（X，1）］，而家族性乳头状肾癌的改变主要是 7 号染色体三体。家族性透明细胞癌的发生与位于 7 号染色体的原癌基因 *MET* 的突变有关。

3. 嫌色细胞癌

其在肾细胞癌中约占 5%。显微镜下细胞大小不一，胞质淡染或略嗜酸性，近细胞膜处胞质相对浓聚，核周常有空晕。此型肿瘤可能起源于集合小管上皮细胞，预后较好。细胞遗传学检查常显示多个染色体缺失和严重的亚二倍体。发生缺失的染色体包括 1、2、6、10、13、17 或 21 号染色体。

（二）分类

肾肿瘤种类很多，至今还没有一个统一的分类方法，根据肿瘤的来源，主要分为下列 9 类：

1. 来自肾实质的肿瘤，有肾腺瘤和肾癌。
2. 来自肾盂上皮的肿瘤，有移行乳头状瘤、移行细胞癌、鳞形细胞癌和腺癌。
3. 来自肾胚胎组织的肿瘤，有肾母细胞瘤（即 Wilms 肿瘤）、胚胎癌和肉瘤。
4. 来自间叶组织的肿瘤，有纤维瘤、纤维肉瘤、脂肪瘤、脂肪肉瘤、平滑肌瘤和平滑肌肉瘤。
5. 来自血管的肿瘤有血管瘤，淋巴瘤和错构瘤。

6. 来自神经组织的肿瘤，有神经母细胞瘤，交感神经母细胞瘤。

7. 来自肾包膜的肿瘤，有纤维瘤、平滑肌瘤、脂肪瘤、混合瘤。

8. 囊肿，有孤立性囊肿、多发性囊肿、囊腺瘤、皮样囊肿、囊腺癌。

9. 转移性肿瘤。

（三）肾癌分期

1. TNM 分期

1）原发肿瘤（T）

T_x：原发肿瘤无法评估。

T_0：无原发肿瘤的证据。

T_1：肿瘤局限于肾脏，最大径≤7 cm。

T_{1a}：肿瘤局限于肾脏，肿瘤最大径≤4 cm。

T_{1b}：肿瘤局限于肾脏，4 cm＜肿瘤最大径＜7 cm。

T_2：肿瘤局限于肾脏，最大径＞7 cm。

T_{2a}：肿瘤局限于肾脏，7 cm＜肿瘤最大径≤10 cm。

T_{2b}：肿瘤局限于肾脏，最大径＞10 cm。

T_3：肿瘤侵及肾静脉或除同侧肾上腺外的肾周围组织，但未超过肾周围筋膜。

T_{3a}：肿瘤侵及肾静脉或侵及肾静脉分支的肾段静脉（含肌层的静脉），或侵犯肾周围脂肪和（或）肾窦脂肪（肾盂旁脂肪），但是未超过肾周围筋膜。

T_{3b}：肿瘤侵及横膈膜下的下腔静脉。

T_{3c}：肿瘤侵及横膈膜下的下腔静脉或侵及下腔静脉壁。

T_4：肿瘤侵透肾周筋膜（包括侵及邻近肿瘤的同侧肾上腺）。

2）淋巴结转移（N）

N_x：区域淋巴结转移无法评估。

N_0：没有区域淋巴结转移。

N_1：有区域淋巴结转移。

3）远处转移（M）

M_0：无远处转移。

M_1：有远处转移。

2. TNM 与临床分期关系

Ⅰ期：$T_1N_0M_0$。

Ⅱ期：$T_2N_0M_0$。

Ⅲ期：$T_{1\sim2}N_1M_0$；$T_3N_0M_0$。

Ⅳ期：T_4，任何 N，M_0；任何 T，任何 N，M_1。

三、临床表现

（一）表现

大多数肾癌患者是由于健康查体时发现的无症状肾癌，这些患者占肾癌患者总数的50%以上。有症状的肾癌患者中最常见的症状是腰痛和血尿，少数患者是以腹部肿块来院就诊。10% ~40% 的患者出现副肿瘤综合征，表现为高血压、贫血、体重减轻、恶病质、发热、红细胞增多症、肝功能异常、高钙血症、高血糖、血沉增快、神经肌肉病变、淀粉样变性、溢乳症、凝血机制异常等改变。20% ~30% 的患者可由于肿瘤转移所致的骨痛、骨折、咳嗽、咯血等症状就诊。

（二）症状

1. 血尿

血尿常为无痛性间歇发作，肉眼可见全程血尿，间歇期随病变发展而缩短。肾癌出血多时可能伴肾绞痛，常因血块通过输尿管引起。肾癌血尿的血块可能因通过输尿管形成条状。血尿的程度与肾癌体积大小无关。肾癌有时可表现为持久的镜下血尿。

2. 腰痛

腰痛为肾癌另一常见症状，多数为钝痛，局限在腰部，疼痛常因肿块增长充胀肾包膜引起，血块通过输尿管亦可引起腰痛。肿瘤侵犯周围脏器和腰肌时疼痛较重且为持续性。

3. 肿块

肿块亦为常见症状，1/3 ~1/4 肾癌患者就诊时可发现肿大的肾脏。肾脏位置较隐蔽，肾癌在达到相当大体积以前肿块很难发现。一般腹部摸到肿块已是晚期症状。

4. 疼痛

疼痛约见于 50% 的病例，亦是晚期症状，系肾包膜或肾盂为逐渐长大的肿瘤所牵扯，或由于肿瘤侵犯压迫腹后壁结缔组织、肌肉、腰椎或腰神经所致的患侧腰部持久性疼痛。

5. 其他症状

不明原因的发热，或刚发觉时已转移，有乏力、体重减轻、食欲减退、贫血、咳嗽和咯血等肺部症状。另外，肾腺癌的作用是由肿瘤内分泌活动而引起的，包括红细胞增多症、高血压、低血压、高钙血症、发热综合征。虽然这些全身性、中毒性和内分泌的作用是非特殊性的，但约 30% 的患者首先有许多混合的表现。因而是有价值的线索，这种发现考虑为肿瘤的系统作用。

（三）转移

1. 直接浸润

肾癌逐渐长大，穿破肿瘤包膜朝四周扩散，向内侵入肾盂，向外突破肾包膜侵及肾周脂肪和筋膜，蔓延到邻近组织如结肠、肾上腺、肝、脾及横膈等。

2. 淋巴途径

据统计，15% ~30% 的肾癌可经淋巴途径转移。左侧转移到肾蒂、主动脉前和左外侧淋巴结；右侧累及肾门附近、下腔静脉前淋巴结、主动脉和下腔静脉间淋巴结。

3. 血行转移

血行转移是肾癌重要的转移途径，癌细胞侵犯静脉，从毛细血管、肾内静脉至肾静脉，在静脉内形成瘤栓，可进一步伸入下腔静脉到达右心房，并向肺、骨骼和其他脏器引起广泛的血行转移。

四、辅助检查

（一）生化检查

血尿是重要的症状，亦可发生进行性贫血、双侧肾肿瘤，总肾功能通常没有变化，血沉增高，某些肾癌患者并无骨骼转移却可有高血钙的症状以及血清钙水平的增高，肾癌切除后症状迅速解除，血钙亦恢复正常，有时可发展到肝功能不全，如将肿瘤肾切除可恢复正常

（二）X线检查

1. X线平片

X线可以见到肾外形增大轮廓改变，偶有肿瘤钙化在肿瘤内局限的或广泛的絮状影，亦可在肿瘤周围成为钙化线壳状，尤其年轻人患肾癌时多见。

2. 静脉尿路造影

静脉尿路造影是常规检查方法，由于不能显示尚未引起肾盂、肾盏未变形的肿瘤，以及不易区别肿瘤是否为肾癌、肾血管平滑肌脂肪瘤、肾囊肿，所以其重要性下降，必须同时进行超声或CT检查进一步鉴别，但静脉尿路造影可以了解双侧肾脏的功能以及肾盂、肾盏、输尿管和膀胱的情况，对诊断有重要的参考价值

3. 肾动脉造影

肾动脉造影可发现泌尿系统造影未变形的肿瘤，肾癌表现有新生血管；动静脉瘘造影剂池样聚集、包膜血管增多、血管造影变异大；有时肾癌可不显影，如肿瘤坏死囊性变动脉栓塞等肾动脉造影，必要时可向肾动脉内注入肾上腺素，正常血管收缩而肿瘤血管无反应；在比较大的肾癌选择性肾动脉造影时亦可随之进行肾动脉栓塞术，可减少手术中出血；肾癌不能手术切除而有严重出血者可行肾动脉栓塞术作为姑息治疗。

（三）超声、CT、MRI检查

1. 超声检查

超声检查是最简便、无创伤的检查方法，可作为常规体检的一部分。肾脏内超过1 cm的肿块即可被超声扫描所发现，重要的是鉴别肿块是否是肾癌。肾癌为实性肿块，由于其内部可能有出血、坏死、囊性变，因此回声不均匀，一般为低回声，肾癌的境界不甚清晰，这一点和肾囊肿不同。

2. CT检查

CT对肾癌的诊断有重要作用，可以发现未引起肾盂肾盏改变和无病状的肾癌，可准确地测定肿瘤密度，并可在门诊进行，CT可准确分期。有人统计其诊断准确性：侵犯肾静脉91%，肾周围扩散78%，淋巴结转移87%，附近脏器受累96%。肾癌CT检查表现为肾实质内肿块，亦可突出于肾实质，肿块为圆形，类圆形或分叶状，边界清楚或模糊，平扫时为密度不均匀的软组织块，CT值＞20 Hu，常在30～50 Hu，略高于正常肾实质，也可相近或略低，其内部不均匀系出血坏死或钙化所致。有时可表现为囊性CT值但囊壁有软组织结节。经静脉注入造影剂后，正常肾实质CT值达120 Hu，肿瘤CT值亦有增高，但明显低于正常肾实质，使肿瘤境界更为清晰。如肿块CT值在增强后无改变，可能为囊肿，结合造影剂注入前后的CT值为液体密度即可确定诊断。肾癌

内坏死灶、肾囊腺癌以及肾动脉栓塞后，注入造影剂以后 CT 值并不增高。肾血管平滑肌脂肪瘤由于其内含大量脂肪，CT 值常为负值，内部不均匀，增强后 CT 值升高，但仍表现为脂肪密度，嗜酸细胞瘤在 CT 检查时边缘清晰，内部密度均匀一致，增强后 CT 值明显升高。

3. MRI 检查

MRI 对肾癌诊断的敏感度及准确性与 CT 相仿，但在显示肾静脉或下腔静脉受累、周围器官受侵犯及与良性肿瘤或囊性占位鉴别等方面优于 CT。

五、诊断与鉴别诊断

（一）诊断

1. 无明显症状

目前，临床上 50% 以上的肾癌是因健康体检或其他原因检查而偶然发现的，无明显症状或体征，且其发现率逐年升高，大部分为早期病变，预后良好。

2. 全身表现

10% ~40% 的患者出现副肿瘤综合征，肾癌的症状表现为体重减轻、恶病质、发热、红细胞增多症、肝功能异常、高钙血症、高血糖、血沉增快、神经肌肉病变、淀粉样变性、溢乳症、凝血机制异常等。2% ~3% 的病例出现精索静脉曲张或腹壁静脉扩张。

3. 典型局部症状

血尿、腰痛、腹部肿块“肾癌三联征”，在临床出现率已 <15%，常预示病变已至晚期。多数患者只出现“三联征”中的一个或两个症状。这是最常见的肾癌的症状。

4. 相关实验室检查和辅助检查。

（二）鉴别诊断

肾癌有多种影像学检查方法，术前诊断多无困难。但误诊误治的情况仍时有发生，有时会造成无法弥补的错误，因此必须加以注意。

1. 肾囊肿

典型的肾囊肿从影像检查上很容易与肾癌相鉴别，但当囊肿内有出血或感染时，往往容易被误诊为肿瘤。而有些肾透明细胞癌内部均匀，呈很弱的低回声，在体检筛查时容易被误诊为非常常见的肾囊肿。对于囊壁不规则增厚、中心密度较高的良性肾囊肿，单独应用上述任何一种检查方法进行鉴别都比较困难，往往需要综合分析、判断，必要时可在 B 超引导下行穿刺活检。轻易地放弃随诊或鲁莽地进行手术都是不可取的。

2. 肾错构瘤

肾错构瘤又称肾血管平滑肌脂肪瘤，是一种较为常见的肾脏良性肿瘤，随着影像学检查的普遍开展，越来越多见于临床。典型的错构瘤内由于有脂肪成分的存在，在 B 超、CT 和 MRI 图像上都可作出定性诊断，临床上容易与肾癌进行鉴别。肾错构瘤 B 超示肿块内有中强回声区，CT 示肿块内有 CT 值为负数的区域，增强扫描后仍为负值，血管造影显示注射肾上腺素后肿瘤血管与肾脏本身血管一同收缩；肾癌 B 超示肿块为中低回声，肿块的 CT 值低于正常肾实质，增强扫描后 CT 值增加，但不如正常肾组织明显，血管造影显示注射肾上腺素后肾脏本身血管收缩，但肿瘤血管不收缩，肿瘤血管特征更明显。

3. 肾脏淋巴瘤

少见但并不罕见。Dimopoulos 等报告，在 210 例肾脏肿瘤患者中，有 6 例为原发性肾脏淋巴瘤。肾脏淋巴瘤在影像学上缺乏特点，呈多发结节状或弥漫性湿润肾脏，使肾脏外形增大。腹膜后淋巴结多受累。

4. 肾脏黄色肉芽肿

肾脏黄色肉芽肿是一种少见的严重慢性肾实质感染的特殊类型。形态学上有两种表现：一种为弥漫型，肾脏体积增大，形态失常，内部结构紊乱，不容易与肿瘤混淆；另一种为局灶性，肾脏出现局限性实质性结节状回声，缺乏特异性，有时与肿瘤难以鉴别。但这部分患者一般都具有感染的症状，肾区可及触痛性包块，尿中有大量白细胞或脓细胞。只要仔细观察，鉴别诊断并不困难。

六、治疗

肾癌的治疗主要是手术切除，放疗、化疗、免疫治疗等效果不理想，亦不肯定，有统计肾癌配合放疗对 5 年生存率无影响。

（一）肾癌手术

手术分为单纯性肾癌切除术和根治性肾癌切除术，目前公认的是根治性肾癌切除术，可以提高生存率。根治性肾癌切除术包括肾周围筋膜及其内容：肾周围脂肪、肾和肾上腺。关于根治性肾癌切除术是否进行局部淋巴结清扫尚有争议，有的认为淋巴结转移时往往有血行转移，有淋巴转移的病例最终都出现血行转移，淋巴结分布广，不易清除干净；但亦有人认为，淋巴结转移主要在肾门附近；下腔静脉和主动脉区，可以根治性切除，但根治性淋巴结清扫手术发现有转移灶者，很少有生存超过 5 年者。肾癌手术时应争取先结扎肾动脉和肾静脉。

肾癌是多血管肿瘤，常有大的侧支静脉，手术容易出血，且不易控制。因此，在较大肿瘤手术时，可以在术前进行选择性肾动脉栓塞，可引起剧烈疼痛、发热、肠麻痹、感染等，不应常规应用。

（二）免疫治疗

多年来已证明人体实性肿瘤内淋巴细胞对其肿瘤细胞有免疫反应，但这种 TIL 对自体肿瘤的细胞毒作用往往较低，因肿瘤内有抑制的机制，这种 TIL 需在体外刺激和扩增，使之对自体肿瘤充分发挥细胞毒作用。正常人类淋巴细胞和 IL－2 培养能够产生效应细胞称为淋巴因子激活杀伤细胞即 LAK 细胞。一组 LAK 细胞与 IL－2 治疗肾癌 57 例，其中，LAK 细胞＋IL－2 36 例、单纯 IL－2 21 例。LAK 细胞＋IL－2 组完全缓解 4 例，部分缓解 8 例，有效率 33%。IL－2 组仅 1 例完全缓解。

TIL 亦可在体外用 IL－2 扩增，在动物实验发现这种过继性的转移 TIL，其治疗效果比 LAK 细胞强 50～100 倍，并可破坏其肺和肝的转移灶。其临床应用的可能性尚在探讨中。

（三）化疗

肾癌的化疗效果不好，单用药治疗效果更差。有专家统计37种化疗药物单药治疗肾癌，其中以烷化剂效果较好。联合化疗中疗效较好的组合为：VCR＋MTX＋博来霉素（BLM）＋TAM；VCR＋ADM＋卡介苗（BCG）＋甲基乙醛氧孕前酮；VCR＋ADM＋羟基脲＋MA。总之多药治疗优于单药。

（四）免疫治疗和化疗结合

一组957例肾癌转移，肾癌复发者应用扰素ALPHA－2A治疗，单用时有效率为12%，如与VCR合并治疗，则有效率为24%。有效者2年可能生存50%～70%，无效者生存10%～15%，理想剂量为IFN 180万U皮下或肌内注射，每周3次，VCR 0.1mg/kg静脉注射，3周1次。

（五）生物治疗

1. 通过一类物质调节加强机体的免疫功能，或直接显示其细胞毒作用，改变宿主对肿瘤的生物反应状态，从而达到抗肿瘤治疗的目的。

2. 人体肿瘤细胞内淋巴细胞对肿瘤产生免疫反应→TIL对肿瘤毒性低→体外扩增→回输给人体。

3. 正常人淋巴细胞＋IL－2→LAK细胞→输入人体。

（六）物理微创治疗方法

肿瘤微创靶向治疗技术——美国氩氦超冷刀，是世界上唯一同时兼具－150 ℃超低温冷冻、介入热疗、200 ℃大温差逆转和免疫增强等多重效能的高新科技医疗系统。优于单纯高热或单纯冷冻治疗。杀灭癌细胞更彻底有效。该技术属纯物理治疗，具有彻底摧毁肿瘤治疗效果确切、治疗不导致癌细胞扩散、治疗过程微创无痛苦、恢复快、不损伤正常组织、与放化疗不同氩氦超冷刀治疗无毒副作用，还可以有效地调控细胞因子和抗体的分泌，经过这种方法治疗后的患者，身体免疫功能较治疗前明显改善，远期生存率显著提高，另外还具有治疗费用低、住院时间短等优点。它是继射频消融治疗、微波、激光、超声聚集刀、伽马刀等之后发展起来的肿瘤治疗高新技术。在治疗肺癌、肝癌、乳腺癌、肾肿瘤等实体肿瘤方面具有显著优势。代表世界肿瘤治疗先进水平。

七、护理

1. 消除心理疑虑

首先应帮助患者了解疾病相关的知识，使其对疾病有所了解，也可为其大致介绍治疗的过程及治疗可以取得的效果，使其对治疗充满信心。

2. 防止病菌感染

其中肾癌患者最容易受到的危险来自于病菌的感染，患者发病后身体免疫力下降，很容易受到外界病菌的侵袭，因此应减少患者与无关人员的接触，避免患者到人多的地方，同时减少人员探视，同时应保持患者皮肤及衣物的清洁。

3. 保护皮肤完整性

应保持患者皮肤完整性，以避免因皮肤破损而造成出血，应让患者减少出行，若皮肤有破溃，应马上给予处理，且避免身体水肿部位受压。

4. 减缓患者疼痛

一般癌肿患者都会出现疼痛，肾癌患者亦不例外，应嘱咐患者按时服用止痛药物，并可采用转移注意力的方法来让患者忘记疼痛，如可让其看书、读报、听新闻，也可和其交谈等。

5. 家人关怀

患者家属应该为患者营造一个良好的治理、休养的气氛和环境，应时刻注意患者的身体变化，如体温、体重、面色、情绪等，并护理好患者的大小便、衣着、饮食等，无微不至的关怀是患者安心接受治疗的前提。

6. 注意饮食

患者的饮食护理应被高度重视，肾癌患者多伴有食欲减退，因此在做饭时应依患者口味进行烹饪，尽量做到色、香、味俱佳，采取少量多餐的方式进行进食。有腹胀的患者，可调整饮食结构，避免食用不易消化及易产气的食物。

7. 注意卫生

注重患者的卫生情况，饭前便后洗手，饭后用淡盐水漱口，以防止病菌感染。对于出现疼痛的患者，可采取药物镇痛，同时应给予患者以安慰，可带其去清幽的环境中，以舒缓心情。另外，应指导患者有规律的生活，使其养成良好的生活习惯，安排合理的睡眠、工作、运动等，这些都是促进患者康复的有效手段。

8. 健康教育

1）养成良好的卫生习惯，不食用霉变、腐烂、腌制食品。宜用清淡饮食，适当进食鱼、鸡蛋及少量动物瘦肉。

2）戒烟，避免放射线侵害，慎用激素。加强对铅化合物接触的防护。减少化学性致癌物质的接触，是预防本病不可忽视的措施。

3）加强锻炼，加强体育锻炼，增强抗病能力。

4）保持乐观，保持乐观的人生观，稳定情绪，提高生存质量。

5）积极开展防癌宣传，普及防癌知识，做到对肾肿瘤的早期诊断、早期治疗，这是决定本病治疗效果及预后的关键。

6）定期复查，术后康复患者应定期复查，每1～3月复查1次，情况良好者每半年到一年复查一次，并坚持综合治疗。

（王庆周）

第二节　前列腺癌

前列腺癌是男性特有的恶性肿瘤，早期表现为排尿困难、尿潴留、疼痛、血尿或尿失禁，晚期表现为腰痛以及双侧睾丸疼痛等。

前列腺癌在欧美是男性癌症死亡的主要原因之一，发病率随年龄增长，80岁以上检查前列腺半数有癌病灶，但实际临床发病者远低于此数，前列腺癌发病有明显的地区和种族差异，据统计，中国人最低，欧洲人最高，非洲和以色列居间，我国及日本等国家为前列腺癌低发地区，因此有人认为东方人癌生长比西方人缓慢，临床病例较少。

前列腺癌发病年龄多在50岁以上，发病率在美国已占男性癌症的第三位，是欧美男性癌主要死亡原因之一，且随年龄的增长而增加。我国前列腺癌发病率随着人民生活水平提高，平均寿命的增长，近年来有所上升。

一、病因

前列腺癌发病原因尚未清楚，或认为癌基因是最重要的因素，或认为病毒亦是可能的病因，但有四种情况值得引起注意。一是本病有明显的家族性发病倾向，提示与遗传因素有关；二是青春期切除睾丸不会发生前列腺癌，使用雄激素能加速肿瘤发展，而雌激素则可使肿瘤生长减慢，说明与性激素平衡失调密切相关；三是前列腺癌患者既往多有泌尿生殖系感染史，提示慢性炎症刺激亦可能是本病的发生原因；四是环境因素中，镉对前列腺癌发病有影响，似与镉容易代替锌有关，而锌对前列腺癌的脂代谢和功能极为重要。

中医认为病因：一是邪毒蓄积尿道与前列腺导管相通。正常情况下，尿液中邪毒物质经小便排出体外，若正气不足，邪毒通过前列腺导管逆行蓄积，日积月累，阻碍气血，郁积成块。二是痰瘀互结积块不消，前列腺液排泄不畅，酿生痰浊，痰浊、瘀血、邪毒互结，前列腺肿块逐渐增大，坚硬难消，致正气更虚，邪气更盛，迅速扩散，流传至脏腑或骨骼。三是气血阴阳不足病程日久，邪毒嚣张，正气消残，致气、血、阴、阳皆虚。

二、分型

（一）分类

前列腺癌分四类。

1. 前列腺潜伏癌

前列腺潜伏癌是指在生前没有前列腺疾病的症状和体征，在死后尸检中由病理学检查发现的原发于前列腺的腺癌。潜伏癌可发生在前列腺的任何部位，但以中心区和外周区多见，且常为分化好的腺癌。其发病率国外报道为18%～50%，国内报道约为34%。统计学研究表明，前列腺潜伏癌的发病可能与环境及遗传因素有关。

2. 前列腺偶发癌

临床以良性前列腺增生为主要症状，在切除增生的前列腺组织中，组织学检查发现前列腺癌。其组织学表现为分化较好的腺癌，以管状腺癌和筛网状腺癌为主，少数为低分化腺癌，在国外前列腺偶发癌的发病率为10%～30%。国内发病率有报道为5%左右。

3. 前列腺隐匿癌

患者无前列腺疾病的症状体征，但在淋巴结活检或骨髓穿刺的标本病理学检查证实为前列腺癌。并可再经过前列腺穿刺活检得到进一步证实。这类患者血清PSA和PAP

水平增高。活检组织做 PSA 和（或）PAP 免疫组化染色均为阳性。

4. 前列腺临床癌

临床检查（指诊、超声、CT 或 MRI 等）诊断为前列腺癌，并可经过活检证实。也可通过患者血清 PSA 和 PAP 增高来协助诊断。多数患者肛门指诊可摸到前列腺结节，超声检查提示前列腺结节外形不规整，回声不均匀且回声偏低。

（二）AJCC TNM 分期

1. 原发肿瘤（T）

T_x：原发肿瘤不能评价。

T_0：无原发肿瘤证据。

T_1：不可扪及和影像学难以发现的临床隐匿肿瘤。

T_{1a}：偶发肿瘤，体积在所切除组织体积的 5% 范围内。

T_{1b}：偶发肿瘤，体积大于所切除组织体积的 5%。

T_{1c}：不可扪及，仅穿刺活检发现的肿瘤（如由于 PSA 升高）。

T_2：肿瘤可触及，仅局限于前列腺内。

T_{2a}：肿瘤限于单叶的 1/2（≤1/2）。

T_{2b}：肿瘤超过单叶的 1/2 但限于该单叶。

T_{2c}：肿瘤侵犯两叶。

T_3：肿瘤突破前列腺但无粘连或浸润邻近结构。

T_{3a}：肿瘤侵犯包膜外（单侧或双侧）。

T_{3b}：肿瘤侵犯精囊。

T_4：肿瘤固定或侵犯除精囊外的其他临近组织结构，如膀胱颈、尿道外括约肌、直肠、肛提肌和（或）盆壁。

2. 区域淋巴结（N）

N_x：区域淋巴结不能评价。

N_0：无区域淋巴结转移。

N_1：有区域淋巴结转移。

3. 远处转移（M）

M_0：无远处转移。

M_1：有远处转移。

M_{1a}：有区域淋巴结以外的淋巴结转移。

M_{1b}：骨转移。

M_{1c}：其他脏器转移，伴或不伴骨转移。

三、临床表现

（一）症状

前列腺癌早期常无症状，随着肿瘤的发展，前列腺癌引起的症状可概括为两大类：

1. 压迫症状

逐渐增大的前列腺腺体压迫尿道可引起进行性排尿困难，表现为尿线细、射程短、尿流缓慢、尿流中断、尿后滴沥、排尿不尽、排尿费力，此外，还有尿频、尿急、夜尿增多，甚至尿失禁。肿瘤压迫直肠可引起大便困难或肠梗阻，也可压迫输精管引起射精缺乏，压迫神经引起会阴部疼痛，并可向坐骨神经放射。

2. 转移症状

前列腺癌可侵及膀胱、精囊、血管神经束，引起血尿、血精、阳痿。盆腔淋巴结转移可引起双下肢水肿。前列腺癌常易发生骨转移，引起骨痛或病理性骨折、截瘫。前列腺癌也可侵及骨髓引起贫血或全血象减少。

（二）体征

直肠指检，早期因肿块很小，可不发现，或触及局部性硬结节，病变发展到一定程度，可触摸到多个大小不等结节，或结节如鸡蛋大或更大，质地坚硬如石，高低不平，十分牢固。有时亦可触及变大变硬的精囊。

四、辅助检查

（一）实验室检查

1. 血液检查

血清 PSA 升高，但约有 30% 的患者 PSA 可能不升高，只是在正常范围内波动（正常范围 <4.0 ng/ml），如将 PSA 测定与直肠指检结合使用会明显提高检出率。

2. 血清酸性磷酸酶（ACP）测定和 PAP

PAP 是由前列腺上皮细胞分泌的一种磷酸水解酶，前列腺癌细胞亦能分泌。由于癌肿阻塞腺管及向远处转移，致使 PAP 无法排出而直接渗入血液，因此 ACP 升高。多见于前列腺癌骨转移患者，但亦有 20% ~25% 前列腺骨转移病 ACP 正常。值得注意的是，前列腺按摩术后，由于 PAP 因按摩进入血液，使 ACP 可一时性升高，因此在测定 ACP 前 24 小时内，禁止前列腺按摩。

3. 骨髓 ACP 测定

前列腺骨转移患者，骨髓内 ACP 含量会上升，尤对晚期前列腺癌患者有诊断价值。

4. 血浆锌水平测定

血浆锌水平测定有助于前列腺癌与前列腺增生、前列腺炎的鉴别。前列腺癌时血浆锌水平明显下降，而前列腺增生与前列腺炎则增高。血浆锌水平 >18.4 μmol/L，可排除前列腺癌的存在。

（二）其他辅助检查

1. B 超检查前列腺内低回声结节，但须与炎症或结石相鉴别。

2. 核素骨扫描较 X 线拍片常能早期显示转移病灶。

3. CT 或 MRI 检查可显示前列腺形态改变、肿瘤及转移。前列腺癌的主要 CT 表现为增强扫描时癌灶呈现增强不明显的低密度区，被膜显示不规则，腺体周围脂肪消失，精囊受侵犯后可表现出精囊境界模糊，膀胱精囊角消失或精囊增大；当肿瘤侵犯膀胱或前列腺周围器官时，盆腔 CT 均可出现相应的改变，当盆腔淋巴结有肿瘤转移后，CT 可以根据盆腔淋巴结群体大小的改变，判断有无转移发生。

前列腺癌的 MRI 检查主要选用 T_2 加权序列，在 T_2 加权像上，如高信号的前列腺外周带内出现低信号的缺损区，如前列腺带状结构破坏，外周带与中央带界限消失时应考虑前列腺癌。

4. 前列腺穿刺活检

前列腺穿刺活检可作为确诊前列腺癌的方法。未能穿刺取出肿瘤组织不能否定诊断。

五、诊断与鉴别诊断

（一）诊断

1. 诊断标准

1）排尿不畅，尿频，尿流变细变慢，重者出现尿潴留。

2）部分患者在梗阻出现前表现为尿失禁，为肿瘤早期侵及尿道外括约肌所致。

3）部分患者早期出现远处转移，如骨、肺等。

4）直肠指检，可触及前列腺硬结，硬而固定，边缘不清。

5）血清 ACP 增高，有转移者 65.5% 患者增高，无转移者仅 20% 的患者增高。

6）骨骼 X 线检查常有骨盆腰椎的肿瘤转移征象（密度增高的阴影）。

7）活检，经直肠或会阴部穿刺活检成功率可达 80%。

2. 判定

具备第 1）~4）项可诊断，兼有第 5）~7）项之一者可诊断。

（二）鉴别诊断

前列腺癌是一种恶性疾病，应早期发现，早期治疗，因此必须与一些疾病相鉴别，以明确诊断。

1. 应与前列腺增生症相鉴别

二者一般容易鉴别。但在增生的前列腺腺体中，有的区域上皮细胞形态不典型，可被误认为癌。区别要点是：增生腺体中腺泡较大，周围的胶原纤维层完整，上皮为双层高柱状，细胞核较前列腺癌患者的小，并居于细胞基底部，腺体排列规则，形成明显的结节。

2. 与前列腺萎缩相鉴别

前列腺癌常起始于腺体的萎缩部，应注意鉴别。萎缩腺泡有时紧密聚集，萎缩变小，上皮细胞为立方形，核大，很像癌变。但这类萎缩改变多累及整个小叶，胶原结缔组织层仍完整，基质不受侵犯，其本身却呈硬化性萎缩。

3. 与前列腺鳞状上皮或移行上皮化生相鉴别

化生常发生于腺体内梗死区的愈合部，鳞状上皮或移行上皮分化良好，无退行性变或分裂象。化生的最突出特征是缺血性坏死或缺乏平滑肌的纤维结缔组织基质。

4. 肉芽肿性前列腺炎

细胞大，可聚集成片状。具有透明或淡红染色胞质，小的泡状细胞核很像前列腺癌，但实为巨噬细胞。另一类细胞则呈多形性，细胞核固缩，呈空泡状，体积小，成排或成簇排列，有时可见一些腺泡。鉴别时应注意肉芽肿性前列腺炎的腺泡形成很少，病变与正常腺管的关系无改变，常可见退行性变的淀粉样体和多核巨细胞。而前列腺癌的细胞呈低柱状或立方形，有明确的细胞壁、致密嗜酸性的胞质，细胞核较正常大，染色及形态可有变异，分裂不活跃。其腺泡较小，缺乏曲管状，正常排列形态完全丧失，不规则地向基质浸润，胶原结缔组织层已不存在。腺泡内含有少量分泌物，但很少有淀粉样体。前列腺癌如发生明显的退行性变，则组织结构完全消失，毫无腺泡形成的倾向。

5. 其他

前列腺癌应与前列腺结核、前列腺结石相鉴别。

六、治疗

（一）手术治疗

1. 保留神经的前列腺根治术

适合于前列腺癌未穿破包膜者，主要采用耻骨后前列腺根治术。为了保持性功能，避免盆神经丛损伤，目前较广泛应用在耻骨后前列腺根治术基础上，行保留神经的前列腺根治术，由于前列腺癌确诊时大多已突破包膜，故多数患者只能做综合性治疗。

2. 睾丸切除术

双睾切除使血清睾酮浓度明显下降，抑制依赖雄激素的前列腺癌细胞代谢，使前列腺癌消退。该手术简便，副作用少，但可出现性欲减退、阳痿、潮热感、出汗、恶心、呕吐、乏力等症状，患者心理上不易接受。对肾上腺分泌的雄激素不起作用，但该部分雄激素对前列腺癌细胞代谢影响极小。

（二）放疗

放疗适用于手术无法根治，而远处转移不明显者。放疗对 A 期、B 期前列腺癌效果较好，80% ~90% 可得到控制；C 期施行有效的放疗，5 年生存率可达 50%；D 期疗效较差，失败常因转移所致。所有疗效失败者 70% 在 24 个月内。放疗可缓解骨疼痛。临床上放疗分体外、间质内、全身照射 3 种方法。

放疗可以有效地控制前列腺癌，局部控制率为 65% ~88%。以往放疗前列腺癌失败的主要原因有：放疗剂量的不足、肿瘤细胞对射线有耐受性、肿瘤体积计算过小错误以及照射有效边界不够等。现在计算机技术的发展使得放疗已进入到 3D－CRT 阶段。3D－CRT 的优点是使肿瘤组织及周围安全区内组织包括在靶区内，提高靶区内的照射剂量，高剂量又很少损伤到周围正常组织，不超过正常组织的耐受量。影响前列腺癌放疗疗效的因素有治疗前后的 PSA 值、肿瘤的 Gleason 评分等。局限性前列腺癌接受放疗的理想适应证：患者应该有较长的预期寿命、无明显的放射毒性易感危险因素且患者愿意接受放射疗法。现代的放疗较以往的放疗有了很大的变化，不仅可以治愈患者的肿瘤并且为大多数男性患者所耐受。现代放疗的副作用有限，包括直肠刺激症状、腹泻、尿频、排尿困难等。持续性严重并发症的发生率仅为 1%，包括勃起功能障碍、尿失禁性膀胱炎及直肠炎等病变。目前光子束外照射放疗已成为前列腺癌患者接受放疗的主要选择方法。尽管比较手术疗法与外照射疗法的疗效好坏非常困难，但有资料建议如采用标准放疗剂量范围 45 ~50 Gy 治疗时，患者治疗后的生存率与生化成功率和手术治疗的患者相同。最近，还有证据表明如放疗剂量 >67 Gy 时，患者 PSA 复发率较标准剂量治疗者为低，说明其对于治疗局限性前列腺癌更加有效。

（三）化疗

化疗常在内分泌、放疗失败后采用，常用的药物有 ADM、雌莫司汀、CTX、5 - FU 等。同大多数癌肿一样，前列腺癌在化疗初期很敏感，但很快产生耐药，耐药的主要原因是细胞内含有一种蛋白，能将药物迅速排出细胞，是药物排出的一个泵。目前已发现某些药物可抑制 P170 作用，常用药物为异搏定，可与 P170 结合而降低其排药作用。

（四）内分泌治疗

前列腺癌细胞代谢大多数依赖雄激素，内分泌治疗可直接去除雄激素而抑制其生长，临床上主要运用雌激素和抗雄激素药物。雌激素有己烯雌酚、雌二醇等，但长期使用易发生心血管疾病；抗雄激素药物有甲基氯地孕酮、氟他胺（SCH - 13521）等，目前临床运用的还有非类固醇口服抗雄性激素制剂“缓退瘤”250 mg，1 日 3 次，另外，促性腺激素释放激素类似物由于其生物活性比促性腺激素释放激素强约 100 倍，不仅不会引起促性腺激素分泌过多，反而抑制垂体释放促性腺激素，如“亮丙瑞林”，每 4 周内皮下注射 1 次，可使血清睾酮维持在去睾水平。

（五）冷冻治疗

冷冻治疗前列腺增生和前列腺癌引起的尿道梗阻，取得了满意的疗效。冷冻治疗前列腺癌的机制为低温冷冻肿瘤组织后，使组织的生理和代谢产生抑制，发生物理、化学和电解质的变化，组织细胞功能受到损害，结构破坏，肿瘤组织变性坏死。其在肿瘤治疗中较重要的机制为快速冷冻、缓慢复温引起的组织和细胞损害，表现为直接冷冻效应和间接冷冻效应。直接冷冻效应是指组织在快速冷冻过程中经历了低温和凝结过程后导致细胞代谢功能紊乱和细胞内微管结构的破坏；而间接冷冻效应是在快速冷冻组织的缓慢复温过程中发生的细胞环境变化，细胞外冻结的水分融化后渗入细胞内引起细胞膜的破裂及组织水肿等改变。前列腺癌的冷冻治疗技术经历了经尿道冷冻、经耻骨上或会阴开放冷冻及 B 超引导下经会阴穿刺冷冻等几个发展阶段。目前，前列腺癌的冷冻治疗多采用直肠超声下经会阴穿刺冷冻技术。通常采用的前列腺冷冻探头放置方法为标准的 5 根冷冻探头放置冷冻法，为了更加彻底地破坏肿瘤细胞成分，可给予患者重复的冷冻—复温过程，即双相冷冻治疗。如患者前列腺体积很大，标准的 5 根冷冻探头放置冷冻法可能不能破坏整个腺体，应在第一个冷冻—复温过程结束后，重新改变探头的位置再次进行冷冻。冷冻治疗是一种前列腺癌的局部治疗方法，适用于一般情况较差或年龄较大，不能耐受根治手术或放疗的前列腺癌患者，或可作为前列腺癌患者放疗或内分泌治疗失败后的补救治疗。

（六）基因治疗

由于现在人们对中晚期前列腺癌仍缺乏十分有效的治疗方法，因此科学家们一直在试图从基因水平研究前列腺癌细胞以找到解决问题的办法。虽然迄今为止所进行的一些基因疗法治疗前列腺癌的初步研究显示出该疗法有着非常广阔的前景，部分治疗性研究也正在进行当中，但基因疗法真正成为前列腺癌的常规治疗方法的一种还有非常漫长的道路要走，还有许许多多的困难和障碍有待克服。Steiner 等提出应用反转录病毒的携带和非竞争复制可以将反义 *c - myc* 片段转录到前列腺癌细胞内，从而导致实验动物植入的肿瘤体积缩小。这种治疗方法向我们展示了应用的前景，未来这类治疗主要适合那些经过抗雄激素治疗且治疗失败的晚期前列腺癌患者。实验室内有关应用携带 *P53*、*P21* 和 *P16* 等热诱导自杀基因的腺病毒进行的前列腺癌基因治疗研究同样也获得了满意的结果。同时，科学家应用这种办法对部分特殊的原癌基因的作用进行了鉴别和研究，例如通过正义和反义两种方法，人们对前列腺癌细胞内雄激素调节的上皮细胞附着分子（c-CAM）的肿瘤抑制作用进行了研究。基因疗法的另一个重要部分是通过对诱导肿瘤细胞凋亡的一类基因如 *Bcl-2* 等原癌基因和（或）抑癌基因进行调节修饰从而激活肿瘤细胞的凋亡机制，促进前列腺癌细胞的凋亡。由于在前列腺癌的肿瘤发生过程中会发生许多种基因的变异，因此确定并将某一基因变异作为前列腺癌的潜在诊断和治疗的方向是一个十分艰巨也非常关键的步骤。基于此，在确定基因疗法是否是前列腺癌的可靠治疗方法之前仍需要对其疗效进行深入的研究和评估。

七、护理

1. 心理护理

对前列腺癌患者，在护理工作中要注意发现患者的情绪变化，护士要注意根据患者的需要程度和接受能力提供信息；要尽可能采用非技术性语言使患者能听得懂，帮助分析治疗中的有利条件和进步、使患者看到希望，消除前列腺癌患者的顾虑和消极心理，增强对治疗的信心，能够积极配合治疗和护理。

2. 要多饮水多排尿

通过尿液经常冲洗尿道帮助前列腺分泌物排出，以预防感染。不能过度憋尿，因为憋尿会导致前列腺包膜张力的增高，长此以往会加重前列腺增生。

3. 加强呼吸道管理

前列腺癌患者会出现咽分泌物增多，呼吸肌无力可引起呼吸困难，应首先保证患者呼吸道通畅，清除呼吸道分泌物，当患者出现呼吸肌无力时，注意协助患者翻身叩背，以利痰咳出。注意观察患者的呼吸幅度及通气功能，如患者出现肌无力危象，新斯的明效果不佳，应配合医生，采取气管切开及人工呼吸机辅助呼吸。

4. 注意肌无力危象与胆碱危象的观察与鉴别

护理中要注意观察肌无力危象与胆碱危象的不同表现，并加以鉴别，为准确判断病情提供依据，以便抢救。

5. 饮食护理

前列腺癌患者要加强营养护理，提高手术耐受力和术后恢复的效果，给予进食者高热量、高蛋白、高维生素饮食，食物应新鲜易消化。对于不能进食或禁食患者，应从静脉补给足够能量、氨基酸类、电解质和维生素。对化疗的患者应适当减少脂肪、蛋白含量高的食物，多食绿色蔬菜和水果，以利于消化和吸收。

6. 健康教育

1）普查：目前普遍接受的有效方法是用直肠指检加血清 PSA 浓度测定。用血清 PSA 水平检测 40 岁以上男性公民，并每年随访测定一次。这一普查方法经济有效，如 PSA 超过 4.0 ng/ml 再做直肠指检或超声波检查，如果阳性或可疑再做针刺活检。这一方法能十分有效地查出早期局限性前列腺癌。瑞典的一个人群为基点的普查发现从血清

PSA 浓度增加高于 3 ng/ml 到临床诊断为前列腺癌的时间跨度为 7 年。因此，对人群做 PSA 普查可以早期诊断前列腺癌并早期治疗。因为 PSA 血浓度随年龄的增加而增加，日本某大学医学院的研究发现 60 ~ 64 岁，65 ~ 69 岁，70 ~ 74 岁，75 岁以上男性的血 PSA 年龄纠正的正常值高限应分别为 3.0，3.5，4.0 和 7.0 ng/ml。这些正常值范围的敏感性、特异性及有效率分别为 92.4%，91.2% 和 84.3%。奥地利的研究 45 ~ 49 岁及 50 ~ 59 岁男性血清 PSA 浓度正常高限分别为 2.5 ng/ml 和 3.5 ng/ml。不少研究对于血清 PSA 4.0 ~ 10 ng/ml 者可以用游离 PSA 百分数来增加 PSA 测定的敏感性。一般来说游离 PSA 增加见于前列腺良性增生，游离 PSA 在前列腺癌患者中则减少。因此，如果游离 PSA >25% 的患者很可能（小于 10% 的概率）没有前列腺癌，如果 <10%，患者则很有可能（60% ~80% 的概率）患有前列腺癌，这个时候做前列腺活检就很有意义。

2）避免危险因素：这方面很难做到。因为明确的危险因素有多种，遗传、年龄等是无法避免的，但是潜在的环境危险因子如高脂饮食、镉、除草剂及其他未能确定的因子则可能避免。现已知大约 60% 的致前列腺癌的因素来自生存环境。来自瑞典研究表明职业因素与前列腺癌有关，有统计学上显著危险性的职业为农业、相关的工业性制皂和香水及皮革工业，所以农民、制革工人和这些行业的管理工作人员均有显著的发病率增加。此外接触化学药品、除草剂、化肥的人员均增加前列腺癌的危险。据新西兰的报道，食物中含有抗氧化物的鱼油能保护并降低前列腺癌的危险。台湾报道饮水中的镁含量能预防前列腺癌。另外坚持低脂肪饮食、多食富含植物蛋白的大豆类食物、长期饮用中国绿茶、适当提高饮食中微量元素硒和维生素 E 的含量等措施也可以预防前列腺癌的发生。

3）化学预防：根据药物的干涉方式，化学预防可分为以下几种主要类别，即肿瘤发生抑制剂、抗肿瘤生长的药物以及肿瘤进展抑制剂等。由于前列腺癌的发生、发展是一个长期的过程，因此我们可以用药对前列腺癌的发生和发展进行化学预防或药物抑制。例如非那甾胺可以抑制睾酮转变成对前列腺作用大的活性物——双氢睾酮，因此其有可能抑制睾酮对前列腺癌细胞的促生长作用，目前这一作用仍在临床研究观察中，有待证实。其他药物如视黄醛等具有促进细胞分化、抗肿瘤进展的作用，也正在临床研究中，有可能成为潜在的化学预防用药。

（李闽）

第八章　血液、淋巴系统肿瘤

第一节 白血病

白血病，亦称作血癌，是一种造血系统的恶性肿瘤。

白血病特征为骨髓内异常的白细胞弥漫性增生取代正常骨髓组织，并常侵入周围血液，使周围血内白细胞出现量和质的改变。血液白细胞数量常明显增多，但有时亦可正常甚至减少。白血病细胞可广泛侵及肝、脾、淋巴结等全身各组织和器官，并常导致贫血和出血。白血病在我国和世界各地都不少见。在我国各种恶性肿瘤死亡率中居第六或第七位。但在儿童和青少年的恶性肿瘤中，白血病则居第一位。

白血病的病因是细胞内脱氧核糖核酸的变异形成、骨髓中造血组织的不正常工作。骨髓中的干细胞每天可以制造成千上万的红细胞和白细胞。白血病患者过分生产不成熟的白细胞，妨害骨髓的其他工作，这使得骨髓生产其他血细胞的功能降低。白血病可以扩散到淋巴结、脾、肝、中枢神经系统和其他器官。

世界范围内白血病的死亡率以欧洲和北美最高，为3.2~7.4/10万，亚洲和南美洲死亡率较低，为2.8~4.5/10万。以男性为例，据国际癌症研究机构（IARC）所发布的数据，芬兰的世界年龄调整发病率为7.52/10万，加拿大为6.85/10万，瑞典为6.10/10万，荷兰为5.02/10万；而东亚地区明显较欧美低，日本大阪地区为4.06/10万，韩国釜山为2.34/10万；东南亚和非洲地区发病率均较低，如泰国曼谷为2.95/10万，越南河内3.23/10万，阿尔及利亚的阿尔及尔为1.47/10万，冈比亚仅为0.37/10万。

我国大多数地区，急性白血病比慢性白血病多见。无论急性或慢性白血病均以粒细胞占多数，急性淋巴细胞白血病（ALD）次之，慢性淋巴细胞白血病（CLL）最少见。急性白血病多见于儿童和青少年，慢性粒细胞白血病（CML）多见于30~50岁，CLL多发生在50岁以上。各种类型的白血病都较多见于男性。

一、病因

对白血病病因的精确原因还在研究中。一般认为，骨髓干细胞内的DNA变异导致它们的恶化。其原因可以是暴露在放射线中、接触致癌物质和其他细胞内遗传物质的变异。病毒也可能导致白血病。

1. 病毒因素

早已证实C型RNA肿瘤病毒或称反转录病毒是哺乳类动物自发性白血病的病因。这种病毒能通过内生的反转录酶按照RNA顺序合成DNA的复制品，即前病毒，当其插入宿主的染色体DNA中后可诱发恶变。

肿瘤病毒携带有病毒源瘤基因（*v-onc*），大多数脊椎动物（包括人的细胞）基因体内有与*v-onc*同源的基因称源瘤基因。*v-onc*被整合入宿主细胞的基因体内后可使邻近的基因发生恶变。反转录病毒的感染也可致源瘤基因激活，成为恶性转变的基因，导致靶细胞恶变。进入体内的病毒基因即使不含有 *v* - *onc*，如果改变了基因的正常功能，也有可能引起白血病。

2. 化学因素

一些化学物质有致白血病的作用。如接触苯及其衍生物的人群，白血病发生率高于一般人群。亚硝胺类物质，保泰松及其衍生物、氯霉素等诱发白血病的报告也可见到，但还缺乏统计资料。某些抗肿瘤的细胞毒药物如氮芥、CTX、丙卡巴肼、VP16、VM26等，都公认有致白血病的作用。

苯的致白血病作用比较肯定。苯致急性白血病以急性粒细胞白血病（AML）和红白血病为主。烷化剂和细胞毒药物可致继发性白血病也较肯定，多数继发性白血病是发生在原有淋巴系统恶性肿瘤和易产生免疫缺陷的恶性肿瘤经长期烷化剂治疗后发生，乳腺癌、卵巢癌和肺癌化疗后也易发生继发性白血病。

3. 放射因素

放射因素包括 X 射线、γ 射线。有确实证据可以肯定各种电离辐射条件可以引起人类白血病。白血病的发生取决于人体吸收辐射的剂量，整个身体或部分躯体受到中等剂量或大剂量辐射后都可诱发白血病。然而，小剂量的辐射能否引起白血病，仍不确定。

日本广岛、长崎爆炸原子弹后，受严重辐射地区白血病的发病率是未受辐射地区的17～30倍。爆炸后3年，白血病的发病率逐年增高，5～7年达到高峰，至21年后其发病率才恢复到接近于整个日本的水平。放射线工作者，放射线物质（比如^{60}Co）经常接触者白血病发病率明显增加。接受放射线诊断和治疗可导致白血病发生率增加。

4. 遗传因素

遗传因素和某些白血病发病有关。白血病患者中有白血病家族史者占8.1%，而对照组仅0.5%。近亲结婚人群急性淋巴细胞白血病的发病率比期望值高30倍。某些染色体有畸变、断裂的遗传性疾患常伴有较高的白血病发病率，如 Down 综合征、Bloom 综合征和 Fanconi 贫血等。

儿童急性淋巴细胞白血病患者50%有一种特殊掌纹，称为 Sydney 线。白血病和 HLA 抗原型别有某种联系，如急性淋巴细胞白血病常伴 HLA - A2 和 A9 等。都说明遗传因素和白血病的发病有某种联系，但对大多数白血病而言，白血病毕竟不是遗传性疾病。

5. 其他血液病

某些血液病最终可能发展为白血病，如骨髓增生异常综合征、淋巴瘤、MM、阵发性睡眠性血红蛋白尿等。

二、分型

（一）分型

白血病有多种类型，白血病的类型主要由血液内不正常的血细胞的类型来区分，学术上，有多种分类方法，常用的分类法有 FAB 分类法，以及由 WHO 推动新的 WHO 分类法。这些分类法可以提供患者预后以及处置的指导。

1. ALL。

2. AML。

3. CLL。

4. CML。

5. 年轻型骨髓单核细胞性白血病（JML）。

6. 成人T细胞淋巴性白血病（ATL）。

成年人中最常见的是AML和CML，儿童中比较常见的是ALL。

（二）分类

白血病有以下几种分类方法：

1. 成熟程度可分为急性与慢性白血病

急性白血病起病急，病程短，骨髓和周围血中以异常的原始及早期幼稚细胞为主，原始细胞常超过30%。慢性白血病病程缓慢，骨髓及周围血中以异常成熟的白细胞为主，伴有幼稚细胞。原始细胞一般不超过15%。

2. 根据增生细胞的类型可分为淋巴细胞和粒细胞白血病两类

结合病情急缓和细胞类型，白血病总的可分为4种基本类型：①ALL；②CLL；③AML；④CML。

急性白血病与慢性白血病的临床表现、血象、骨髓象以及治疗原则都不相同。急性白血病经过治疗后可进入缓解期，一般不转变为慢性。慢性白血病后期常有急性变，临床表现很像急性白血病。

3. 根据周围血内白细胞的数量可分为白细胞增多性白血病（周围血内白细胞数量增多，>15 000/μl）和白细胞不增多性白血病（周围血内白细胞数量不增多，甚至减少）。

4. 白血病的免疫学分类应用单克隆抗体和分子生物学技术检测白血病细胞的免疫标记可鉴别白血病细胞的来源，如ALL可分为T细胞型、B细胞型、前B细胞型和无标记细胞型等。

三、临床表现

（一）表现

儿童及青少年急性白血病多起病急骤。常见的首发症状包括发热、进行性贫血、显著的出血倾向或骨关节疼痛等。起病缓慢者以老年及部分青年患者居多，病情逐渐进展。此外，少数患者可以抽搐、失明、牙痛、牙龈肿胀、心包积液、双下肢截瘫等为主要表现。

（二）症状

白血病的症状，主要跟骨髓内造血功能的破坏有关。由于，白细胞有穿渗进入组织的作用，部分症状也跟此种特性有关。大部分白血病的症状没有特殊性，拥有这里列举症状的人，不一定为白血病。白血病的患者，也不一定会拥有这里描述的所有症状。

1. 感染发热

感染发热是患者机体免疫功能低下的结果，易导致各种细菌、真菌感染，且较一般人易扩散和难治愈。其表现为咽炎、口腔炎、肺炎、蜂窝织炎、肛周脓肿、肠炎、膀胱炎等。特别是肺炎和胃肠道感染，可致败血症或脓毒血症，体温超过38.5℃，是患者死亡的原因之一。

2. 贫血

60%以上的患者存在贫血。因患者血红蛋白减少，患者的首发症状就是贫血，且进行性加重，主要特征为皮肤苍白、头晕、乏力、心悸、气急、多汗等。

3. 淋巴结和肝脾肿大

此特征在ALL中最为常见。有一半以上的白血病患者在颈、锁骨上窝、腹股沟等处触摸到淋巴结肿大；腹部深触诊，可触及肿大的肝脾。当然，肝脾肿大不是白血病特有的，肝炎、肝脓肿、肝癌等，都可有肝肿大。溶血性贫血、伤寒等，可有脾肿大，应在充分检查后，与上述情况鉴别。

4. 骨关节疼痛

因白细胞浸润，破坏骨皮质和骨膜所致。这一特征以ALL最为常见，而又以儿童白血病居多。胸骨压痛对疾病的诊断有重要意义。关节疼痛局部常无红、肿、热现象。出现以上症状后，患者及家属要引起注意，及早到医院诊断，以尽早治疗。

5. 出血

因血小板减少，白细胞浸润小动脉、小静脉，使血管壁损伤，凝血因子缺乏、抗凝物质增多等因素，患者的出血发生率可为67%～75%，常以皮肤淤点、淤斑、齿龈渗血、鼻出血最为多见。女性可有月经过多。部分患者还可发生内脏或组织出血。如消化道出血时，患者可有黑便或血便；泌尿系统出血时，尿液呈洗肉水样；视网膜出血时，患者视物不清，甚至失明；发生颅内出血和蛛网膜下隙出血时，常可突然死亡。

6. 剧烈头痛

因白血细胞在蛛网膜增生，蛛网膜下隙发生狭窄，致脑脊液循环障碍，引起交通性脑积水所致。患者会出现剧烈的爆炸性头痛，并伴有恶心、呕吐、视物模糊等。

7. 骨髓造血功能破坏引起的症状

1）容易发生青肿，点状出血：制造血小板的巨核细胞减少，以致血小板缺乏。

2）贫血：制造红细胞的母细胞减少，导致红细胞的缺乏。容易在走动，或运动时发生气喘和晕眩。

3）持续发热，感染经久不愈：大部分的白细胞都是白血病细胞，无正常功能，导致免疫力下降，容易受到感染。

8. 癌细胞穿渗组织引起的症状

主要有淋巴结肿大，骨痛或关节痛，白血病细胞在骨髓内大量增生造成。轻敲ALL患者的胸骨，常会引起剧烈疼痛；牙龈肿胀；肝脾肿大；头痛和呕吐；白血病细胞穿渗进入中枢神经系统的表现；皮肤出现硬块，因为看起来呈微绿色，又称“绿色瘤”；心包膜或是胸膜腔积水。

四、辅助检查

1. 血常规检查

血常规检查就是从手指或耳垂取微量的血液，检测红细胞、白细胞和血小板的数量，并对白细胞进行分类。正常情况下，外周血中不应该出现幼稚的血细胞。但白血病时，这些幼稚细胞在骨髓中不能分化成熟，便释放到外周血液中，所以血常规检查时就可以看见幼稚细胞。有时白血病的发现就是孩子在学校或幼儿园进行体格检查时，查血发现有幼稚细胞，才引起家长的注意。

2. 免疫分型检查

做这项检查一般需要抽吸2 ml左右的骨髓，然后用一种叫作单克隆抗体的试剂去识别和划分白血病细胞的类型。

3. 骨髓常规检查

专家指出，如果怀疑有白血病，必须进行骨髓穿刺检查，对骨髓中的各类细胞进行计数和分类。正常情况下，骨髓中的幼稚细胞不会超过5%，而白血病时，幼稚细胞增多，可超过30%。尤其儿童急性白血病时，骨髓幼稚细胞可为80%～100%。骨髓检查是诊断白血病最有力的证据。如果发现骨髓幼稚细胞明显增多，再结合临床表现和体格检查，白血病是不难诊断的。但是，白血病的类型有很多，不同类型白血病的治疗方法也不一样。

五、诊断与鉴别诊断

（一）诊断

本病临床诊断主要依据病史，发病急骤的特点，主要症状（发热、出血、贫血及胸骨压痛，肝、脾、淋巴结肿大体征）结合血象及骨髓穿刺报告（骨髓增生明显活跃、极度活跃，有核红细胞占全部有核细胞50%以下，原始细胞等于或大于30%），可诊断为急性白血病。

1. AML

细胞形态学分型：

1）AML未分化型（M_1）：骨髓中原粒细胞（Ⅰ＋Ⅱ型）≥90%（非红系细胞），早幼粒细胞很少，中性粒细胞以下阶段不见或罕见。

2）AML部分分化型（M_2）：分为二型。①M_{2a}：骨髓中原粒细胞（Ⅰ＋Ⅱ型）>30%，<90%（非红系细胞），单核细胞<20%，早幼粒细胞以下阶段>10%。②M_{2b}：骨髓中异常的原始及早幼粒细胞明显增多，以异常的中性中幼粒细胞增生为主，其胞核常有核仁，有明显的核浆发育不平衡，此类细胞>30%。

3）急性颗粒增多的早幼粒细胞白血病（M_3）：骨髓中以颗粒增多的异常早幼粒细胞增生为主，>30%（非红系细胞），其胞核大小不一，胞质中有大小不等的颗粒。可分为二亚型：①粗颗粒型（M_{3a}），嗜苯胺蓝颗粒粗大，密集甚或融合。②细颗粒型（M_{3b}），嗜苯胺蓝颗粒密集而细小。

4）急性粒—单核细胞白血病（M_4）：依原粒和单核细胞系形态不同，可包括以下四种亚型：①M_{4a}，原始和早幼粒细胞增生为主，原幼单和单核细胞 > 20%（非红系细胞）。②M_{4b}，原幼单核细胞增生为主，原始和早幼粒细胞 > 20%（非红系细胞）。③M_{4c}，原始细胞既具粒系，又具单核细胞系形态特征者 > 30%。④M_4Eo，除上述特点外，有嗜酸性颗粒粗大而圆，着色较深的嗜酸性颗粒细胞，占 5% ~30%。

5）急性单核细胞白血病（M_5）：分为以下二亚型：①未分化型（M_{5a}），骨髓中原始单核细胞（Ⅰ + Ⅱ型）（非红系细胞）≥80%。②部分分化型（M_{5b}），骨髓中原始或幼稚细胞≥30%（非红系细胞），原单核细胞（Ⅰ + Ⅱ型）<80%。

6）红白血病（M_6）：骨髓中红细胞 > 50%，且常有形态异常原粒细胞（Ⅰ + Ⅱ型）（或原始 + 幼单核细胞） > 30%；血片中原粒（Ⅰ + Ⅱ型）（或原单）细胞 > 5%，骨髓非红系中原粒细胞（或原始 + 幼单核细胞） > 20%。

7）巨核细胞白血病（M_7）：①未分化型，外周血有原巨核（小巨核）细胞，骨髓中原巨核细胞 > 30%。原巨核细胞有组化电镜或单克隆抗体证实；骨髓造血细胞少时往往干抽，活检有原始和巨核细胞增多，网状纤维增加。②分化型，骨髓及外周血中以单圆核和多圆核病态巨核为主。

2. ALL 诊断标准

1）ALL 的细胞形态学分型

（1）第一型（L_1）：原始和幼稚淋巴细胞以小细胞（直径可大至正常小淋巴细胞约 12 μm）为主；核圆形，偶有凹及折叠，染色质较粗，结构较一致，核仁小而少，不清楚，胞质少，轻度或中度嗜碱。过氧化物酶或苏丹黑染色阳性；原始细胞一般不超过 3%。

（2）第二型（L_2）：原始或幼稚细胞以大细胞（直径可大至正常小淋巴细胞的 2 倍以上，>12 μm）为主，核形不规则，凹或折叠常见，染色质较疏松，结构不一致，核仁较清楚，一个或多个，胞质量常较多，有些细胞深染。

（3）第三型（L_3）：似 Burkitt 型，原始或幼稚淋巴细胞大小较一致，以大细胞为主；核形较规则，染色质较均匀细点状，核仁明显，一个或多个，呈小泡状，胞质量较多，深蓝色，空泡常明显呈蜂窝状。

2）ALL 的免疫学分型：ALL 免疫学分型可分为 T 细胞型与非 T 细胞型。非 T 细胞型又分为普通型（CALL）、前 B 细胞型（PreB – ALL）与 B 细胞型（B – ALL）。国外也有人将其分为Ⅰ、Ⅱ、Ⅲ、Ⅳ、Ⅴ、Ⅵ型（或 A、B、C、D、E、F 型），T 细胞分为Ⅰ、Ⅱ、Ⅲ（也有分为Ⅰ ~Ⅵ型者）。

3. 低增生性白血病诊断标准

1）临床上一般肝、脾、淋巴结不肿大。

2）实验室检查：①外周血常呈全血细胞减少，遇见原始细胞。②骨髓检查 2 次以上。不同部位骨髓增生减低，有核细胞减少，但原始细胞在 30% 以上。③骨髓活检证实为本病。

4. 成人 T 细胞白血病诊断标准

1）临床表现：①发生于成年人。②有表浅淋巴结肿大，无纵隔或胸腺肿瘤。

2）实验室检查外周血多形核淋巴细胞（花细胞）占 10% 以上；属 T 细胞型，有成熟T细胞表面标志，表现为T辅助细胞，功能为抑制或诱导。

（二）鉴别诊断

1. 感染

由于白血病造成正常白细胞减少尤其是中性粒细胞减少，同时化疗等因素亦导致粒细胞的缺乏，使患者易发生严重的感染或败血症，常引起感染的细菌有：革兰阳性菌，如金黄色葡萄球菌、溶血性链球菌、棒状杆菌；革兰阴性杆菌，如绿脓杆菌、大肠杆菌，克雷伯菌等。霉菌感染以白色念珠菌、曲霉菌、毛霉菌、毛孢子菌等，上述霉菌感染多发生于长期粒细胞缺乏或持续发热而对抗生素不敏感的患者。有的接受肾上腺皮质激素治疗的患者由于细胞免疫功能低下，更易被病毒感染，如水痘带状疱疹病毒、单纯疱疹病毒等。此外，卡氏肺孢菌感染也常见，上呼吸道感染及肺炎为其常见类型。

2. 肠功能衰竭

由于治疗白血病的化疗药物、放疗手段影响肠胃功能，而导致胃功能衰竭，患者的营养补充成为一个突出的问题。目前采用锁骨下静脉插管到上腔静脉内进行高营养输液仅解决部分问题，营养缺乏可发生肺炎、肠炎等并发症。

3. 高尿酸血症

正常人由于核酸代谢分解每日尿中排出尿酸300～500 mg。白血病患者因大量白血病细胞的核酸分解，可使尿酸排出量增加数十倍。当患者接受化疗、放疗等治疗时则出现高尿酸血症，应用肾上腺皮质激素等又能增加高尿酸血症，高浓度的尿酸很快过饱和而沉淀引起肾小管广泛损伤和尿酸结石，可导致少尿、无尿，因此白血病患者必须补充较充分的液体，以保证一定的尿量，并服用别嘌醇，如发生肾功能衰竭则须限制补液量，并做透析治疗。

4. 出血

白血病患者由于白血病细胞恶性增生，血小板明显减低，易引起呼吸道、消化道、泌尿系出血，尤其是颅内出血，所以要根据病因采取积极止血措施包括输注浓缩血小板。

5. 肺部疾患

由于白血病患者正常成熟中性粒细胞减少，免疫功能降低，常常导致肺部感染。此外，白血病细胞浸润可阻塞肺部小血管、支气管而发生呼吸困难、呼吸窘迫综合征，胸片可有毛玻璃状或粟粒网状，可做肺部放射的试验性治疗。

6. 电解质失衡

白血病治疗过程中常因白血病细胞破坏过多或因化疗药物性肾损害等原因而使排钾过多，又因化疗引起食欲差，消化系统功能紊乱，纳入量不足而致低血钾或因白血病细胞破坏使磷释放增多，导致低钙等。因此，在治疗过程中要注意钾、钙、钠等电解质浓度。

7. DIC

DIC是一组严重的出血综合征。

六、治疗

白血病的治疗按不同类型有药物治疗（中药治疗、西药化疗）、放疗、免疫治疗、靶向治疗、骨髓移植、干细胞移植等。随着分子生物学、生物遗传学和中医中药的完善与进展，使白血病预后得到极大的改观。“白血病是不治之症”已成了过去。正规、系统地治疗可以使大多数白血病患者长期无病生存，完全可以痊愈。

（一）化疗

白血病化疗是一把双刃剑，不但起到治疗白血病的作用，同时给人体造成的伤害也是可想而知的，因此很多患者就会问，白血病化疗多少次为宜，应该注意哪些问题。

化疗如同一把双刃剑，给急性白血病患者带来康复的希望，同时也给很多患者身体带来毒副作用，身体和免疫力受到极大的摧残。化疗次数过少，达不到化疗应有的效果，因为刚发病时体内白血病细胞数量过高，需要充足的化疗药物杀伤这些体内的白血病细胞。如果化疗次数过多，身体的免疫力受到严重的摧残，体内残留的白血病细胞虽是星星之火，但没有人体免疫力的约束和控制，就会肆无忌惮地形成燎原之势，这也是很多患者在化疗中复发的道理。因此，化疗次数过多或过少都不好。

急性白血病患者性别、年龄、体质是不同的，病情程度、对化疗药物的耐受性也不同，所以很难对急性白血病化疗最佳次数定一个具体的数字，患者要根据自己的身体情况和化疗的效果来确定一个适合自己的化疗次数，如果身体比较强壮，化疗效果又挺好，可以多化疗几次；如果身体比较虚弱，化疗效果又不是很好，可以少化疗几次。凭借顽强的意志和战斗力，最终走向康复，重新续写辉煌灿烂的人生。

白血病化疗不是巧克力，要适可而止。次数过多不仅增加了患者的经济负担，还使其身体状况和生存质量急剧下降。同时可采用中医疗法，进行综合治疗，结合中西疗法的优势，缓解白血病化疗的弊端、协同作用，才有可能降服白血病、重获健康。

（二）免疫细胞激活疗法

免疫细胞激活疗法是目前世界上最先进、最知名、最有效的疗法，彻底解决了血液病久治不愈的难题，让广大患者从此告别血液病的威胁。

免疫细胞激活疗法的六大特色疗法主要包括：中频渗透修复疗法、自血激活再生疗法、光量子益髓生血疗法、水疗清毒活血疗法、中医养身健体疗法、心理固本培元疗法。采用免疫治疗、药物治疗、物理治疗、心理治疗、健体养身等方法综合治疗，满足了不同血液病患者的需求，全方位靶向定位治疗血液病，治疗更具准确性，有效性更强，见效更快，治疗水平已达国际领先水准。

临床实践中，根据不同血液病的具体特征和临床表现，运用免疫细胞激活疗法，对患者疾病进行针对性治疗，改变了以往单纯依靠激素、化疗和单一中成药治疗的缺陷。以达到治愈率高、复发率低的理想效果，已成功治愈数万名血液病患者，被 WHO 称作 21 世纪治疗血液病的绿色金牌疗法。

（三）免疫治疗

1. IFN

IFN 是免疫治疗的一部分。免疫治疗一个是免疫细胞的治疗，还有一个是药物的治疗，免疫细胞的治疗是指把患者的细胞从血里面分离出来，在体外用一些细胞因子，使它变成一种杀伤细胞，再回输到血液中去，这种杀伤细胞可以识别肿瘤细胞进行杀伤。

2. 免疫治疗

1）活化吞噬细胞、NK 细胞、细胞毒性 T 细胞等免疫细胞，诱导白细胞素，IFN－γ，INF－α 等细胞因子的分泌。

2）诱导癌细胞凋亡。

3）与免疫治疗药物（IFN－α2b）有协同作用。

4）减缓晚期癌症患者的疼痛，增加食欲，改善患者的生存质量。

5）增强免疫。硒能有效抑制恶化细胞。

生物细胞免疫治疗则是通过一种比较温和的方式来进行白血病治疗的，它是抽取患者的外周血，然后提取其中的单核细胞，进行体外培养与增殖，最后再回输到患者体内来查杀癌细胞，从而达到了抑制复发和转移。

生物细胞免疫技术具有效果好，痛苦小，安全性高，能够诱导杀伤癌细胞，同时不伤害正常健康细胞等优点，如果联合化疗，可以减轻化疗的毒副作用，有效地延长患者的生命期限，防止白血病的复发，大大提高患者的生存质量。

（四）标靶治疗

标靶治疗的药物都是新药，虽然许多原本核准在某些癌症的药物，后来发现也可以多方应用在其他癌症的治疗上，但必须注意的是标靶治疗在核准上市之初重点都不是用于治愈，而是要用来延长末期患者寿命的。

因此，刚发现有癌症的患者，如果是初期可以手术切除并且有治愈希望者，最好还是听从医嘱，先采取手术方式将癌症病灶切除，不要不敢动刀而想要直接使用标靶治疗，否则反而可能会延误病情，错过治愈的黄金时机。到现在为止效果最好的标靶治疗药物，最好的成效也不过是延长寿命、降低复发率，至今仍无完全治愈的报告。

（五）干细胞移植

除了少数特殊患者可能会从自体移植中受益，绝大多数白血病患者应该做异体移植。随着移植技术的进步，供者选择、移植风险及远期预后等方面都已经有显著进步，因此，异体移植目前是各种中高危白血病重要的根治性手段。

（六）中枢神经系统白血病的治疗

虽然 ALL、AML 中的 M_4、M_5 等类型常见合并中枢神经系统白血病（CNSL），但是其他急性白血病也都可以出现。由于常用药物难以透过血脑屏障，因此这些患者通常需要做腰穿鞘注预防和治疗 CNSL。部分难治性患者可能需要进行全颅脑脊髓放疗。

（七）新的治疗方法展望

虽然移植可以获得较好的生存效果，但是移植物抗宿主病等并发症可能严重影响患者的生存质量。因此，选择性免疫治疗和各种分子靶向治疗是将来治愈白血病的希望，例如肿瘤疫苗、细胞治疗、细胞信号通路调节剂等。

（八）中西医结合治疗

1. 单纯中医治疗

低增生性的白血病，不能耐受化疗，可用中药。再是患病之初始终未用化疗药，尚未产生耐药性者，可用中医中药，中医药治疗适于幼稚细胞不是很高的患者。坚持每日服药，经过一段时间（一般3～4个月）可达到完全缓解。

细胞逆转法治疗白血病的新方法：细胞逆转雷同于西医的诱导分化。其内容是以祛瘀、清血、扶正、解毒一系列药物组合，有效地控制白血病细胞的增长，逐渐使之转化分解，同时杀死部分白血病细胞，再是通过调节人体免疫、提高人体新陈代谢、使毒素排出体外。通过如上对人体整体调节和针对性、综合性作用，达到治愈白血病的目的。传统中医给我们治疗白血病带来了曙光。我们在此方面将进行更深入的研究，寻找更安全有效治疗白血病的方法。

2. 中西结合

中西结合即化疗期后配合扶正中药。以提升白细胞、血小板、增强人体的免疫机能及抗感染。止血的功能，在化疗缓解期仍可使用中医药，一是促进人体的恢复，二是巩固化疗的效果，延缓下一次化疗时间。中西医结合治疗白血病，能取长补短，中医中药能弥补西医化疗不分敌我一味杀的不足，又能解决对化疗药耐药的问题，既避免了西药的毒副作用，又能缓解病情。

（九）心理治疗

无论是西医疗法，还是中医疗法，都非常重视精神心理因素在癌症防治中的重要作用。心理治疗可使人正确认识癌症，树立起与癌症斗争的信心，使人心胸开阔，情绪稳定，精神爽朗，能够辅助和帮助药物或其他疗法增强疗效，使症状得到缓解。因而，这也是白血病治疗中不可小视的一部分内容。

七、护理

1. 休息

白血病患儿常有活动无耐力现象，需卧床休息，但一般不需绝对卧床。长期卧床者。应常更换体位、预防压疮。

2. 预防感染

感染是导致白血病患儿死亡的重要原因之一。白血病患儿免疫功能减低，化疗药物对骨髓抑制常致成熟中性粒细胞减少或缺乏，使免疫功能进一步下降。粒细胞减少或缺乏和免疫功能下降是发生感染的危险因素。粒细胞减少持续时间越久，感染的威胁愈大。预防感染可采取以下措施：

1）保护性隔离：白血病患者应与其他病种患者分室居住，以免交叉感染。粒细胞及免疫功能明显低下者，应置单人病室，有条件者置于超净单人病室、空气层流室或单人无菌层流床。普通病室或单人病室需定期进行紫外光照射、戊二醛熏蒸。限制探视者的人数及次数，工作人员及探视者在接触患儿之前要认真洗手。

2）注意个人卫生：保持口腔清洁，进食前后用温开水或口泰液漱口。宜用软毛牙刷，以免损伤口腔黏膜引起出血和继发感染。如有黏膜真菌感染可用氟康唑或依曲康唑涂擦患处。勤换衣裤，每日沐浴有利于汗液排泄，减少发生毛囊炎和皮肤疖肿。保持大便通畅，便后用温水或盐水清洁肛门，以防止肛周脓肿形成。

3）观察感染的早期表现：每天检查口腔及咽喉部，注意观察有无牙龈肿胀，咽红、吞咽疼痛感，皮肤有无破损、红肿，外阴、肛周有无异常改变等，发现感染先兆时，及时处理。对合并感染者可针对病原选用 2 ~ 3 种有效抗生素口服。肌内注射或静脉滴注。

4）严格执行无菌操作，进行任何穿刺前，必须严格消毒。各种管道或伤口敷料应定时更换，以免细菌生长。

3. 出血护理

出血是白血病患儿死亡的又一主要原因，应重视出血的护理。

4. 使用化疗药物时应注意

1）掌握化疗方案、给药途径、密切观察化疗药物的毒性反应

鞘内注射时，药物浓度不宜过大，药液量不宜过多，应缓慢推入，术后需平卧 4 ~ 6 小时以减少不良反应。

2）熟练穿刺技术

化疗药物多为静脉途径给药，且有较强的刺激性。药物渗漏会引起局部疼痛、红肿及组织坏死。注射时需确认静脉通畅后方能注入。光照可引起某些药物分解。如 MTX 静脉滴注时需用黑纸包裹避光，以免药物分解。操作时最好戴一次性手套保护，以免药液污染操作者。

5. 输血的护理

骨髓暂时再生低下是有效化疗的必然结果。白血病在治疗过程中往往需输血液成分或输血进行支持治疗。输注时应严格输血制度。一般先慢速滴注观察 15 分钟，若无不良反应，再按患儿年龄、心肺功能、急慢性贫血及贫血程度调整滴速。输血过程中应密切观察输血引起的不良反应。

6. 增加营养

注意饮食卫生，给予高蛋白、高维生素、高热量饮食。鼓励患儿进食。食具应消毒，水果应洗净、去皮。

7. 缓解后的护理

白血病完全缓解后，患者体内仍有残存的白血细胞，这是复发的根源，还需坚持化疗。化疗间歇期可出院，按医嘱给药及休养。已持续完全缓解 1 ~ 2 年者，化疗间歇期可上学，但应监测治疗方案执行情况，并教给家长进行护理的技术。

8. 健康教育

鼓励患儿学习，注意体格锻炼，增强抗病能力。使患儿的疾病、心理均获得治愈。持续完全缓解停止化疗者，应嘱定期随访，以便及时发现复发征象。

9. 饮食护理

白血病患者的表现之一是贫血，因此在药物治疗的同时，一定要鼓励患者食用一些富含铁的食物，如动物肝、甲鱼、黑豆、枣、黑木耳、蛋黄等。近年来试用鹅血治疗恶性肿瘤，取得了疗效。白血病患者最好多吃一些鹅血，鹅血的食用方法有很多种，要根据患者的口味调节。

10. 心理护理

1）热情帮助、关心患儿。让年长患儿认识珍惜生命的重要意义，建立起战胜疾病

的信心。

2）向家长及年长患儿介绍白血病有关知识。宣传儿童白血病的预后已有很大改善。如ALL完全缓解率在95%以上，5年以上存活者达70%，部分患儿已获治愈。AML的初治完全缓解率已达75%。目前已公认白血病不是致死性疾病。

3）阐述化疗是治疗白血病的重要手段。让家长了解所用的化疗药物、剂量、副作用及可能出现的不良反应（如合并感染、出血、血尿、脱发等）。了解定期化验（血象、骨髓、肝、肾功能、脑脊液等）的必要性，以及患儿所处的治疗阶段。使患儿能积极接受治疗，使治疗方案有效进行。

4）定期召开家长座谈会，让患儿家长交流护理与治疗配合的经验，讲述不坚持治疗带来的危害。

5）定期召开联欢会，让新老患儿家长交流体会。让初治者看到已治愈者的健康状况，从而增加治愈的信心。

11. 预防控制

1）合理饮食：饮食上避免高脂、高糖食品，少食油炸肥腻的食物和腌菜以及熏烤的鱼、肉等，多吃新鲜水果蔬菜（有报道说每周吃4~6次橘子和香蕉的人群，患白血病的概率可降低一半），不抽烟，少喝酒。水果蔬菜一定要反复清洗，尽量将残留的各种农药洗净。

2）坚持锻炼：长期、规律的锻炼（如跑步、游泳、打太极拳等）能显著增强人体各脏器的功能，并可改善情绪、消除烦恼，保持乐观的性格，提高机体免疫力，正所谓“正气存内，邪不可干，精神守，病安从来”。

3）避免接触特殊化学物质：苯、二甲苯、甲醛、油漆可致白血病早已得到证实，所以，从事相关工作的工人一定要加强劳动防护，新房装修后应加强通风，以装修半年后入住为佳。乙双吗啉、氯霉素、细胞毒类抗癌药等均可诱发白血病，故上述药物一定要在医生指导下应用，并应经常检测血常规，以免顾此失彼，因小失大。此外，染发剂亦可引发白血病，只图美丽，不顾健康，实在是得不偿失。

4）远离电磁场、减少接触放射线：从事放射线工作和暴露于电磁场的工作者的白血病发病率均高，故上述人群应特别注意加强个人防护；另外，居民住所应远离电磁场和高压电线。婴幼儿及孕妇对放射线较敏感，故减少接触放射线有利于降低白血病的发病率（偶尔的、医疗上的X线检查剂量较小，基本上不会对身体造成影响）。

5）出现白血病早期警号，应及时检查：白血病早期警号有发热、疲倦、鼻出血、牙龈出血、月经过多、关节疼痛，皮肤黏膜淤点、淤斑以及淋巴结肿大等。一旦出现上述早期警号，只需做一次血常规检查，基本就可以判断是否为白血病。如果不幸被确诊为白血病，早期进行治疗可达到事半功倍的作用。

（盛滢）

第二节　多发性骨髓瘤

多发性骨髓瘤（MM）是恶性浆细胞病中最常见的一种类型，又称骨髓瘤、浆细胞骨髓瘤或 Kahler 病。

早在 1844 年对此病已有人作出描述，但直到 1889 年经 Kahler 详细报告病例后，MM 才普遍为人们所了解和承认。MM 的特征是单克隆浆细胞恶性增殖并分泌大量单克隆免疫球蛋白。恶性浆细胞无节制地增生、广泛浸润和大量单克隆免疫球蛋白的出现及沉积，正常多克隆浆细胞增生和多克隆免疫球蛋白分泌受到抑制，从而引起广泛骨质破坏、反复感染、贫血、高钙血症、高黏滞综合征、肾功能不全等一系列临床表现并导致不良后果。

发病率估计为 2～3/10 万，男女比例为 1. 6∶1，大多数患者年龄 >40 岁，黑人患者是白人的 2 倍。

一、病因

MM 的病因迄今尚未完全明确。临床观察、流行病学调查和动物实验提示，电离辐射、慢性抗原刺激、遗传因素、病毒感染、基因突变可能与 MM 的发病有关。MM 在遭受原子弹爆炸影响的人群和在职业性接受或治疗性接受放射线人群的发病率显著高于正常，而且接受射线剂量愈高，发病率也愈高，提示电离辐射可诱发本病，其潜伏期较长，有时长达 15 年及以上。据报告，化学物质如石棉、砷、杀虫剂、石油化学产品、塑料及橡胶类的长期接触可能诱发本病，但此类报告大都比较零散，尚缺乏足够令人信服的证据。临床观察到患有慢性骨髓炎、胆囊炎、脓皮病等慢性炎症的患者较易发生 MM。动物试验（向小鼠腹腔注射矿物油或包埋塑料）证明慢性炎症刺激可诱发腹腔浆细胞瘤。MM 在某些种族（如黑色人种）的发病率高于其他种族，居住在同一地区的不同种族的发病率也有不同，以及某些家族的发病率显著高于正常人群，这些均提示 MM 的发病可能与遗传因素有关。病毒与 MM 发病有关已在多种动物试验中得到证实，早先有报告 EBV 与人 MM 发病有关，近年来又报道 HHV－8 与 MM 发病有关。但是究竟是偶合抑或是病毒确与 MM 发病有关，尚待进一步研究澄清。MM 可能有多种染色体畸变及癌基因激活，但未发现特异的标志性的染色体异常。染色体畸变是否是 MM 发病的始动因素，尚待研究证实。恶性肿瘤是多因素、多基因、多步骤改变导致的疾病，MM 也不例外。

二、临床表现

MM 临床表现多种多样，有时患者的首发症状并不引人直接考虑到本病的可能，若不警惕本病并做进一步检查，则易发生误诊或漏诊。

1. 骨痛

骨痛是本病的主要症状之一。疼痛程度轻重不一，早期常是轻度的、暂时的，随着病程进展可以变为持续而严重。疼痛剧烈或突然加剧，常提示发生了病理性骨折。据北京协和医院 125 例 MM 首发症状分析，80 例（64.0%）以骨痛为主诉，骨痛部位以腰骶部最常见（28.0%），其次为胸肋骨（27.0%），四肢长骨较少（9.0%），少数患者有肩关节或四肢关节痛。绝大多数（90% ~93%）患者在全病程中都会有不同程度的骨痛症状，但确有少数患者始终无骨痛。

除骨痛、病理性骨折外，还可出现骨骼肿物，瘤细胞自骨髓向外浸润，侵及骨皮质、骨膜及邻近组织，形成肿块。在 MM，这种骨骼肿块常为多发性，常见部位是胸肋骨、锁骨、头颅骨、鼻骨、下颌骨及其他部位。与孤立性浆细胞瘤不同的是，其病变不仅是多发的，而且骨髓早已受侵犯，并有大量单克隆免疫球蛋白的分泌。

2. 贫血及出血倾向

贫血是本病另一常见临床表现。据北京协和医院 125 例分析，绝大多数（90%）患者都在病程中出现程度不一的贫血，其中部分（10.4%）患者是以贫血症状为主诉而就诊。贫血程度不一，一般病程早期较轻、晚期较重，血红蛋白可降到 <50 g/L。造成贫血的主要原因是骨髓中瘤细胞恶性增生、浸润，排挤了造血组织，影响了造血功能。此外，肾功能不全、反复感染、营养不良等因素也会造成或加重贫血。

出血倾向在本病也不少见。北京协和医院 125 例中 8 例是以出血为首发症状而就医，而在病程中出现出血倾向者可为 10% ~25%。出血程度一般不严重，多表现为黏膜渗血和皮肤紫癜，常见部位为鼻腔、牙龈、皮肤，晚期可能发生内脏出血及颅内出血。导致出血的原因是血小板减少和凝血障碍。血小板减少是因骨髓造血功能受抑，凝血障碍则因大量单克隆免疫球蛋白覆盖于血小板表面及凝血因子（纤维蛋白原，凝血酶原，因子Ⅴ、Ⅶ、Ⅷ等）表面，影响其功能，造成凝血障碍。免疫球蛋白异常增多使血液黏度增加，血流缓慢不畅，损害毛细血管，也可造成或加重出血。

3. 反复感染

本病患者易发生感染，尤以肺炎链球菌性肺炎多见，其次是泌尿系感染和败血症。病毒感染中以带状疱疹、周身性水痘为多见。北京协和医院 125 例中以发热、感染为主诉而就医者 18 例（占 14.4%），其中多数系肺部感染。部分患者因反复发生肺炎住院，进一步检查方确诊为 MM 并发肺炎。对晚期 MM 患者而言，感染是重要致死原因之一。本病易感染的原因是正常多克隆 B 细胞——浆细胞的增生、分化、成熟受到抑制，正常多克隆免疫球蛋白生成减少，而异常单克隆免疫球蛋白缺乏免疫活性，致使机体免疫力减低，致病菌乘虚而入。此外，T 细胞和 B 细胞数量及功能异常，以及化疗药物和肾上腺皮质激素的应用，也增加了发生感染的机会。

4. 肾脏损害

肾脏病变是本病比较常见而又具特征性的临床表现。由于异常单克隆免疫球蛋白过量生成和重链与轻链的合成失去平衡，过多的轻链生成，相对分子质量仅有 23 000 的轻链可自肾小球滤过，被肾小管重吸收，过多的轻链重吸收造成肾小管损害。此外，高钙血症、高尿酸血症、高黏滞综合征、淀粉样变性及肿瘤细胞浸润，均可造成肾脏损害。患者可有蛋白尿、本周（Bence－Jones）蛋白尿、镜下血尿，易被误诊为“肾炎”。最终发展为肾功能不全。肾功能衰竭是MM的致死原因之一。在大多数情况下，肾功能衰竭是慢性、渐进性的，但少数情况下可发生急性肾功能衰竭，主要诱因是高钙血症和脱水，若处理及时得当，这种急性肾功能衰竭还可逆转。

5. 高钙血症

血钙升高是由于骨质破坏使血钙逸向血中、肾小管对钙外分泌减少及单克隆免疫球蛋白与钙结合的结果。增多的血钙主要是结合钙而非离子钙。血钙＞2.58 mmol/L即为高钙血症。高钙血症的发生率报告不一，欧美国家MM患者在诊断时高钙血症的发生率为10%～30%，当病情进展时为30%～60%。我国MM患者高钙血症的发生率约为16%，低于西方国家。高钙血症可引起头痛、呕吐、多尿、便秘，重者可致心律失常、昏迷甚至死亡。钙沉积在肾脏造成肾脏损害，重者可引起急性肾功能衰竭，威胁生命，故需紧急处理。

6. 高黏滞综合征

血中单克隆免疫球蛋白异常增多，一则包裹红细胞，减低红细胞表面负电荷之间的排斥力而导致红细胞发生聚集，二则是血液黏度尤其血清黏度增加，血流不畅，造成微循环障碍，引起一系列临床表现称为高黏滞综合征。常见症状有头晕、头痛、眼花、视力障碍、肢体麻木、肾功能不全，严重影响脑血流循环时可导致意识障碍、癫痫样发作，甚至昏迷。眼底检查可见视网膜静脉扩张呈结袋状扩张似“香肠”，伴有渗血、出血。因免疫球蛋白包裹血小板及凝血因子表面，影响其功能，加之血流滞缓损伤毛细血管壁，故常有出血倾向，尤以黏膜渗血（鼻腔、口腔、胃肠道黏膜）多见。在老年患者，血液黏度增加、贫血、血容量扩增可导致充血性心力衰竭发生。雷诺现象也可发生。

7. 高尿酸血症

血尿酸升高＞327 μmol/L者在MM常见。北京协和医院MM 91例中，61例（67%）有高尿酸血症。血尿酸升高是由于瘤细胞分解产生尿酸增多和肾脏排泄尿酸减少的结果。血尿酸升高虽然很少引起明显临床症状，但可造成肾脏损害，应予预防和处理。

8. 神经系统损害

瘤细胞浸润、瘤块压迫、高钙血症、高黏滞综合征、淀粉样变性以及病理性骨折造成的机械性压迫，均可成为引起神经系统病变和症状的原因。神经系统症状多种多样，既可表现为周围神经病和神经根综合征，也可表现为中枢神经系统症状。胸椎、腰椎的压缩性病理性骨折可造成截瘫。北京协和医院125例中12例有神经系统病变，周围神经病变3例、神经根损害3例、颅内损害2例、脊髓受压而致截瘫4例。

9. 淀粉样变性

免疫球蛋白的轻链与多糖的复合物沉淀于组织器官中即是本病的淀粉样变性。受累的组织器官常较广泛，舌、腮腺、皮肤、心肌、胃肠道、周围神经、肝、脾、肾、肾上腺、肺等均可被累及，可引起舌肥大、腮腺肿大、皮肤肿块或苔藓病、心肌肥厚、心脏扩大、腹泻或便秘、外周神经病、肝脾肿大、肾功能不全，等等。淀粉样变性的诊断依赖组织活检病理学检查，包括形态学、刚果红染色及免疫荧光检查。欧美国家报告淀粉样变性在 MM 的发生率为 10% ~15%，而我国的发生率为 1.6% ~5.6%。由淀粉样变性损害正中神经引起的腕管综合征在西方国家多见，而国内尚未见有报告。

10. 肝脾肿大及其他

瘤细胞浸润、淀粉样变性导致肝脾肿大。肝大见于半数以上患者，脾大见于约 20% 患者，一般为肝、脾轻度肿大。淋巴结一般不肿大。少数患者可有关节疼痛，甚至出现关节肿胀、类风湿样结节，系骨关节发生淀粉样变性的表现。皮肤损害如瘙痒、红斑、坏疽样脓皮病、多毛仅见于少数患者。个别患者有黄瘤病，据认为是单克隆免疫球蛋白与脂蛋白结合的结果。

三、辅助检查

（一）实验室检查

实验室检查对 MM 的诊断、分型、临床分期及预后判断都有重要意义。

1. 外周血

贫血见于绝大多数患者，随病情进展而加重。一般属正细胞正色素性贫血，但可有大细胞贫血伴骨髓幼红细胞巨幼样变，也可因有失血而表现为小细胞低色素性贫血。红细胞常呈缗钱状排列，血沉也明显加快，常在 80 mm/h 以上，此因异常球蛋白包裹红细胞表面使红细胞表面负电荷之间排斥力下降而相互聚集的结果。红细胞聚集现象可能给红细胞计数、血型检查造成困难。

白细胞计数正常或减少。白细胞减少与骨髓造血功能受损及白细胞凝集素的存在有关。白细胞分类计数常显示淋巴细胞相对增多至 40% ~55%。外周血涂片偶可见到个别瘤细胞，若出现大量瘤细胞，应考虑为浆细胞白血病。

血小板计数正常或减少。血小板减少的原因是骨髓造血功能受抑和血小板凝集素存在的缘故。当血小板表面被异常球蛋白覆盖时，功能受到影响，可成为出血的原因之一。

2. 骨髓象

骨髓瘤细胞的出现是 MM 的主要特征。瘤细胞数量多少不等，一般都占有核细胞 5% 以上，多者可在 80% 以上。骨髓一般呈增生性骨髓象，各系统比例与瘤细胞数量有关，当瘤细胞所占比例较小时，粒细胞和红细胞系比例可大致正常，巨核细胞数也可在正常范围；当瘤细胞数量较多，所占比例较大时，粒细胞系、红细胞系及巨核细胞均可明显减少。值得提出的是，在部分患者，特别在病程早期，骨髓瘤细胞可呈灶性分布，单个部位骨髓穿刺不一定检出骨髓瘤细胞，此时应做多部位骨髓穿刺或骨髓活检，方可发现瘤细胞。瘤细胞易位于涂片尾部，应注意检查涂片尾部。

3. 血清异常单克隆免疫球蛋白

异常单克隆免疫球蛋白增多引起的高球蛋白血症是本病的重要特征之一。血清蛋白减少或正常，A/G 比例常倒置。异常单克隆免疫球蛋白大量增多的同时，正常免疫球蛋白常明显减少。

4. 尿液

常规检查常发现有蛋白尿、镜下血尿，但管型少见，有时可见到浆（瘤）细胞。具有诊断意义的是尿中出现本周蛋白，又称凝溶蛋白，该蛋白在酸化的尿液中加热至50～60℃时发生凝固，但进一步加热则又溶解。本周蛋白就是自肾脏排出的免疫球蛋白轻链。在MM，瘤细胞不仅合成和分泌大量单克隆免疫球蛋白，而且重链与轻链的合成比例失调，往往有过多轻链生成，故血中轻链浓度明显升高。轻链的相对分子质量仅23 000，可通过肾小球基底膜而排出，故出现本周蛋白尿。由于单克隆浆（瘤）细胞仅能合成一种轻链（κ或λ链），故本周蛋白仅为一种轻链。应用免疫电泳可确定本周蛋白为何种轻链。近年来采用速率散射比浊法定量测定尿中轻链含量，显著提高了尿液轻链检测的敏感度和精确度。既往用酸加热法检测本周蛋白的阳性率为30%～60%，且有假阳性。而采用尿液轻链定量法的阳性率几近100%，且不出现假阳性。正常人尿中有κ和λ两种轻链，含量均低。尿中出现大量单一轻链，而另一种轻链含量减低甚至检测不出，是MM的特征之一。

5. 肾功能

肾功能常受损，尤多见于病程中期、晚期。血肌酐、尿素氮、内生肌酐清除率测定、酚红排泄试验、放射性核素肾图等检查可确定肾功能是否受损及受损程度。晚期可发生尿毒症，成为死因之一。当患者有大量本周蛋白尿时，应避免进行静脉肾盂造影，因造影剂可能与本周蛋白发生反应而导致急性肾功能衰竭。

6. 血液生化异常

血钙常升高，国外报告高钙血症在MM的发生率为30%～60%，国内报告发生率为15%。

（二）其他辅助检查

1. X线及其他影像学检查

X线检查在本病诊断上具有重要意义。本病的X线表现有下述4种：

1）弥漫性骨质疏松：瘤细胞浸润及瘤细胞分泌激活破骨细胞的因子（IL－1、淋巴细胞毒素、TNF、OAF）引起普遍性骨质疏松。脊椎骨、肋骨、盆骨、颅骨常表现明显，也可见于四肢长骨。

2）溶骨性病变：骨质疏松病变的进一步发展即造成溶骨性病变。多发性圆形或卵圆形、边缘清晰锐利似穿凿样溶骨性病变是本病的典型X线征象，常见于颅骨、盆骨、肋骨、脊椎骨，偶见于四肢骨骼。

3）病理性骨折：骨折在骨质破坏的基础上发生，最常见于下胸椎和上腰椎，多表现为压缩性骨折。其次见于肋骨、锁骨、盆骨，偶见于四肢骨骼。

4）骨质硬化：此种病变少见，一般表现为局限性骨质硬化，出现在溶骨性病变周围。弥漫性骨质硬化罕见。IgD型骨髓瘤较易并发骨质硬化。

2. 骨显像

γ－骨显像是近年来用于检查骨质异常的手段之一。在本病，溶骨性病变表现为病变部位有放射线浓集。此法可一次显示周身骨骼，且较X线敏感。X线仅在骨骼脱钙在30%以上时才能显示出病变，而γ－骨显像在病变早期即可出现放射线浓集征象。但值得指出的是，γ－骨显像虽然敏感性较高，但特异性却不高，任何原因引起的骨质代谢增高均可导致放射线浓集征象，故应注意鉴别。

3. CT 与 MRI

CT 和 MRI 也用于本病的诊断性检查，特别当骨髓瘤侵犯中枢神经系统或脊椎骨压缩性骨折损伤脊髓、神经根时，CT 及（或）MRI 检查可为诊断提供重要信息。

4. B 超

肾功能损害、泌尿结石、心肌肥厚者可提示。

5. 放射性核素

肾图检查可确定肾功能损害程度。

四、诊断与鉴别诊断

（一）诊断

MM 主要根据三个要素为标准进行诊断：免疫球蛋白，浆细胞范围，多发性的骨质破坏。还需关注患者是否有肾功能损伤、贫血等症状。

1. 骨髓中浆细胞大于 15% 并有原浆或幼浆细胞，或组织活检证实为浆细胞瘤。

2. 血清单克隆免疫球蛋白（M 蛋白）IgG 大于 35 g/L，IgA 大于 20 g/L，IgM 大于 15 g/L，IgD 大于 2 g/L，IgE 大于 2 g/L，尿中单克隆免疫球蛋白（本周蛋白）大于1 g/24 h。

3. 广泛骨质疏松和/或溶骨病变。

符合第 1 和 2 项即可诊断 MM。符合上述所有三项者为进展性 MM。诊断 IgM 型 MM 时，要求符合上述所有三项并有其他多发性骨髓瘤相关临床表现。符合第 1 和 3 项而缺少第 2 项者，属不分泌型 MM，应注意除外骨髓转移癌，若有可能，应进一步鉴别属不合成亚型抑或合成而不分泌亚型。

（二）鉴别诊断

MM 是较易发生误诊的内科疾患之一。在临床上常被误诊为骨质疏松、骨转移癌、腰椎结核、肾病、复发性肺炎、泌尿系感染等病。在诊断时又需与反应性浆细胞增多症、意义未明单克隆免疫球蛋白血症、原发性巨球蛋白血症、原发性系统性淀粉样变性、伴发于非浆细胞病的单克隆免疫球蛋白增多、骨转移癌、原发于骨的肿瘤、原发性肾病、甲状旁腺功能亢进等病鉴别。国内曾有报道 2 547 例 MM 的临床误诊率高达 69%，可见 MM 的鉴别诊断是临床医生应该注意的重要问题。

1. 反应性浆细胞增多症

多种病原体（病毒、结核分枝杆菌等）、抗原（药物、肿瘤等）、机体免疫功能紊乱（干燥综合征、类风湿性关节炎等）均可引起反应性浆细胞增多和免疫球蛋白水平增高，需与 MM 鉴别。鉴别要点如下：

1）骨髓瘤中浆细胞增多有限，一般≥3% 但≤10% 且均为正常成熟浆细胞，而 MM 骨髓浆细胞常 >15% 且有幼稚浆细胞（骨髓瘤细胞）出现。

2）反应性浆细胞增多症所分泌的免疫球蛋白属正常多克隆性且水平升高有限，而 MM 分泌的免疫球蛋白是单克隆性（即 M 成分）且水平升高显著。

3）反应性浆细胞增多症本身不引起临床症状，其临床表现取决于原发病，故无贫血、骨痛、骨质破坏、低白蛋白血症、正常免疫球蛋白减少、高钙血症、高黏滞综合征等 MM 的相关临床表现。

4）反应性浆细胞增多症有其原发性疾病的临床表现。

2. 意义未明单克隆免疫球蛋白血症

意义未明单克隆免疫球蛋白血症（MGUS）和 MM 同为老年性疾患，且都有单克隆免疫球蛋白增多，两者有相似之处，易于混淆。但是，MGUS 不需治疗，仅需随诊观察，而 MM 为恶性肿瘤，应接受治疗，且预后不良，故需注意两者的鉴别。

应当强调，在符合 MGUS 诊断标准的患者中，有相当部分患者最终会发展为 MM 或其他恶性浆细胞病或 B 细胞恶性疾病。Kyle 等报告，在 Mayo 临床医学中心诊断 MGUS 1 384 例，长期随诊 10 年后 12%、随诊 20 年后 20%、随诊 30 年后 25% 的 MGUS 将发展为 MM 或其他浆细胞疾病（巨球蛋白血症、系统性淀粉样变性）或 B 细胞恶性增殖性疾病（CLL、非霍奇金淋巴瘤），即 MGUS 以每年 1% 的速度转化为恶性疾病，其中主要是转化为 MM。Cesana 等报告 1 104 例 MGUS，随诊中位时间 65 个月（12 ~ 239 个月），64 例（5.8%）发展为 MM，1 例发展为髓外浆细胞瘤，12 例发展为原发性巨球蛋白血症，6 例发展为非霍奇金淋巴瘤，1 例发展为 CLL。Gregerson 等报告丹麦共诊断 MGSU 1 324 例。其中 97 例（7.3%）最终发展为 MM 或其他恶性浆细胞病。

MGUS 转化为 MM 或其他恶性浆细胞病的机制尚未阐明。Rasillo 和 Konigsherg 等的研究提示，染色体 $13q^-$ 与 MGUS 转化为 MM 有关，但 Fouseca 等的研究结果却未发现 $13q^-$ 与 MGUS 转化为 MM 有相关性。Loveras 等认为染色体 18 单体可能与 MGUS 转化为 MM 有关，但尚未得到他人的研究证实。Ablaski 等的研究表明，MGUS 向 MM 转化与 HHV－8 也无关系。

由于 MGUS 向 MM 转化的机制未明，也没有明确 MGUS 的预后因素，因此强调对 MGUS 患者的长期随诊，定期检查有关指标。若患者的浆细胞标记指数有所增长，M 蛋白呈上升趋势，骨髓中出现有核仁的浆细胞，或患者出现 MM 相关症状（贫血、骨痛等），则应警惕 MGUS 在向 MM 转化。

3. 肾病

肾脏损害是 MM 的重要临床表现之一。MM 患者常有蛋白尿、镜下血尿、低蛋白血症、水肿以及肾功能不全、贫血等表现，易与慢性肾小球肾炎、肾病综合征混淆，而被误诊。

鉴别肾脏疾病（肾炎、肾病等）与 MM 并不困难，关键在于临床医生能否想到 MM 的可能性。如果临床医生想到 MM 是引起肾脏损害的疾病之一并保持警惕，尤其遇到老年患者有肾脏损害的同时还有骨骼疼痛或与肾功能不全并不平行的贫血（肾性贫血与肾功能不全程度平行）时，进行有关 MM 检查如骨髓穿刺和（或）骨髓活检、蛋白电泳和（或）免疫电泳、骨 X 线检查等，即可发现有无骨髓瘤细胞、M 成分、溶骨性损害，而确定或排除 MM。一般而言，当出现肾脏损害时，MM 已不处于疾病早期，进行上述检查当可明确诊断而避免误诊。

4. 原发性巨球蛋白血症

此病的特点是血清中出现大量单克隆免疫球蛋白 IgM，骨髓中有淋巴浆细胞样细胞增生、浸润。与 MM 相似，均多发于老年人，血清中又都可有大量单克隆 IgM，因此需与 IgM 型 MM 鉴别。对于是否存在 IgM 型 MM，既往曾有争论。目前认为的确存在 IgM 型 MM，其与原发性巨球蛋白血症的鉴别要点如下：

1）原发性巨球蛋白血症骨髓中是淋巴细胞样浆细胞增生：该细胞形态类似淋巴细胞多于类似浆细胞，仅在少数情况下类似浆细胞多于类似淋巴细胞，但仍不同于幼稚浆细胞（骨髓瘤细胞）。MM 骨髓中是浆细胞增生，且可见到骨髓瘤细胞（原始浆细胞、幼稚浆细胞、异型浆细胞）。

2）多发性溶骨性病变常见于 MM：原发性巨球蛋白血症一般无溶骨性病变。

3）高钙血症、肾功能不全多见于 MM 而少见于原发性巨球蛋白血症。

5. 原发性系统性淀粉样变性

原发性系统性淀粉样变性与 MM 同属恶性浆细胞病范畴，MM 可以伴发系统性淀粉样变性，两者在临床表现上也有相似之处，但治疗及预后却有不同之处，故应鉴别。

但是，原发性系统性淀粉样变性患者骨髓中无骨髓瘤细胞浸润，骨骼无溶骨性病变。无高钙血症、高黏滞综合征，是与轻链型 MM 的不同之处，进行骨髓穿刺、骨骼 X 线检查、有关血液生化检查即可鉴别。应当强调，MM 常并发系统性淀粉样变性。当确诊为 MM 后，其系统性淀粉样变性是继发性，而非原发性系统性淀粉样变性。

6. 重链病

临床表现和实验室检查所见均依重链类型不同而不同。重链病和 MM 的鉴别主要依赖免疫电泳发现血中仅有单克隆免疫球蛋白重链存在，而无单克隆免疫球蛋白轻链存在。血和尿中免疫球蛋白轻链定量测定可帮助鉴别重链病和 MM，前者血和尿中无而后者血和尿中有单克隆免疫球蛋白轻链存在。

7. 伴发于非浆细胞病的单克隆免疫球蛋白增多

单克隆免疫球蛋白增多虽然是恶性浆细胞病的重要特征，但也可见于非浆细胞疾病。如慢性感染（结核病、骨髓炎、巨细胞病毒感染、丙肝、艾滋病），自身免疫性疾病（系统性红斑狼疮、类风湿性关节炎、干燥综合征、多发性肌炎、硬皮病、结节性动脉周围炎、天疱疮），恶性血液病（CLL、骨髓增生异常综合征、骨髓增殖性疾患），非恶性血液病（血管性血友病、纯红细胞再生障碍性贫血），非血液系统恶性肿瘤（胆管癌、乳腺癌、肝癌、肺癌、卵巢癌、前列腺癌、子宫癌、黑色素瘤、卡波西肉瘤、少突神经胶质细胞瘤、血管肉瘤），神经系统疾病（周围神经病、POEMS 综合征、运动神经元病），皮肤病（盘状红斑狼疮、苔藓黏液性水肿、坏疽性脓皮病、弥散型盘状黄瘤病、周期性系统性毛细血管渗漏综合征），器官移植（肾移植、肝移植）以及其他疾病（胆道疾病、急性卟啉病、戈谢病、结节病、佩吉特骨炎等）。

8. 腰痛性疾病

MM 常被误诊为腰肌劳损、椎间盘突出、腰椎结核、骨质疏松等疾病。因为腰痛是 MM 的主要症状之一，常是患者求医的主诉之一，可能选择普通外科、骨科就诊。若临床医生对 MM 瘤无警惕性或认知不足，特别是腰椎 X 线检查未显示有腰椎压缩性骨折病变时，容易发生漏诊或误诊。应当强调，当老年患者以腰痛为主诉就诊时，尤其腰痛呈持续性和活动后加重、局部有压痛、伴有贫血或血沉显著增快时，尽管 X 线检查未见溶骨性病变或压缩性骨折，也应进行有关检查（骨髓穿刺、蛋白电泳、免疫电泳等），排除或肯定 MM 的诊断。

9. 骨转移癌

肺癌、胃癌、结肠癌、卵巢癌、乳腺癌、前列腺癌、胰腺癌等恶性肿瘤易发生骨转移，引起骨痛、溶骨性病变、贫血等临床表现，与 MM 有相似之处，需予以鉴别。

10. 其他需与 MM 鉴别的疾病与其他侵犯骨骼疾病的鉴别

甲状旁腺功能亢进有高钙血症、骨关节疼痛、骨质疏松、病理性骨折等与 MM 相似的临床表现。鉴别要点：①甲状旁腺功能亢进的骨质改变特点是广泛脱钙、纤维囊性骨炎和骨囊肿形成，与 MM 的穿凿样溶骨性病变不同；②甲状旁腺功能亢进的血和尿中无单克隆免疫球蛋白或其轻链，骨髓中无骨髓瘤细胞。

五、治疗

（一）支持治疗

支持治疗在本病的治疗上占有重要地位，不容忽视。

长期卧床患者容易发生骨骼脱钙、高钙血症、肾功能不全，鼓励患者进行适当的经常性活动有助于改善上述状况，若骨痛限制活动时，可予止痛剂或局部放射达到止痛效果，胸肋骨或胸腰椎有病变者，应配用轻便矫正性支架加以保护，既可减轻疼痛，又可防止病理性骨折，对已有严重胸和（或）腰椎压缩性骨折并有可能损及脊髓而截瘫患者，需限制活动，胸椎、腰椎有溶骨性病变患者应睡铺有软垫的木板硬床，防止脊柱弯曲过度引起骨折而损伤脊髓。

贫血应得到改善或纠正，输红细胞使血红蛋白浓度维持在 80 g/L 以上，以改善患者一般情况，使之能够耐受化疗，红细胞生成素皮下或静脉注射有助于改善贫血，血小板减少引起出血时，可输浓缩血小板悬液，当高黏滞综合征严重时，可采用血浆交换法，迅速去除异常大量免疫球蛋白，降低血浆黏滞度，缓解症状，高钙血症用静脉注射降钙素 5 ~ 10 U/（kg·d），静脉滴注帕米膦酸二钠 60 ~ 90 mg/d，口服泼尼松（60 mg/d）可有效降低血钙，高尿酸血症者口服别嘌醇 300 ~ 600 mg/d 可有效降低血尿酸水平，脱水是由尿钙增多引起多尿，肾小管功能不全引起多尿以及高钙血症引起呕吐等因素所造成，治疗上一方面给予补液，使尿量在 1 500 ~ 2 000 ml/d，另一方面及时处理高钙血症，对肾功能不全患者，按肾功能不全治疗原则处理。

①血红蛋白低于 60 g/L，输注红细胞；②高钙血症：等渗盐水水化，泼尼松 20 mg，口服，1 天 3 ~ 4 次；③高尿酸血症：别嘌醇 0.2 mg，口服，1 天 3 次；④高黏滞血症、血浆交换治疗；⑤肾功能衰竭：血液透析；⑥感染：联合应用抗生素治疗，对反复感染的患者用青霉素、丙种球蛋白预防性注射有效。

本病患者易并发感染，应注意预防感冒，保持口腔卫生，一旦发生感染，应针对病原菌选用有效抗生素，力求早期控制感染，肌内注射人血丙种球蛋白难以达到有效预防感染作用，静脉输注大剂量人血丙种球蛋白在本病预防和治疗感染的作用尚在研究之中。

（二）放疗

放疗适用于不宜手术切除的孤立性骨浆细胞瘤和髓外浆细胞瘤的治疗，同时也是减轻局部剧烈骨痛的有效治疗手段，此外，对于化疗无效的复发性或耐药性患者采用半身放疗或半身放疗加联合化疗，有效率约为50%，放射剂量一般为上半身6.25 Gy，或下半身8.5 Gy，近年来由于骨髓移植的进展，周身放疗多作为移植前预处理措施之一，而不再单独使用。

（三）化疗

化疗是本病的主要治疗手段，新化疗药物的应用和用药方法的改进是近年来本病疗效提高的关键因素。

作为单药治疗，美法仑，CTX，氮甲，PCZ，BCNU，CCNU，VCR，ADM，VP16等均有疗效。

1. 方案：应用最久，疗效较好的是应用联合化疗。

1）MP方案：美法仑8 mg/m^2，口服，第1～4天（或4 mg/m^2，口服，第1～7天）；泼尼松60～80 mg，口服，第1～7天，4周为一疗程，MP的有效率约为50%，中数生存期24～30个月，80%患者在5年内死亡。

2）BCMPV方案：BCNU 0.5 mg/kg，静注，第1天；CTX 10 mg/kg，静注，第1天；美法仑0.25 mg/kg，口服，第1～4天；泼尼松1 mg/kg，口服，第1～7天，0.5 mg/kg，口服，第8～14天；VCR 0.03 mg/kg，静注，第21天，5周为一疗程。

3）VBMCP方案：VCR 1.2 mg/m^2，静注，第1天；BCNU 20 mg/m^2，静注，第1天；美法仑8 mg/m^2，口服，第1～4天；CTX 400 mg/m^2，静注，第1天；泼尼松40 mg/m^2，口服，第1～7天，20 mg/m^2，口服，第8～14天，5周为一疗程。

4）VMCP/VBAP方案：VCR 1 mg/m^2，静注，第1天；美法仑6 mg/m^2，口服，第1～4天；CTX 125 mg/m^2，口服，第1～4天；泼尼松60 mg/m^2，口服，第1～4天，3周为一疗程。VCR 1 mg/m^2，静注，第1天；BCNU 30 mg/m^2，静注，第1天；ADM 30 mg/m^2，静注，第1天；泼尼松60 mg/m^2，口服，第1～4天，3周为一疗程，两个方案交替使用。

2. 目前对难治性病例多采用VAD方案或大剂量美法仑（HDM）方案治疗。

1）VAD方案：VCR 0.4 mg/24 h持续静脉滴入4天，ADM 10 mg/（m^2·24 h）持续静脉滴入4天，地塞米松40 mg，口服，第1～4天，第9～12天，第17～20天，25天为一疗程，此方案对难治性病例的有效率为45%～66%，中数生存期11～16个月，主要副作用是大剂量地塞米松招致的继发性感染，对证实有多药耐药基因高表达的难治性病例，可在化疗的同时加用多重耐药性（MDR）逆转剂，即维拉帕米40～80 mg口服，3次/天，或环孢素4 mg/kg，静注，2次/天，第1～3天，2.5 mg/kg静注，2次/天，第4～5天，也可1∶3服，环孢素5 mg/（kg·d）。

2）大剂量美法仑方案：美法仑50～100 mg/m^2，静注，第1天，此方案的有效率约40%，主要副作用是骨髓抑制，需加以注意。

除上述VAD，VAD加MDR逆转剂和HDM方案外，对难治性病例尚可选择CBV

（CTX，BCNU，VP16）方案或 EDAP（VP16，地塞米松，ADM，DDP）方案，两者的有效率均约 40%，有报道大环内酯类抗生素克拉霉素 500 mg，2 次/天对本病有效，甚至对化疗耐药的病例也可能奏效，口服沙利度胺由 200 mg/d 逐渐增至 400～800 mg/d，用药 6 周以上，有效率约为 30%，副作用有嗜睡、便秘、乏力、周围神经病等。

（四）IFN 及其他生物反应调节剂

IFN 是具有抗病毒，影响（抑制或刺激）细胞生长，调节免疫等多种功能的细胞因子，IFN 对细胞（包括肿瘤细胞）生长的影响多表现为抑制作用，同时 IFN 也有激活 NK 细胞，激活细胞毒性 T 细胞，刺激 B 细胞合成免疫球蛋白等调节免疫作用，因此被用于肿瘤包括本病的治疗，应用 IFN－α 106 U 皮下注射，1 周 3 次，至少 6 周，单药治疗本病初治患者的有效率为 10%～20%，多为部分缓解，若与化疗合并使用，是否优于单用化疗尚有争论，虽然较多报告肯定化疗合并 IFN－α 可提高缓解率和延长缓解期，但部分报告认为加用 IFN－α 对疗效并无影响，至于难治性病例，各家报道均认为 IFN－α 很难奏效，对于化疗取得完全缓解后患者的维持治疗，虽然部分研究报道持否定态度，但是多数研究肯定应用 IFN－α 106 U 皮下注射，1 周 3 次，长期注射作为维持治疗，可以获得延长缓解期的效果，此一争论尚待进一步研究澄清。

IL－6 是诱导 B 细胞分化和刺激 B 细胞—浆细胞生长的重要细胞因子，人骨髓瘤细胞体外培养需要 IL－6，骨髓瘤患者骨髓中及血清中 IL－6 水平也显著升高，这些都提示 IL－6 在本病的发病机制中起着重要作用，因此有研究应用抗 IL－6 单克隆抗体治疗本病，初步报告有一定疗效，但有待进一步研究证实。

（五）造血干细胞移植

化疗虽在本病取得了显著疗效，但未能治愈本病，故自 20 世纪 80 年代起试用骨髓移植配合超剂量化疗和周身放射根治本病，同基因、异基因、自身骨髓（包括外周血干细胞）移植均已应用于本病的临床治疗。

（六）手术治疗

当胸椎或腰椎发生溶骨性病变使患者卧床不起并可能因发生压缩性骨折而导致截瘫时，可以进行病椎切除，人工椎体置换固定术，成功的手术将使患者避免发生截瘫，在一定程度上恢复活动能力，提高生存质量。

六、护理

1. 休息

一般患者可适当活动，过度限制身体能促进患者继发感染和骨质疏松，但绝不可剧烈活动，应避免负载过重，防止跌、碰伤，视具体情况使用腰围、夹板，但要防止由此引起血液循环不良。如患者因久病消耗，机体免疫功能降低，易发生并发症时，应卧床休息，减少活动。有骨质破坏时，应绝对卧床休息，以防止引起病理性骨折。

2. 为防止病理性骨折

应给患者睡硬板床，忌用弹性床。保持患者有舒适的卧位，避免受伤，特别是坠床受伤。

3. 饮食护理

给予高热量、高蛋白、富含维生素、易消化的饮食。肾功能不全的患者，应给予低钠、低蛋白或麦淀粉饮食，以减轻肾脏负担。如有高尿酸血症及高钙血症时，应鼓励患者多饮水，每日尿量保持在2 000 ml以上，以预防或减轻高钙血症和高尿酸血症。

4. 对肢体活动

不便的老年卧床患者，应定时协助翻身，动作要轻柔，以免造成骨折。受压处皮肤应给予温热毛巾按摩或理疗，保持床铺干燥平整，防止压疮发生。

5. 口腔护理

肾功能损害的患者，因代谢物积累过多，部分废物进呼吸道排出而产生口臭，影响患者食欲，应做好口腔护理，并给予0.05%氯己定液和4%碳酸氢钠液交替漱口，预防细菌和真菌感染。

6. 疼痛护理

随着病情进展，骨痛症状难以缓解，骨痛程度轻重不一，主要发生于富含红骨髓的骨骼，如肋骨、胸骨等。神经根可因受压而出现神经痛。要关心体贴患者，尽量减轻患者痛苦。尤其对患者因身体活动时引起的疼痛，应密切观察，细心护理。按医嘱给予适量的镇静止痛药，必要时可给予哌替啶、吗啡等镇痛药。也可进行局部放疗，以减轻症状。神经性疼痛的患者可给予相应的局部封闭或理疗。

7. 贫血护理

观察贫血的症状和判断贫血程度，给予相应的护理。

8. 预防感染

本病以呼吸道感染和肺炎为多见，其次是泌尿道感染，故应保持病室清洁空气，温湿度适宜，避免受凉和防止交叉感染，协助患者经常更换体位，及时排痰；鼓励水化利尿。

9. 化疗护理

化疗期间患者应多饮水，每日入液量不少于3 000 ml，并碱化尿液，准确记录液量，维持水电解质平衡。

10. 心理护理

疏导患者说出自己的忧虑，加倍地给予关爱和照顾，尽力缓和患者的精神压力，帮助患者正视现实，摆脱恐惧，情绪平稳。

11. 健康教育

本病的发生与环境、饮食等因素有关，故预防本病发生，增强患者的体质，积极治疗慢性疾患，避免射线及化学毒物的接触，对疾病的防治具有重要的意义。

首先应避免与致癌因素接触，若有接触史或病状可疑者，应定期体检，争取早期发现及时治疗，患者宜参加适当的经常性活动，以减少脱钙，注意个人卫生，防止感染，尤其要注意口腔黏膜和皮肤的清洁，防止感冒。

（杨婷婷）

第九章　妇科肿瘤

第一节 宫颈癌

宫颈癌是女性生殖系统中常见的恶性肿瘤之一。发病年龄以 40～60 岁最多，平均年龄 50 岁。由于防癌工作的开展，很多宫颈癌能在早期被发现，因此，晚期癌远较过去为少。5 年生存率明显提高。目前对宫颈癌的临床和病理工作也都着重于对早期癌的发现。其研究方向也更着重于对亚临床宫颈癌的诊断。

宫颈癌发病原因目前已基本明确，99% 的宫颈癌的病因来自于 HPV 感染，其他危险因素包括早婚、早育、多产及性生活紊乱的妇女有较高的患病率。初期没有任何症状，后期可出现异常阴道流血。不但在女性生殖器官癌瘤中占首位，而且是女性各种恶性肿瘤中最多见的癌瘤，但其发病率有明显的地区差异。目前治疗方案以手术和放疗为主，亦可采用中西医综合治疗，但中晚期患者治愈率很低。作为女性要洁身自爱，加强卫生保健，注意按时妇科普查，发现症状苗头，及时就医。

经临床追踪观察显示，从一般的宫颈癌前病变发展为宫颈癌大约需要 10 年时间。从这个角度看，宫颈癌并不可怕，它是一种可预防、可治愈的疾病。防治的关键在于：定期进行妇科检查，及时发现和治疗宫颈癌前病变，终止其向宫颈癌的发展。如能落实防治措施，宫颈癌的治愈率很高。

宫颈癌发病率有明显的地区差异。全球发病率最高的是南非，其次在亚洲，中国发病率每年增加，发病数超过 13 万，占女性生殖系统恶性肿瘤发病率的 73%～93%。死亡率最高的地区是山西，最低的是西藏。总的趋势是农村高于城市、山区高于平原，内地（130/1 万）发病高于沿海（5～6/10 万）；犹太人穆斯林地区低（4.2/10 万）。根据 29 个省、直辖市、自治区回顾调查，我国宫颈癌死亡率占总癌症死亡率的第四位，占女性癌的第二位。宫颈癌患者的平均发病年龄，各国、各地报道也有差异，中国发病年龄以40～50岁为最多，60～70 岁又有一高峰出现，20 岁以前少见。

中国宫颈癌发病率为 9.98/10 万，死亡率为 4.3/10 万占女性癌瘤死亡的 18.39%（仅次于胃、食管、肝癌之后）。在发达国家，其发生率明显下降，在很大程度上归因于对宫颈癌前病变的早期诊断和治疗。在发展中国家，由于宫颈癌筛查工作不完善，女性对宫颈疾病的忽视，致使中国宫颈癌的发生率是发达国家的 2.5 倍。

一、病因

宫颈癌多为 HPV 感染，早婚、早育、多产及性生活紊乱的妇女也有较高的患病率。目前也有认为包皮垢中的胆固醇经细菌作用后可转变为致癌物质，也是导致宫颈癌的重要诱因。

1. HPV 感染

临床上绝大多数的宫颈癌都是由 HPV 感染所引起，而 HPV 传播的最主要方式是性接触。

2. 与性生活、婚姻的关系

性生活过早（指18岁前即有性生活）的妇女，其宫颈癌的发病率较18岁以后开始性生活的要高4倍。妇女性生活开始早且患有梅毒、淋病等性传播性疾病，则宫颈癌发病就较正常妇女高6倍，现已证实若妇女与多个男子发生性关系，其发生宫颈癌的机会较多，处女则很少患宫颈癌。

未婚及未产妇女患宫颈癌的机会极少，多次结婚宫颈癌的发病率也较高。多次分娩且围产期，也会增加宫颈癌的发生率。

3. 与配偶的关系

有人认为丈夫包皮过长或包茎者其妻发生宫颈癌的相对危险度较大。患有阴茎癌或前列腺癌，以及男子有多个性对象，其妻子患宫颈癌的机会增多。

4. 宫颈糜烂、裂伤与外翻

由于宫颈的生理和解剖上的缘故，容易遭受各种物理、化学和生物等因素刺激，包括创伤、激素和病毒等。

二、分型

（一）分类

宫颈癌的组织发生来源主要有三，即宫颈阴道部或移行带的鳞状上皮、柱状上皮下的储备细胞及宫颈管黏膜柱状上皮。宫颈癌的组织类型主要有鳞癌及腺癌两种。

1. 宫颈鳞癌

宫颈鳞癌在宫颈癌中最为常见，其发生率占子宫颈恶性肿瘤的90%以上。根据癌发展的过程，可分早期浸润癌及浸润癌。

1）早期浸润癌或微浸润癌是指上皮内癌突破基底膜向固有膜浸润，浸润深度不超过基底膜下5 mm，在固有膜中形成一些不规则的癌细胞条索或小团块。一般肉眼不能判断，只能在显微镜下证明有早期浸润。早期浸润癌可来源于原位癌的进展或由其他上皮异常甚或完全正常的鳞状上皮增生直接发展形成。

2）浸润癌指癌组织突破基底膜，明显浸润到间质内，浸润深度超过基底膜下5 mm，并伴有临床症状者。肉眼观，主要表现为内生浸润型、溃疡状或外生乳头状、菜花状。镜下，按其分化程度可分为三型：

（1）高分化鳞癌，约占20%，癌细胞主要为多角形，似鳞状上皮的棘细胞，有角化及癌珠形成，核分裂象不多，对放射线不敏感。

（2）中分化鳞癌，约占60%，多为大细胞型，癌细胞为椭圆形或大梭形，无明显癌珠，核分裂象和细胞异型性较明显，对放射线较敏感。

（3）低分化鳞癌，约占20%，多为小细胞型，细胞呈小梭形，似基底细胞，异型性及核分裂象都很明显，对放射线最敏感，但预后较差。

2. 宫颈腺癌

宫颈腺癌较鳞癌少见，其发生率占宫颈浸润癌的5%左右，近年来报道宫颈腺癌的发病率有上升趋势，占宫颈浸润癌的8%～12.7%，平均发病年龄56岁，较鳞癌患者的平均年龄大5岁。在20岁以下青年女性的宫颈癌中，则以腺癌为多。有人认为口服避孕药与宫颈腺癌发病率升高有关，但尚不能定论。其组织发生主要来源于宫颈表面及腺体的柱状上皮，少数起源于柱状上皮下的储备细胞。大体类型与鳞癌基本相同。镜下，呈一般腺癌的结构。有些病例表面为高分化类型，往往需多次活检才能证实。有时可表现为乳头状腺癌、透明细胞癌、棘腺癌和腺鳞癌等。宫颈腺癌对放射线不敏感，易早期发生转移，应尽早争取手术治疗，预后较宫颈鳞癌差。

（二）分期

宫颈癌的临床分期，对确定治疗方案，统一疗效对比和估计预后有非常重要的意义。但由于主要靠双手检查了解病变扩展和转移的范围，常受个人经验和主观因素的影响，会有一定的出入，如结合手术病理分期，则能对病情作出比较客观、可靠的判断。

自1929年国际肿瘤学会和国际妇产科协会制定的宫颈癌分期标准以来，已经做了数次修订。

Ⅰ：肿瘤严格局限于宫颈（扩展至宫体将被忽略）。

ⅠA：仅能在显微镜下诊断的浸润癌，所测量的最大浸润深≤5.0 mm的浸润癌。

ⅠA1：所测量间质浸润深度<3.0 mm。

ⅠA2 所测量间质浸润深度≥3.0 mm而≤5.0 mm。

ⅠB：所测量的最大浸润深度>5.0 mm的浸润癌（病变范围超过ⅠA期），病变局限于宫颈。

ⅠB1：间质浸润深度>5.0 mm而最大径线≤2.0 cm的浸润癌。

ⅠB2：最大径线>2.0 cm而≤4.0 cm的浸润癌。

ⅠB3：最大径线>4.0 cm的浸润癌。

Ⅱ：宫颈肿瘤侵犯超出子宫，但未达盆壁且未达阴道下1/3。

ⅡA：肿瘤侵犯限于阴道上2/3，无宫旁浸润。

ⅡA1：最大径线≤4.0 cm的浸润癌。

ⅡA2：最大径线>4.0 cm的浸润癌。

ⅡB：有宫旁浸润，但未扩展至盆壁。

Ⅲ：肿瘤扩展到骨盆壁和/或累及阴道下1/3和/或导致肾盂积水或肾无功能者和/或侵犯盆腔和/或腹主动脉旁淋巴结。

ⅢA：肿瘤累及阴道下1/3，没有扩展到骨盆壁。

ⅢB：肿瘤扩展到骨盆壁和/或引起肾盂积水或肾无功能。

ⅢC：侵犯盆腔和/或腹主动脉旁淋巴结（包括微转移），无论肿瘤大小和范围（需标注r或p，r表示影像诊断，p表示病理诊断）。

ⅢC1：仅有盆腔淋巴结转移。

ⅢC2：腹主动脉旁淋巴结转移。

Ⅳ：肿瘤侵犯膀胱或直肠黏膜（病理证实）或肿瘤播散超出真骨盆。泡状水肿不能分为Ⅳ期。

ⅣA：肿瘤侵犯膀胱或直肠黏膜。

ⅣB：肿瘤播散至远处器官。

目前国家卫健委《宫颈癌诊疗指南（2022 版）》采用的是 FIGO 2018 年会议修改的宫颈癌临床分期标准。由妇科检查确定临床分期。本版分期标准相对于上一版进行了比较大的改动，首先是在ⅠA 期诊断中，不再考虑水平间质浸润宽度，新版标准仅根据间质浸润深度来区分ⅠA1 期和ⅠA2 期，主要是考虑宽度可能会受人为因素的影响。其次是细化了ⅠB 期的亚分期，由原来的 2 个亚分期增加到 3 个亚分期，这样更有利于对患者术后辅助治疗选择和预后判断。最后一个重要的变化就是将淋巴结转移纳入分期系统，将淋巴结转移定义为ⅢC 期，而且增加了淋巴结转移的证据标注。

（三）病理类型

1. 病理改变（目观）

在发展为浸润癌前，肉眼观察无特殊异常，或类似一般宫颈糜烂。随着浸润癌的出现，宫颈可表现以下四种类型：

1）糜烂型：环绕宫颈外口，表面有粗糙的颗粒状糜烂区，或有不规则的溃破面、触及易出血。

2）外生型：又称增生型或菜花型。由息肉样或乳头状隆起，继而发展向阴道内突出的大小不等的菜花状赘生物，质脆易出血。

3）内生型：又称浸润型。癌组织宫颈深部组织浸润、宫颈肥大而硬，但表面仍光滑或仅有浅表溃疡。

4）溃疡型：不论外生型或内生型进一步发展后，癌组织坏死脱落，形成溃疡，甚至整个子宫颈为一大空洞所替代，因常有继发性感染，故有恶臭的分泌物排出。宫颈癌尤其是腺癌也可向颈管内生长，使子宫颈成桶状增大，这也是内生型的一种。

2. 病理改变（镜查）

1）不典型增生：不典型增生表现为底层细胞增生，底层细胞不但增生，而且有细胞排列紊乱及细胞核增大、浓染、染色质分布不均等核异质改变。

不典型增生可分为轻、中及重度：

（1）轻度不典型增生（间变Ⅰ级）：上皮细胞排列稍紊乱，细胞轻度异型性，异型上皮占据上皮层的下三分。

（2）中度不典型增生（间变Ⅱ级）：上皮细胞排列紊乱，异型性明显，异型上皮占据上皮层的下三分。

（3）重度非典型增生（间变Ⅲ级）：几乎全部上皮极性紊乱或极性消失，细胞显著异型性和原位癌已不易区别。

2）原位癌：原位癌又称上皮内癌。上皮全层极性消失，细胞显著异型，核大，深染，染色质分布不均，有核分裂象。但病变仍限于上皮层内，未穿透基底膜，无间质浸润。异型细胞还可沿着宫颈腺腔开口进入移行带区的宫颈腺体，致使腺体原有的柱状细胞为多层异型鳞状细胞所替代，但腺体基底膜仍保持完整，这种情况称为宫颈原位癌累及腺体。

3）镜下早期浸润癌：镜下早期浸润癌在原位癌基础上，偶然可发现有癌细胞小团已穿破基底膜，似泪滴状侵入基底膜附近的间质中，浸润的深度不超过 5 mm，宽不超过 7 mm，也无癌灶互相融合现象，也无侵犯间质内脉管迹象时，临床上无特征。

4）鳞状上皮浸润癌：当癌细胞穿透上皮基底膜，侵犯间质深度超过5 mm，称为鳞状上皮浸润癌。在间质内可出现树枝状、条索状、弥漫状或团块状癌巢。

根据病理切片，癌细胞分化程度可以分为三级：

（1）Ⅰ级：分化好，癌巢中有相当数量的角化现象，可见明显的癌珠。

（2）Ⅱ级：中等分化（达宫颈中层细胞的分化程度），癌巢中无明显角化现象。

（3）Ⅲ级：未分化的小细胞（相当于宫颈底层的未分化细胞）。

5）腺癌：腺癌来源于被覆宫颈管表面和颈管内腺体的柱状上皮。镜检时，可见到腺体结构，甚至腺腔内有乳头状突起。腺上皮增生为多层，细胞低矮，异型性明显，可见核分裂象。如癌细胞充满腺腔，以致找不到原有腺体结构时，往往很难将腺癌与分化不良的鳞癌区别。如腺癌与鳞癌并存时称为宫颈腺、鳞癌。腺、鳞癌恶性程度高，转移早、预后差。

三、临床表现

（一）症状

宫颈癌早期没有任何症状，随着病情进展，患者可出现异常阴道流血。由于年轻妇女处于性活跃期，雌激素水平和性交频率均较高，故更易以性交出血为首发症状。此外，白带增多也为宫颈癌常见症状，约80%的宫颈癌患者有此症状。

1. 一般症状

1）阴道出血：不规则阴道出血，尤其是接触性出血（即性生活后或妇科检查后出血）和绝经后阴道出血是宫颈癌患者的主要症状。菜花状宫颈癌出血现象较早，出血量较多。

2）阴道分泌物增多：白色稀薄，水样、米泔样或血性，有腥臭味。当癌组织破溃感染时，分泌物可为脓性，伴恶臭。

2. 早期症状

1）宫颈癌的早期主要局限于宫颈，还没有向周围其他组织蔓延时，宫颈癌患者往往没有症状。

2）很多宫颈癌患者有各种不同情况和程度的白带增多，稀薄似水样或米泔水样，有腥臭味。这是宫颈癌早期症状之一。

3）宫颈癌的早期症状：往往是性交后少量有出血或月经不规则或是绝经后又出现阴道出血。此时行妇科检查，宫颈癌患者会发现子宫颈表面光滑或呈糜烂状、质硬、触之易出血。

4）随着宫颈癌的病情的发展，肿瘤逐渐增大，患者有白带增多。如果癌组织坏死、感染，会排出较多混有血液的恶臭白带；宫颈癌晚期症状出血量增多，甚至因较大血管被侵蚀而引起致命的大出血。宫颈癌的肿瘤局部可呈菜花样、结节型或溃疡状，当肿瘤坏死脱落后则呈空洞状。

3. 晚期症状

1）疼痛是晚期宫颈癌的症状。癌瘤沿旁组织延伸，侵犯骨盆壁，压迫周围神经，临床表现为坐骨神经或一侧骶、髂部的持续性疼痛。肿瘤压迫或侵蚀输尿管，管道狭窄、阻塞导致肾盂积水，表现为一侧腰痛，甚至剧痛，进一步发展为肾功能衰竭，甚至尿毒症。淋巴系统受侵导致淋巴管阻塞，回流受阻而出现下肢浮肿和疼痛等症状。

2）宫颈癌晚期会出现全身症状。晚期患者因癌瘤组织的代谢，坏死组织的吸收或合并感染而引起发热，体温一般在38℃左右，少数可在39℃以上。由于出血、消耗而出现贫血、消瘦甚至恶病质。人参皂苷Rh2可以有效缓解宫颈癌晚期全身性并发症，提高患者的血小板、使患者白细胞数量恢复正常，全面提高患者生存质量，使患者始终保持正常的体力，顺利完成各项治疗，也使宫颈癌晚期患者预后大大提高。

3）宫颈癌晚期会出现转移症状，一般为癌瘤向前方扩散，可以侵犯到膀胱，患者出现尿频、尿急、尿痛、下坠和血尿，常被误诊为泌尿系统感染而延误诊断。严重的可形成膀胱阴道瘘。癌瘤向后蔓延可以侵犯直肠，而有下坠、排便困难、里急后重、便血等症状，进一步发展可出现直肠阴道瘘。病变晚期可出现远处转移。转移的部位不同，出现的症状也不同，较常见的是锁骨上淋巴结转移，在该部位出现结节或肿块。癌瘤浸润可以通过血管或淋巴系统扩散到远处器官而出现相应部位的转移灶及其相应症状。人参皂苷Rh2作为人参中最有效的抗癌成分，可以直接作用于癌细胞，控制癌细胞的进一步转移与扩散。

4）晚期宫颈癌代谢：晚期患者，癌瘤组织代谢、坏死物质吸收和感染导致机体发热，热型一般为低热，少数能超过39℃，出血和肿瘤消耗影响代谢，产生恶病质。

（二）体征

原位癌及微小浸润癌可无明显肉眼病灶，宫颈光滑或仅为柱状上皮异位。随病情发展可出现不同体征。外生型宫颈癌可见息肉状、菜花状赘生物，常伴感染，肿瘤质脆易出血；内生型宫颈癌表现为宫颈肥大、质硬、宫颈管膨大，晚期癌组织坏死脱落，形成溃疡或空洞伴恶臭。阴道壁受累时，可见赘生物生长于阴道壁或阴道壁变硬；宫旁组织受累时，双合诊、三合诊检查可扪及宫颈旁组织增厚、结节状、质硬或形成冰冻状盆腔。

（三）转移

主要为直接蔓延及淋巴转移，血行转移较少见。

1. 直接蔓延

最常见，癌组织局部浸润，向邻近器官及组织扩散。常向下累及阴道壁，极少向上由宫颈管累及宫腔；癌灶向两侧扩散可累及宫颈旁、阴道旁组织直至骨盆壁；癌灶压迫或侵及输尿管时，可引起输尿管阻塞及肾积水。晚期可向前、后蔓延侵及膀胱或直肠，形成膀胱阴道瘘或直肠阴道瘘。

2. 淋巴转移

癌灶局部浸润后侵入淋巴管形成瘤栓，随淋巴液引流进入局部淋巴结，在淋巴管内扩散。淋巴转移一级组包括宫旁、宫颈旁、闭孔、髂内、髂外、髂总、骶前淋巴结；二级组包括腹股沟深、浅淋巴结，腹主动脉旁淋巴结。

3. 血行转移

较少见，晚期可转移至肺、肝或骨骼等。

四、检查方法

1. 子宫颈刮片细胞学检查

刮片细胞学检查是发现宫颈癌前期病变和早期宫颈癌的主要方法。宫颈暴露在阴道顶端，易于观察和取材，所以目前在临床对凡已婚妇女，妇科检查或防癌普查时，都常规进行宫颈细胞刮片检查，作为筛查手段。使宫颈早期癌的诊断阳性率大大提高，可在90%以上。为了提高涂片诊断的准确率，特别注意要从宫颈癌好发部位即鳞状上皮与柱状上皮交界处取材。由于老年妇女鳞、柱状上皮交界区向颈管内上移，取材时除了从宫颈阴道处刮取涂片外，还应从宫颈管处取材涂片，以免漏诊。但是要注意取材部位正确及镜检仔细，可有5%～10%的假阴性率，因此，均应结合临床情况，并定期检查，以此方法作筛选。

宫颈刮片在中国多数医院仍采用分级诊断，临床常用巴氏分级分类法：

巴氏Ⅰ级：正常；

巴氏Ⅱ级：炎症，指个别细胞核异质明显，但不支持恶性，余均为ⅡA；

巴氏Ⅲ级：可疑癌；

巴氏Ⅳ级：重度可疑癌。

巴氏Ⅴ级：癌。

由于巴氏5级分类法，主观因素较多，各级之间无严格的客观标准，故目前正逐渐为TBS分类法替代，而后者需专业医生方可读懂。故目前国内许多医院常利用电子阴道镜局部放大10～40倍的功能，进行宫颈可疑部位的染色，从而重点取材，以提高病变的检出率。

2. 碘试验

正常宫颈或阴道鳞状上皮含有丰富的糖原，可被碘液染为棕色，而宫颈管柱状上皮，宫颈糜烂及异常鳞状上皮区（包括鳞状上皮化生，不典型增生，原位癌及浸润癌区）均无糖原存在，故不着色。临床上用阴道窥器暴露宫颈后，擦去表面黏液，将浓度为2%的碘溶液直接涂在子宫颈和阴道黏膜上，不着色处为阳性，如发现不正常碘阴性区即可在此区处取活检送病理检查。

3. 宫颈和宫颈管活检

宫颈在临床所进行的各项检查都是诊断的重要环节，但是活检是诊断宫颈癌最可靠的依据。在宫颈刮片细胞学检查为Ⅲ级以上涂片，但宫颈活检为阴性时，应在宫颈鳞一柱交界部的6、9、12和3点处取四点活检，或在碘试验不着色区及可疑癌变部位，取多处组织，并进行切片检查，或应用小刮匙搔刮宫颈管，将刮出物送病理检查。

4. 阴道镜检查

阴道镜不能直接诊断癌瘤，但可协助选择活检的部位进行宫颈活检。据统计，如能在阴道镜检查的协助下取活检，早期宫颈癌的诊断准确率可达到98%。阴道显微镜检查能放大100～300倍，宫颈涂以1%甲苯胺蓝染色，可以观察细胞结构，根据细胞的形态、排列、大小和核的大小、形态、着色深浅及毛细血管图像等进行分类诊断．但阴道镜检查不能代替刮片细胞学检查及活检，因为不能发现鳞柱交界或延伸宫颈管内病变。

5. 宫颈锥形切除术

在活检不能肯定有无浸润癌时，可进行宫颈锥形切除术。当宫颈细胞刮片检查多次为阳性，而多点活检及颈管刮术阴性，或已证明为原位癌，不能排除浸润癌者，可进行宫颈锥切术并送病理。因锥切术后有不同程度的并发症，目前在临床多不采用，如果作为治疗手术可以全子宫切除术取代。

6. 宫颈摄影

用 10 mm 显微镜附加 35 mm 相机及 50 mm 延伸圈组成摄影仪，将所获图像投射在宽 3. 3 m 屏幕上，1 m 远处观察；鳞柱交界处全部显示，无异常为阴性，发现异常为可疑，未见鳞柱交界为不满意。据观察其诊断准确率为 93. 1%，故为一种准确性高，成本低，便于应用的新方法。

7. 荧光检查法

利用癌组织与正常组织吸收荧光素多少不同而显示不同颜色的机理，诊断有无癌变。癌组织吸收荧光素多，产生的荧光比正常组织强而呈深黄色，正常组织为紫蓝色。

8. 肿瘤生化诊断

通过学者临床研究发现，在宫颈癌患者体内，乳酸脱氢酶、己糖激酶明显增高，尤其有浸润者更明显，有助于临床诊断。

五、诊断与鉴别诊断

（一）诊断

根据病史、症状、妇科检查和/或阴道镜检查并进行宫颈组织活检可以确诊。

（二）鉴别诊断

宫颈癌的鉴别诊断在临床上主要是将宫颈癌与以下疾病相鉴别：

1. 子宫颈糜烂

可有月经间期出血，或接触性出血，阴道分泌物增多，检查时宫颈外口周围有鲜红色小颗粒，擦拭后也可以出血，故难以与早期宫颈癌鉴别。可行阴道脱落细胞学检查或活检以明确诊断。

2. 子宫颈外翻

外翻的黏膜过度增生，表现也可呈现高低不平，容易出血。但外翻的宫颈黏膜弹性好，边缘较整齐。阴道脱落细胞学检查或活检可鉴别。

3. 宫颈湿疣

出现为宫颈赘生物，表面多凹凸不平，有时融合成菜花状，可进行活检以鉴别。

4. 子宫内膜癌

有阴道不规则出血，阴道分泌物增多。子宫内膜癌累及宫颈时，检查时颈管内可见到有癌组织堵塞，确诊须行分段刮宫送病理检查。

5. 子宫黏膜下骨瘤或内膜息肉

多表现月经过多或经期延长，或出血同时可伴有阴道排液或血性分泌物，通过探宫腔，分段刮宫，子宫碘油造影，或宫腔镜检查可作出鉴别诊断。

6. 原发性输卵管癌

阴道排液、阴道流血和下腹痛，阴道涂片可能找到癌细胞。而输卵管癌宫内膜活检阴性，宫旁可扪及肿物。如包块小而触诊不表者，可通过腹腔镜检查确诊。

7. 老年性子宫内膜炎合并宫腔积脓

常表现阴道排液增多，浆液性、脓性或脓血性。子宫正常大或增大变软，扩张宫颈管及诊刮即可明确诊断。扩张宫颈管后即见脓液流出，刮出物见炎性细胞，无癌细胞，病理检查即能证实。但也要注意两者并存的可能。

8. 功能失调性子宫出血

更年期常发生月经紊乱，尤其子宫出血较频发者，不论子宫大小是否正常，必须首先做诊刮，明确性质后再进行治疗。

9. 其他

宫颈良性病变、子宫颈结核、阿米巴性宫颈炎等，可借助活检与宫颈癌鉴别。

六、治疗

一般的宫颈癌恶性程度高，70%的患者在确诊时已属晚期。宫颈癌治疗的方式包括外科手术切除、中医药、放射线治疗及化疗等方法。对Ⅱ、Ⅲ、Ⅳ期的患者均不宜手术治疗。手术后也容易转移或复发。治疗方案的制订与患者的年龄、一般情况、病灶的范围、有无合并症状存在及其性质有关。因此，治疗前必须对患者行全身检查，并结合各脏器及系统功能检查结果以及临床分期综合考虑后制订治疗方案。宫颈癌的治疗主要是手术及放疗。尤其是鳞癌对放疗较敏感。近年来，抗癌化学药物的迅猛发展，过去认为对宫颈癌无效的化疗，现已成为辅助治疗的常用方法，尤其在晚期或复发者。在手术或放疗前先用化疗，化疗后待癌灶萎缩或部分萎缩后再行手术或放疗，或者手术或化疗后再加用化疗，便可提高疗效。根据我们的经验，一、二期宫颈癌术前10~14天进行介入手术——双侧子宫动脉造影栓塞化疗术，可以减少术中出血，提高远期生存率。

（一）治疗原则

1. 不典型增生

活检如为轻度非典型增生者，暂按炎症处理，半年随访刮片和必要时再行活检。病变持续不变者可继续观察。诊断为中度不典型增生者，应适用激光、冷冻、电熨。对重度不典型增生，一般多主张行全子宫切除术。如迫切要求生育，也可在锥形切除后定期密切随访。

2. 原位癌

一般多主张行全子宫切除术，保留双侧卵巢；也有主张同时切除阴道1~2 cm者。近年来国内外有用激光治疗，但治疗后必须密切随访。

3. 镜下早期浸润癌

一般多主张行扩大全子宫切除术及切除1~2 cm的阴道组织。因镜下早期浸润癌淋巴转移的可能性极小，不需消除盆腔淋巴组织。

4. 浸润癌

治疗方法应根据临床期别、年龄和全身情况，以及设备条件。常用的治疗方法有放疗、手术治疗及化疗。一般而言，放疗可适用于各期患者；ⅠB～ⅡA期的手术疗效与放疗相近；宫颈腺癌对放疗敏感度稍差，应采取手术切除加放疗综合治疗。

（二）治疗方法

1. 手术治疗

采用广泛性子宫切除术和盆腔淋巴结消除。切除范围包括全子宫、双侧附件、阴道上段和阴道旁组织以及盆腔内各组淋巴结（子宫颈旁、闭孔、髂内、髂外、髂总下段淋巴结）。手术要求彻底、安全、严格掌握适应证、防止并发症。

1）手术并发症有术中出血、术后盆腔感染、淋巴囊肿、尿潴留、泌尿系统感染及输尿管阴道瘘等。

2）手术并发症的处理，近年来，由于手术方法和麻醉技术的改进，预防性抗生素的应用，以及术后采用腹膜外负压引流等措施，上述并发症的发生率已显著减少。

2. 放疗

放疗为宫颈癌的首选疗法，可应用于各期宫颈癌，放射范围包括子宫颈及受累的阴道、子宫体、宫旁组织及盆腔淋巴结。照射方法一般都采取内外照射结合，内照射主要针对宫颈原发灶及其邻近部位，包括子宫体、阴道上部及其邻近的宫旁组织（“A”）点。外照射则主要针对盆腔淋巴结分布的区域（“B”）点。内放射源采用腔内镭（Ra）或铯（^{137}Cs），主要针对宫颈原发病灶。外放射源采^{60}Co，主要针对原发病灶以外的转移灶，包括盆腔淋巴结引流区。剂量一般为60 Gy。目前对早期宫颈癌多主张先行内照射。而对晚期癌，特别是局部瘤体巨大，出血活跃，或伴感染者则以先行外照射为宜。

3. 化疗

到目前为止，宫颈癌对大多数抗癌药物不敏感，化疗的有效率不超过15%，晚期患者可采用化疗、放疗等综合治疗。化疗药物可采用5－FU、ADM等进行静脉或局部注射。

七、预防

1. 避免不洁性行为，由于宫颈癌大多是由HPV感染所引起，而HPV传播的最主要方式是通过性接触，因此，为了有效避免宫颈癌的发生，应首先避免不洁性行为。

2. 注射HPV疫苗，可以预防宫颈癌的发生。

3. 定期进行液基薄层细胞学检查（TCT）和HPV检测，建议40岁以上的女性每3～4年进行一次TCT和HPV检测。

八、护理

1. 做到合理的休息，良好的生活环境可以给患者带来愉快的心情，减少忧愁。宫颈癌患者经过正规治疗后一般体质都比较差，因此，要使疲惫的身体迅速恢复，一定要保证充分的休息。但休息并不是整天卧床，而是要根据自身实际情况，劳逸结合，如散步、看书、下棋、钓鱼，做些轻松的家务等，这样有利于身心健康，有利于康复。

2. 丰富自己的精神生活，在治疗阶段，患者往往处于一种紧张状态，生活单调。治疗结束后，患者若仍处于一种单调的精神生活中，经常去想“会不会好”“还能活多久”等这一类问题，势必不利于治疗和康复。应根据自身的条件、兴趣和爱好，培养良好的情趣，如欣赏音乐、写诗作画、种花养鸟、下棋抚琴等，充实自己，精神上有所寄托，有所追求，从而振奋精神，饱满情绪，争取康复。

3. 开展保健锻炼，生命在于运动，运动促进健康。宫颈癌康复期的患者，应根据机体的体质状况，适量参加一些体育活动，如散步、做保健操、太极拳等。这些保健锻炼可以增加食欲，恢复体力，增强体质，提高身体的免疫功能，达到防癌抗癌、机体康复的目的。

4. 养成良好的饮食习惯，食用富有营养的高蛋白、高维生素的饮食和新鲜水果蔬菜，忌用烟酒、辛辣刺激食物和生冷、油腻厚味饮食，保持大便通畅。

5. 宫颈癌晚期一定要做好饮食护理工作，这对患者的健康恢复有着重要的意义，对于宫颈癌晚期患者来说，治疗没有什么明显的效果，只有在饮食上下功夫，才能有效地缓解病情，从而使生命延长。这时宫颈癌患者应选高蛋白、高热量的食品，如牛奶、鸡蛋、牛肉、甲鱼、赤小豆、绿豆、鲜藕、菠菜、冬瓜、苹果等，宫颈癌晚期患者多吃这些食物，有利于患者的身体健康。

6. 宫颈癌晚期患者出现阴道出血多时，宫颈癌晚期患者的饮食，可以以服用些补血、止血、抗癌的食品，如藕、薏苡仁、山楂、黑木耳、乌梅等。当宫颈癌晚期患者白带多水样时，应该滋补，如甲鱼、鸽蛋、鸡肉等，都适合宫颈癌晚期患者食用。

7. 宫颈癌患者选择化疗时，宫颈癌晚期饮食，调养应该以健脾补肾为主，宫颈癌晚期患者可用山药粉、薏米粥、动物肝、阿胶、甲鱼、木耳、枸杞、莲藕、香蕉等。出现消化道反应，如恶心、呕吐、食欲减退时，应以健脾和胃的膳食调治，如蔗汁、姜汁、乌梅、香蕉、金橘等。

8. 心理安慰

对新入院患者要热情接待，为患者创造一个舒适、安静、整洁、和谐的环境。鼓励家属、亲友多接近患者，给予心理安慰，对患者要热心、和蔼、亲切，积极发挥语言的治疗作用，帮助患者克服不良心理，尽快减轻患者对疾病的恐惧，稳定患者的情绪，耐心解答患者疑问，鼓励患者树立战胜疾病的信心。

9. 建立良好护患关系，取得患者的信任感

对敏感、多疑患者，护士在患者面前应表现为镇定、自如、得体。说话流利，决不含糊，随时了解患者的心理状态，及时调理，纠正患者不良状态。以微笑、周到、亲切的服务态度，适当、耐心、细致的解释说服，娴熟的护理技术，赢得患者的信赖，多与患者沟通，建立良好的护患关系，取得患者的信任感。

10. 耐心倾听患者诉说

对患者实施健康教育，使患者正确认识疾病，克服侥幸心理。让患者做到既来之，则安之。激发患者潜在的生存意识，调动积极主观能动性，让患者充满信心去战胜病魔。

11. 调节患者及家属的情绪，鼓励战胜疾病的信心

随时调节患者家属的情绪，使其在与患者接触中，既能克制自己的感情，不恐惧、不悲伤、不厌烦、不淡漠。始终保持镇定、热情、耐心的良好心境。对患者细心照料、

尽心尽责。医护人员要以乐观的态度感染患者，建立患者对医院的信赖。护士向患者讲解癌症并不是不治之症，介绍同类病友认识，介绍治愈病例。请同种疾病的康复者给患者说亲身感受和经验，鼓励患者树立战胜疾病的信心。

12. 患者患病后情感特别脆弱

特别是作为女性患者，感情特别细腻，担心自己会丧失对家庭及社会的义务。护士对患者应多一份爱心，想患者之所想，急患者之所急。鼓励患者家属积极参与，尽可能满足患者的生理及心理需要。用良好的形象和行为去消除患者心理上和躯体上的疾病。

13. 经常与患者交谈，了解患者的心理变化

术前做好解释工作，讲明尽早手术的目的，进行各项操作的目的，讲解手术的必要性及成功的范例。语言要带鼓励性，既表示出同情，又表示会给予积极的帮助和支持。为手术打下良好的心理基础，让患者对手术充满信心和希望。患者担心子宫切除后会影响性生活，应该在术前给予充分的解释和健康教育，认真倾听患者的一些想法，并给予“一样是女人”的保证，与患者共同讨论问题，解除其顾虑，缓解其不安情绪，使患者以最佳身心状态接受手术治疗，从而减少治疗期间的心理反应，提高机体免疫力，提高远期疗效。

14. 术前护理

1）执行妇科腹式手术前护理常规。

2）手术前3天给1:5 000高锰酸钾溶液阴道冲洗，每天1~2次。

3）手术前2天少渣饮食，手术前1天晚给流质饮食，手术日晨禁食。

4）手术前1天晚肥皂水灌肠1次，手术日晨清洁灌肠。

5）手术前1小时准备阴道，用肥皂水棉球擦洗阴道后，用温灭菌外用生理盐水冲洗，再以无菌干棉球擦干，宫颈及穹隆部涂1%甲紫，然后填塞纱布条，其末端露出阴道口外，便于术中取出。

6）手术前在无菌操作下留置尿管，以无菌纱布包好尿管开口端并固定。

15. 术后护理

1）执行妇科腹式手术后护理常规。

2）持续导尿5~7天，于第5天后开始行膀胱冲洗，每天1次，连续2~3天，保持尿管通畅，每天更换接管及尿袋，观察尿量及性质。

3）拔尿管前2天改间断放尿，每2~3小时开放尿管1次，训练膀胱功能。

4）拔尿管后，根据患者排尿情况适时测残余尿，残余尿量80 ml以下者，膀胱功能恢复正常。若残余尿超过100 ml者，需保留尿管给予间断放尿。

5）注意保持腹腔负压引流管通畅，观察引流液量及性质，每6~8小时抽负压1次。48~72小时可拔出引流管。

6）密切观察病情变化，观察体温、脉搏、呼吸及血压的变化。按医嘱给予抗生素。如发现异常，应及时通知医生给予处理。

16. 放疗护理

放疗是女性生殖器官恶性肿瘤的主要治疗方法之一。放射线可直接作用于细胞的蛋白质分子，使之电离，并产生凝结现象，破坏其原有的形态和生理功能，造成细胞死

亡，放射线也可使组织产生不正常的氧化过程，破坏细胞的主要生理功能。因此，放射线的作用主要在于使体内蛋白质合成受阻，酶系统受干扰，造成细胞功能障碍，导致其死亡。放射线在抑制和破坏肿瘤细胞的同时，也对正常组织产生不良影响。人体各个器官对放射线的敏感度不一样，卵巢属高度敏感，阴道与子宫颈中度敏感。

1）放疗患者的心理支持：患者对放疗不了解，常误认为放疗是不治之症的姑息治疗。在放疗期间由于局部和全身的反应，往往难以完成疗程。护士在患者放疗期间除耐心细致地做好护理工作外，还要给患者以精神的支持，解除患者的思想顾虑。详细叙述放疗的原理和疗效，使患者明白放疗绝不是癌症晚期的姑息治疗，某些肿瘤经过几个疗程的治疗是可以治愈的，并要讲清放疗的效果与患者的身体和心理状态有关，放疗的一些不良反应是可以通过治疗和护理来预防和减轻的，说服患者坚持治疗。

2）放疗患者的一般护理：放疗患者常出现乏力、疲劳、头晕等全身症状，应嘱患者多休息，有充足的睡眠。饮食上尽可能增加食量，给易消化食品，少食多餐，并辅以各种维生素。放疗患者全身抵抗力较低，易于感染，要保持清洁卫生的环境，所住房间应定时用紫外线消毒等。

3）注意观察一些特殊症状：放疗引起患者血液系统的变化较多，主要因放射线抑制骨髓的造血功能，这与接受放疗的剂量、次数、照射面积有关。有白细胞下降、血小板下降、出凝血时间延长、毛细血管通透性增高，因此可以造成出血或大出血。要注意患者有无口腔、牙龈、鼻出血，注意大便颜色，有无皮下斑点或出血点。若有这些出血倾向，可以输成分血。当白细胞低于 $3.0\times10^9/L$ 或血小板低于 $50\times10^9/L$、血红蛋白降至 70 g/L 以下，以及其他全身反应严重时，应考虑暂停放疗，注射用维生素 B_4、维生素 B_6、脱氧核苷酸，或口服利血生等。

也有的外照射后皮肤瘙痒，是为放射皮肤反应，可用无刺激软膏，严重的似灼伤，出现水疱，可将水疱刺破，但不要擦破水疱上皮肤，以防感染，涂以 10% 甲紫等，使其自愈。

4）对放疗反应严重者，或晚期癌接受放疗时，应有特别护理，如助翻身防止压疮、照料饮食、床头护理、照顾生活等。

17. 健康教育

宫颈癌高居癌症发病率之首，但它是唯一可以预防的癌症，只要平时注意检查，就能远离风险。尽管宫颈癌的发生率不低，但只要平时注意检查，还是可以有效预防癌症的发生的。

1）妇科普查不容忽视：宫颈癌虽然危险，但是也有它自己的“软肋”，最易早期发现早期治疗。从早期的炎症发展到恶性的癌变需要 10 年的时间，如果好好把握住这段时间，现代医学手段是完全可以把癌变检查出来，及时采取相应的措施，保证女性重新过上健康生活的。根据研究显示，宫颈癌最开始的一期状态，治愈率可以在 80% ~ 90%，二期时是 60% ~70%，进入三期还能有 40% ~50%，但发展到四期就只有 10% 了，所以，定期检查，及时治疗是非常重要的。

很多女性总觉得“我吃得多，睡得香，能有什么大毛病。”其实不然，宫颈癌在早期几乎没有身体上不适的感觉，但到有不规则出血的情况出现时，一般已到宫颈癌的二期了，危险性增大了很多。所以，女性朋友需要每年做一次妇科体检，尽早发现癌变的产生，为治疗争取时间。

按照美国的标准，有性生活的女性接受妇科体检的规律是：18 岁以后每年做一次宫颈防癌细胞学涂片检查，如果连续三年没有问题，可以每两年检查一次。目前，宫颈癌的早期发现技术已经成熟，成年妇女每年做一次检查，有没有病变就可以“一目了然”。如果发现病变，在这时采用手术及放疗等手段，不仅可以防止癌症的扩散，同时，减少癌变严重时需要切除子宫和卵巢对患者生存质量造成的影响，愈后的效果也很不错。

2）远离宫颈癌的危险因素：宫颈癌发病率仅次于乳腺癌，在妇科恶性肿瘤中排名第二位。目前此病在发展中国家发病率高于发达国家，原因就在于前者妇女的保健意识较差，往往等到发病了才去检查，而这时肿瘤往往已经到了晚期。宫颈癌多发于 35 岁以后的妇女，高峰期则为 45 ~ 59 岁，但目前发病年龄已经大大提前，很多得病的女孩只有 20 多岁。研究发现，不少性传播疾病都会引起宫颈癌，尤其是尖锐湿疣，更是与此病有密切联系，因此多性伴的女性是宫颈癌的高危人群。此外，性生活过早、营养不良、家族遗传、妇科检查器械造成的伤害也会增加宫颈癌发病的风险。有过以上经历的女性应特别重视宫颈癌的筛查工作。

3）怀孕对宫颈癌来说是最危险的：对宫颈癌来说最危险的是怀孕，因为宫颈癌早期不会影响怀孕，如果在怀孕之前没有检查出来母体已经有宫颈癌，那么随着怀孕，子宫大量充血，母体输送来的营养不仅养了宝宝，同时会使癌变部位以极其迅速的速度增长。再加上身体因怀孕分泌的一些激素对癌症有促进作用，怀孕时身体免疫力下降，对抗癌细胞的作用起不到，而宫颈癌的一些征兆如出血等又会被认为是先兆流产的现象而被忽略，等到生完宝宝再发现时就晚了，预后很不好。所以孕妇在怀孕前，一定要做好各种检查，尤其是涂片，否则引起严重的后果。

更严重的是有的妈妈在分娩之后仍然没有检查出自己已经患宫颈癌，相反把出血当成了正常的产后出血，还给孩子喂奶，癌变就更没法抑制，只能发展到医生束手无策的地步。

4）提倡计划生育和晚婚晚育：推迟性生活的开始年龄，减少生育次数，均可降低宫颈癌的发病机会。

5）普及卫生知识，加强妇女卫生保健：适当节制性生活，月经期和产褥期不宜性交，注意双方生殖器官的清洁卫生，性交时最好佩戴安全套，减少并杜绝多个性伴侣。

6）重视宫颈慢性病的防治：男方有包茎或包皮过长者，应注意局部清洗，最好做包皮环切术，这样不仅能减少妻子患宫颈癌的危险，也能预防自身阴茎癌的发生。积极治疗宫颈癌前病变如宫颈糜烂、宫颈湿疣、宫颈不典型增生等疾病。

7）专家建议

（1）宫颈癌患者的年龄大约在 50 岁，不过从十几岁到九十岁都有病例分布。因此，未满 20 岁，已经有性行为的女性，也有接受筛检的必要。

（2）一般子宫切除术后是不需要筛检的，除非原先是针对宫颈癌或癌前期病变做治疗。若仍保有宫颈者，则应筛检到 70 岁。

(3) 月经期间或是产后的3~4个月不适合做涂片检查，最好在月经结束7天之后进行。如果已经进入更年期，可挑个自己最容易记得的日子。

(4) 提倡晚婚和少生、优生。推迟性生活的开始年龄，减少生育次数，均可降低宫颈癌的发病机会。

(5) 积极预防并治疗宫颈糜烂和慢性宫颈炎等症。分娩时注意避免宫颈裂伤，如有裂伤，应及时修补。

(张丽珺)

第二节 子宫内膜癌

子宫内膜癌是妇科常见的恶性肿瘤，主要表现为阴道流血、阴道排液和下腹疼痛及其他。

子宫内膜癌是起源于子宫内膜腺体的恶性肿瘤，又称宫体癌，绝大多数为腺癌。为女性生殖器三大恶性肿瘤之一，在我国子宫内膜癌远低于宫颈癌，但在一些西方发达国家，本病高于宫颈癌，位于妇科恶性肿瘤的首位，高发年龄为58~61岁，约占女性癌症总数的7%，占生殖道恶性肿瘤的20%~30%，近年发病率有上升趋势，与宫颈癌比较，已趋于接近甚至超过，与长期持续的雌激素刺激、肥胖、高血压、糖尿病、不孕或不育及绝经等体质因素及遗传因素有关。

子宫内膜癌可发生于任何年龄，平均年龄55岁，发病高峰年龄为55~60岁，50%~70%在绝经后发病。子宫内膜癌的真正发病原因迄今不明，多发生于未婚、未育及少育者，可能与子宫内膜接受雌激素刺激时间较长有关。

一、病因

子宫内膜癌的病因不十分清楚。多数学者认为内膜癌有两种类型，可能有两种发病机制。一类较年轻些，在无孕酮拮抗的雌激素长期作用下，子宫内膜发生增生性改变，最后导致癌变，但肿瘤分化较好；另一类发病机制不清楚，可能与基因变异有关，多见于绝经后老年人、体型瘦、雌激素水平不高者。在癌灶周围可以是萎缩的子宫内膜，肿瘤恶性度高，分化差，预后不良。前一类占子宫内膜癌的大多数，长期的无孕酮拮抗的雌激素刺激可能是主要发病因素。许多年前，人们就知道，给实验动物雌激素，观察到子宫内膜细胞有丝分裂增多，可引起子宫内膜由增生过长到内膜癌的演变，而给予孕激素则可减少内膜细胞的有丝分裂。子宫内膜癌多见于以下高危因素：

1. 无排卵

如伴有无排卵型或黄体功能不良的功能性子宫出血者，长期月经紊乱，使子宫内膜持续受雌激素刺激，无孕酮对抗或孕酮不足，子宫内膜缺少周期性改变，而长期处于增生状态。

2. 不育

不育，尤其是卵巢不排卵引起的不育，患内膜癌的危险性明显升高。在子宫内膜癌患者中，15% ~20% 的患者有不育史。这些患者因不排卵或少排卵，导致孕酮缺乏或不足，使子宫内膜受到雌激素持续性刺激。妊娠期间胎盘产生雌、孕激素，使子宫内膜发生相应的妊娠期改变；哺乳期，由于下丘脑和垂体的作用，使卵巢功能暂时处于抑制状态，使子宫内膜免于受雌激素刺激。而不孕者，尤其是因无排卵引起的不孕，使子宫内膜长期处于增生状态。

3. 肥胖

肥胖，尤其是绝经后的肥胖，明显地增加了子宫内膜癌的危险性。绝经后卵巢功能衰退，而肾上腺分泌的雄烯二酮可在脂肪组织内经芳香化酶作用转化为雌酮，脂肪组织越多，转化能力越强，血浆中雌酮水平也越高。雌酮是绝经后妇女身体中主要的雌激素，子宫内膜是雌激素的靶器官，子宫内膜长期受到无孕激素拮抗的雌酮的影响，可导致内膜由增生到癌变。某些基础研究也指出，如增加了雄烯二酮到雌酮的转换，也就增加了内膜由增生到癌变的发生率。有人统计，按标准体重，超重 9 ~23 kg，患内膜癌的危险性增加了 3 倍，如超重 >23 kg，则危险性增加 10 倍。

一般将肥胖、高血压、糖尿病，称为子宫内膜癌三联征。北京医科大学第一附属医院妇产科收治以手术为主要治疗的子宫内膜癌患者 153 例，其中 20% 伴肥胖，44.4% 患高血压，11.1% 患糖尿病。其实，高血压与糖尿病与子宫内膜癌并无直接关系。肥胖、高血压和糖尿病可能都是因为下丘脑—垂体—肾上腺功能失调或代谢异常所造成的后果。同时，垂体促性腺功能也可能不正常，造成无排卵，无孕激素分泌，使子宫内膜长期受到雌激素的持续刺激。有人认为，绝经前的肥胖，尤其从年轻时就肥胖者也是内膜癌的高危因素，因为肥胖者常伴有相对的黄体期孕激素分泌不足，或同时伴有月经不调甚至闭经。

4. 晚绝经

据有关报道，绝经年龄 >52 岁者子宫内膜癌的危险性是 45 岁以前绝经者的 1.5 ~ 2.5 倍。晚绝经者后几年并无排卵，只是延长了雌激素作用时间。

二、分型

根据目前国际妇产科联盟（FIGO）分类，分为Ⅰ型子宫内膜癌、Ⅱ型子宫内膜癌两类。具体情况如下：

Ⅰ型子宫内膜癌：为激素依赖型子宫内膜癌，常见于长期使用雌激素，或高血压、糖尿病、不孕不育人群，临床常见，相对而言，疾病预后较好。

Ⅱ型子宫内膜癌：为非激素依赖型子宫内膜癌，相对预后较差，临床病例少见。

一般像比较常见的种类有内膜样癌、透明细胞癌、浆液性腺癌、鳞癌、混合性癌、未分化癌等。

三、临床表现

（一）症状

极早期无明显症状，以后出现阴道流血、阴道排液、疼痛等。

1. 阴道流血

主要表现为绝经后阴道流血，量一般不多。尚未绝经者可表现为月经增多、经期延长或月经紊乱。

2. 阴道排液

多为血性液体或浆液性分泌物，合并感染则有脓血性排液，恶臭。因阴道排液异常就诊者约占25%。

3. 下腹疼痛及其他

若癌肿累及宫颈内口，可引起宫腔积脓，出现下腹胀痛及痉挛样疼痛，晚期浸润周围组织或压迫神经可引起下腹及腰骶部疼痛。晚期可出现贫血、消瘦及恶病质等相应症状。

（二）体征

早期子宫内膜癌妇科检查可无异常发现。晚期可有子宫明显增大，合并宫腔积脓时可有明显触痛，宫颈管内偶有癌组织脱出，触之易出血。癌灶浸润周围组织时，子宫固定或在宫旁扪及不规则结节状物。

（三）蔓延与转移

1. 转移方式

首先就是直接蔓延，最初的时候那么癌灶沿着子宫内膜蔓延生长，向上经宫颈角或者输卵管进行蔓延，向下的可以蔓延至宫颈管并继续蔓延至阴道，也可以经过肌层浸润至子宫浆膜面而延至输卵管、卵巢，并且可以广泛地种植在患者的盆腔腹膜、直肠子宫陷凹以及大网膜。

2. 转移途径

转移途径就是淋巴转移，淋巴转移是子宫内膜癌主要的转移途径，当癌肿浸润至或升级成或者扩散至宫颈管的时候或者癌组织分化不良的时候，特别容易发生引发的转移，转移途径与癌灶的生长部位有关，宫底部的癌灶沿阔韧带上部的淋巴管网经骨盆漏斗韧带转移到卵巢向上至腹主动脉旁淋巴结。

四、辅助检查

（一）实验室检查

1. 细胞学检查

子宫颈刮片、阴道后穹隆涂片及宫颈管吸片取材做细胞学检查辅助诊断子宫内膜癌的阳性率不高，分别为50%，65%及75%。老年妇女宫颈管狭窄致使内膜脱落细胞较难排除宫颈，且易溶解变性。近年来在细胞学取材方法上有新的进展，如内膜冲洗，锦纶网内膜刮取及宫腔吸引涂片法等，后者准确率可达90%，但操作较复杂，阳性也仅有筛选检查的作用，不能作确诊依据，故临床检查应用价值有限。

2. 病理组织学检查

子宫内膜病理组织学检查是确诊内膜癌的依据，也是了解病理类型、细胞分化程度唯一方法。组织标本采取是影响病理组织学检查准确性的重要问题。常用的子宫内膜标本采取方法：①子宫内膜活检；②宫颈管搔刮；③分段诊刮。以分段诊刮为最常用和有价值的方法。消毒铺盖后，首先用宫颈小刮匙搔刮颈管取宫颈管组织；再用探条，探测宫腔深度，最后进行宫腔全面搔刮。应将宫颈管及宫腔刮出的全部组织固定后分送病理组织学检查。分段诊刮的优点是可鉴别子宫内膜癌和宫颈管腺癌，也可明确宫内膜癌是否累及宫颈管，协助临床分期（Ⅰ，Ⅱ期），为治疗方案的制订提供依据。临床医生应注意严格遵守手术操作步骤，避免宫颈管内和宫腔刮出物流漏及混杂。在协助分期方面，子宫内膜癌诊刮标本诊断宫颈癌有无受累有一定困难。妇产科病理医生的临检水平及经验在一定程度上将会影响分段诊断的准确性。国内有学者报道 69 例内膜癌分段诊断病理标本与术后子宫切除标本病理比较，在诊断宫颈有无受累，假阳性率为 34.5%，假阴性率为 12.68%（总误差率为 47.2%）。对宫腔内有明显病灶者则以宫腔活检（吸刮）及宫颈管搔刮为最简便，门诊可行之。

（二）其他辅助检查

1. 宫腔镜检查

目前宫腔镜检查已较广泛地用于子宫内膜病变的诊断，国内以纤维宫腔镜应用最广泛。经绝后阴道流血患者中约 20% 为子宫内膜癌，应用宫腔镜可直接观察宫颈管及宫腔情况，发现病灶并准确取活检，可提高活检确诊率，避免常规诊刮漏诊，并可提供病变范围、宫颈管有无受累等信息，协助术前正确进行临床分期。但因宫腔镜检查时多要注入膨宫液，有可能经输卵管流入盆腔内，导致癌细胞扩散，影响预后，此点应引起注意。

2. 膀胱镜、直肠镜检查

对有无肿瘤侵犯有重要意义，但应有活检证实，才能确诊为膀胱或直肠受累。

3. 淋巴造影、CT 及 MRI

淋巴转移为子宫内膜癌主要播散途径。文献报道Ⅰ期子宫内膜癌淋巴转移率为 10.6%，Ⅱ期为 36.5%。淋巴造影可用在术前检查预测淋巴结有无转移，但操作较复杂，穿刺困难，临床上较难以推广应用。自 1989 年 FIGO 新手术—病理分期应用后，由手术病理检查确定淋巴结有无转移，能准确判断预后，淋巴造影选用范围已比以前更小。CT、MRI 等主要用于了解宫腔、宫颈病变，肌层浸润深度、淋巴结有无长大(2 cm 以上)等，由于其费用昂贵，尚未作为常规检查使用。目前认为 MRI 从影像学上提供子宫肌层浸润、腹膜后淋巴结有无转移等价值较大，可用以指导治疗。

4. B 超检查

近年来 B 超检查发展较快，特别是经阴道 B 超检查的广泛应用于妇科临床，在辅助诊断子宫内膜病变方面有一定的进展。经阴道 B 超检查可了解子宫大小、宫腔形状、宫腔内有无赘生物、子宫内膜厚度、肌层有无浸润及深度，为临床诊断及病理取材（宫腔活检或诊刮）提供参考。经绝后妇女子宫出血，可根据经阴道 B 超检查结果选择进一步确诊方法。

据国内外学者报道，绝经后妇女经阴道测定萎缩性子宫内膜平均厚度为3.4 mm±1.2 mm，内膜癌为18.2 mm±6.2 mm，并认为绝经后出血患者，若经阴道B超检查内膜厚度<5 mm者，可不行诊断性刮宫。若B超检查确定局部小赘生物可选用宫腔镜下活检，若显示宫腔内有大量赘生物，内膜边界不清，不完整，或肌层明显变薄或变形，则以简单宫腔内膜活检为宜。近10年大量的临床研究已表明，以往认为子宫内膜癌是简单、易治的看法是错误的。若按分期比较，同期别子宫内膜癌与卵巢癌同样难治，同样需要妇科肿瘤专业医生严谨统一的规范治疗。对高危人群如Lynch综合征患者行宫腔镜检查或活检有助于早期诊断外，目前尚无有效的筛查方法。Karlsson等报道对1 168例妇女行经阴道B超检查与诊刮及子宫内膜活检结果比较，子宫内膜厚度以5 mm厚度为阈值，其阴道预测为96%，阳性预测值87%，敏感性100%，且有无创、简便之优点，已广泛应用。

五、诊断与鉴别诊断

（一）诊断

子宫内膜癌的诊断主要通过以下方法：

1. 脱落细胞学检查

子宫内膜细胞平时不易脱落，一旦脱落又往往发生退化、变形、溶解等一系列变化而难于辨认，因此应用细胞学诊断子宫内膜癌的阳性率一般不高，为50%左右。

2. 子宫内膜组织学检查

组织学检查为诊断的最后依据。内膜的获得有活体采取和刮宫两种方式，活体采取简便而创伤较少，阳性率较高，为88.4%。由于活检只能反应部分内膜情况，故阴性时不能排除癌瘤存在。须行全面刮宫。利用活检与刮宫相结合的方法，阳性率达94.0%。

为了弄清病变是否累及颈管，采取“分段刮宫”，即先刮取宫颈管组织，再探宫腔，必要时扩宫颈，后刮取宫体及宫底组织，标明刮出组织部位，分别送病理检查，以免互相污染或混淆。

3. 宫腔镜检

在过去的20余年里，宫腔镜检查及操作得到了广泛的应用，对于宫腔内膜病变的诊断尤有帮助。子宫内膜癌可以在镜下表现为息肉型、结节型、乳头型、溃疡型和弥散型，镜下对可疑部位的活检则能确定诊断，避免了常规诊刮的误漏。

4. 影像学检查

术前应用阴道B超检查，以预测癌瘤浸润肌层的深度。有报道肌层浸润≥33%者，阴道超声显示率达100%。术前超声检查判断有无深肌层浸润与术后病理诊断符合率为92%；MRI及CT主要用于观察宫腔、宫颈病变，特别是肌层浸润的深度及淋巴结转移等。因MRI对软组织分辨率强，在子宫病变诊断方面，MRI更优于CT检查。

5. 淋巴造影

淋巴造影用以术前发现淋巴转移。子宫内膜癌的淋巴转移越来越受到重视和认识，根据其淋巴引流和转移途径，癌细胞可直接到达骶前和腹主动脉旁淋巴结，也可经圆韧带转移至腹股沟淋巴结。如肿瘤已侵犯宫颈管，则其转移途径和原发宫颈癌一样，在侵入淋巴结后，向髂淋巴结扩散。

6. 肿瘤标志物

子宫内膜癌无特异敏感的标志物，近年发现子宫内膜癌患者血清 CA125 水平可升高，但阳性范围较大，为 11% ~90%，CA125 因腺体成分而存在，肿瘤因腺体减少而使 CA125 不高。部分患者 CEA、CA19 -9 可有轻度升高。

（二）鉴别诊断

绝经后及围绝经期阴道流血为子宫内膜癌最常见的症状，故子宫内膜癌应与引起阴道流血的各种疾病鉴别。妇科检查应排除外阴、阴道、宫颈出血及由损伤感染等引起出血及排液。应注意子宫大小、形状、活动度、质地软硬、子宫颈、宫旁组织软硬度有无变化，对附件有无包块及增厚等均应有仔细全面检查。

1. 绝经过渡期功血

以月经紊乱，如经量增多、经期延长及不规则阴道流血为主要表现。妇科检查无异常发现，应行分段诊刮活检确诊。

2. 老年性阴道炎

主要表现为血性白带，检查时可见阴道黏膜变薄、充血或有出血点、分泌物增加等表现，治疗后可好转，必要时可先行抗感染治疗后再行诊断性刮宫排除子宫内膜癌。

3. 子宫黏膜下肌瘤或内膜息肉

有月经过多或经期延长症状，可行 B 超检查，宫腔镜及分段诊刮确定诊断。

4. 宫颈管癌、子宫肉瘤及输卵管癌

均可有阴道排液增多，或不规则流血；宫颈管癌因癌灶位于宫颈管内，宫颈管变粗、硬或呈桶状。子宫肉瘤可有子宫明显增大、质软。输卵管癌以间歇性阴道排液、阴道流血、下腹隐痛为主要症状，可有附件包块。分段诊刮及 B 超可协助鉴别诊断。

六、治疗

子宫内膜癌是妇科常见的恶性肿瘤，该病的治疗应根据子宫大小、肌层是否被癌浸润、宫颈管是否累及、癌细胞分化程度及患者全身情况等而定。主要的治疗为手术、放疗及药物治疗，可单用或综合应用。

（一）手术治疗

手术治疗为首选的治疗方法，尤其对早期病例。Ⅰ期患者应行子宫次根治术及双侧附件切除术，具有以下情况之一者，应行盆腔及腹主动脉旁淋巴结取样和（或）清扫术：①病理类型为透明细胞癌、浆液性癌、鳞癌或 G3 的内膜样癌；②侵犯肌层深度≥1/2；③肿瘤直径 >2 cm。Ⅱ期应行广泛子宫切除术及双侧盆腔淋巴结清扫与腹主动脉旁淋巴结清扫术。当进入腹腔后应立即取腹水，若无腹水则注入生理盐水 200 ml 冲洗腹腔，取腹水或腹腔冲洗液离心沉淀后找癌细胞。

Ⅰ期患者腹水中找到癌细胞或深肌层已有癌浸润，淋巴结可疑或已有转移，手术后均需加用放疗，^{60}Co 或直线加速器外照射。Ⅲ、Ⅳ期患者根据病灶大小，可在术前加用腔内照射或体外照射。腔内放疗结束后 1 ~2 周进行手术。体外照射结束 4 周后进行手术。

（二）放疗

腺癌虽对放射线不敏感，但在老年或有严重并发症不能耐受手术与Ⅲ、Ⅳ期病例不宜手术者均可考虑放疗，仍有一定效果。放疗应包括腔内照射及体外照射。腔内照射多用^{137}Cs、^{60}Co等，体外照射多用^{60}Co及直线加速器。Ra已废弃不用。

（三）化学治疗

晚期不能手术或治疗后复发者可考虑使用化疗，常用的化疗药物有ADM、5-FU、CTX、MMC等，可以单独应用，也可几种药物联合应用，也可与孕激素合并应用。

（四）孕激素治疗

对晚期或复发癌患者、不能手术切除或年轻、早期、要求保留生育功能者，均可考虑孕激素治疗。各种人工合成的孕激素制剂如MPA、己酸孕酮等均可应用。用药剂量要大，MPA 200～400 mg/d；己酸孕酮500 mg，每周2次，至少用10～12周才能评价有无效果。其作用机制可能是直接作用于癌细胞，延缓DNA和RNA的复制，从而抑制癌细胞的生长。对分化好、生长缓慢、雌孕激素受体含量高的内膜癌，孕酮治疗效果较好。副反应较轻，可引起水钠潴留、浮肿、药物性肝炎等，停药后逐渐好转。

（五）抗雌激素制剂治疗

TAM为一种非甾体类抗雌激素药物，并有微弱的雌激素作用。也可用以治疗内膜癌。其适应证与孕激素治疗相同。一般剂量为10～20 mg，每日口服2次，长期或分疗程应用。TAM有促使孕激素受体水平升高的作用，受体水平低的患者可先服TAM使孕激素受体含量上升后，再用孕激素治疗或两者同时应用可望提高疗效。副反应有潮热、畏寒、急躁等类似围绝经期综合征的表现；骨髓抑制表现为白细胞、血小板计数下降；其他副反应可有头晕、恶心、呕吐、不规则阴道少量流血、闭经等。

七、护理

1. 一般护理

治疗结束后应定期随访。术后2年内，每3～6个月1次；术后3～5年内，每6～12个月1次。预防及早期发现子宫内膜癌的措施，普及防癌知识，定期进行防癌检查；正确掌握使用雌激素的指征；绝经过渡期妇女月经紊乱或不规则流血者，应先除外子宫内膜癌；绝经后妇女出现阴道流血者警惕子宫内膜癌的可能；注意高危因素，重视高危患者。

2. 心理护理

帮助子宫内膜癌患者熟悉医院环境，为患者提供安静、舒适的休息环境。告知患者子宫内膜癌的病程发展慢，是女性生殖系统恶性肿瘤预后较好的一种，以缓解或消除心理压力，增强治病的信心。

3. 对症护理

对于采用不同治疗方法的子宫内膜癌患者，实施相应的护理措施。手术子宫内膜癌患者注意术后病情观察，记录阴道残端出血的情况，指导患者适度地活动。孕激素治疗过程中注意药物的副作用，指导患者坚持用药。化疗患者要注意骨髓抑制现象，做好支持护理。

4. 术前护理

做好常规准备，包括内脏功能检查及皮肤准备。应告诫患者，手术治疗是首选的治疗方法，只要子宫内膜癌患者全身情况能耐受，无手术禁忌证，均应行剖腹探查。早期患者一般行全子宫切除及双侧附件切除术。Ⅱ期应行广泛性全子宫切除术及双侧盆腔淋巴结清除术。对Ⅰa期患者腹水中找到癌细胞或深肌层有癌浸润，淋巴结转移可疑或阳性，手术后均应加用体外照射，用^{60}Co或直线加速器外照射。

5. 饮食护理

1）进食不宜过早，一般在肛门排气后开始喝少量水，如无不适，可吃流食，如米汤、菜汤等，以后逐渐过渡到软食和普通食物。

2）子宫内膜癌手术后饮食不宜过于精细，在日常，大部分人常以高蛋白质、高热量的饮食为主，忽略了维生素的摄入，而机体的修复是需要各种营养的，尤其是粗纤维食物。对于术后卧床的患者，吃粗纤维食物能起到增进胃肠活动，保持大便通畅的作用。

3）忌食辣椒、麻椒、生葱、生蒜、白酒等刺激性食物及饮料。常吃富有营养的干果类食物，如花生、芝麻、瓜子等。多食瘦肉、鸡肉、鸡蛋、鹌鹑蛋、鲫鱼、甲鱼、白鱼、白菜、芦笋、芹菜、菠菜、黄瓜、冬瓜、香菇、豆腐、海带、紫菜、水果等。

4）饮食宜清淡，不食羊肉、虾、蟹、鳗鱼、咸鱼、黑鱼等发物。饮食定时定量，不能暴饮暴食。坚持低脂肪饮食，多吃瘦肉、鸡蛋、绿色蔬菜、水果等。多吃五谷杂粮如玉米、豆类等。

6. 健康教育

1）普及防癌知识。

2）重视绝经后妇女阴道流血和围绝经期妇女月经紊乱的诊治。

3）正确掌握雌激素应用指征及方法。

4）对有高危因素的人群应密切随访或监测：子宫内膜癌患者在治疗后应密切定期随访，争取及早发现有无复发，75%～95%复发是在术后2～3年。常规随访应包括详细病史（包括任何新的症状）、盆腔的检查、阴道细胞学涂片、X线胸片、血清CA125检测及血常规、血生化检查等，必要时可行CT及MRI检查。一般术后2～3年每3个月随访1次，3年后可每6个月1次，5年后1年1次。95%复发病例均可经临床检查、阴道细胞学涂片检查及血清CA125检查发现。

（张丽珺）

第三节　卵巢癌

卵巢癌又称卵巢恶性肿瘤，是女性生殖器官常见的肿瘤之一，发病率仅次于宫颈癌和宫体癌而列居第三位。但因卵巢癌致死者，却占各类妇科肿瘤的首位，对妇女生命造成严重威胁。

近几年来，由于对宫颈癌及宫体癌的防治，取得了一定的成效，而有关卵巢癌的防治方面收效相对较小。所以在妇女生殖系统癌瘤中，卵巢癌是造成死亡原因最高的一种肿瘤。卵巢恶性肿瘤占女性生殖系统恶性肿瘤的22.9%，卵巢恶性肿瘤中，不论是国内或国外的资料，均以上皮性癌最为多见。卵巢恶性肿瘤属中医学“癥瘕”“积聚”“肠覃”“石瘕”的范畴。由于卵巢恶性肿瘤生长部位隐蔽，无法直接看到，早期卵巢恶性肿瘤症状不明显，仍缺乏简便实用的诊断方法，造成其病死率居高不下。

卵巢癌在女性常见恶性肿瘤中占2.4%～6.5%。恶性肿瘤以41～60岁发病年龄组较多，交界瘤以21～50岁发病年龄组较多。

一、病因

卵巢癌的病因目前尚不清楚，其发病可能与年龄、生育、血型、精神因素及环境有关。卵巢癌可发生在任何年龄。年龄越高，发病越多。一般多见于更年期和绝经期妇女。不同类型的卵巢癌年龄分布不同。卵巢上皮癌有多数的卵巢癌年龄分布也不同。卵巢上皮癌大多数发生于40～60岁；性索间质肿瘤类似卵巢上皮癌，随年龄增长而上升；生殖细胞肿瘤多见于20岁以前的年轻女性。独身或未生育的妇女卵巢癌发病率高。有人统计，独身者的卵巢癌发病率较已婚者高60%～70%。有人分析发现A型血者卵巢癌发病率高。O型血者的发病率较低。精神因素对卵巢癌的发生发展有一定的影响。性格急躁，长期精神刺激可导致宿主免疫监视系统受损，对肿瘤生长有促进作用。有试验表明，卵巢对工业城市的烟雾污染相当敏感，其中所含的多环芳香烃化合物，如苯并芘，经血流带到卵巢后，可被卵巢细胞中酶转化为具有更强反应形式，主要破坏卵母细胞。卵巢对香烟也很敏感，每天吸20支香烟的妇女，闭经早，卵巢癌发病率高。经常接触滑石粉、石棉的人患卵巢癌的机会较多。

二、分型

卵巢肿瘤种类较多，在全身各器官中居首位。兹将常见的卵巢恶性肿瘤介绍如下：

1. 浆液性囊腺癌

浆液性囊腺癌为恶性卵巢肿瘤最常见者。2/3为双侧性，其癌细胞常以形成囊腔和乳头为特征，但或多或少仍保留原来的组织形态。有的形成大量有规则小囊腔，有时上皮突入腔内形成上皮簇或乳头的倾向。

组织分级：高分化（Ⅰ级）、中分化（Ⅱ级）、低分化（Ⅲ级）。

2. 黏液性囊腺癌

多房性较多，双侧虽不多，但在卵巢黏液性肿瘤中较良性多，有5%～40%。外观光滑、圆形或呈分叶状，切面囊性、多房，伴有实性区域。囊内壁可见乳头，但较浆液性癌少。囊腔内含血性胶状黏液，实性区常见出血坏死。镜下特点为：①上皮复层超过3层；②上皮重度非典型增生，伴有黏液分泌异常；③腺体有背靠现象；④核分裂活跃；⑤间质浸润。

组织分级：

1）高分化（Ⅰ级）：上皮高柱形，上皮增生超过3层。乳头分支细长，形态不规则，间质极少。乳头表面细胞失极性，排列紊乱，核大小不等，分裂象多。有时黏液分泌过多逸出细胞外，使细胞质界限消失。

2）中分化（Ⅱ级）：上皮柱状或低柱状，形成共壁，细胞内有少量黏液，间质内有大量细胞巢浸润，核分裂象较多。

3）低分化（Ⅲ级）：腺样结构不明显，上皮细胞呈簇状或弥漫性生长，细胞核异型性明显，核分裂象更多。细胞内黏液极少。

3. 恶性子宫内膜样癌

肿瘤55%～60%为单侧，囊实性或大部分实性，囊液多为血性，有时伴有巧克力囊肿。外形光滑或结节状，或有表面乳头生长。镜下表现与子宫内膜癌相似，常见鳞状上皮化生。

根据腺体形态排列结构及细胞分化程度，肿瘤可分成3级：

1）高分化（Ⅰ级）：分化较好，以腺体结构为主，有少量核分裂象。

2）中分化（Ⅱ级）：实性部分占1/2，腺体形态不规则，有多量小腺体彼此相连，核分裂象明显。

3）低分化（Ⅲ级）：腺体结构已很少见，肿瘤细胞大量增生，破坏了腺腔，形成弥漫一片，核分裂象增多。

4. 恶性透明细胞瘤

多为囊实性，质韧不十分硬，大小不等，单侧多，双侧可达24%。切面呈鱼肉状，或淡黄色。常伴有出血坏死。仔细检查，常可发现子宫内膜异位。镜下可见透明细胞、鞋钉细胞及嗜酸性粒细胞。细胞核有异形，可见核分裂象。

5. 未成熟畸胎瘤

多为单侧巨大肿物，包膜光滑，但常与周围组织有粘连或在手术中易撕裂。切面多以实性为主，伴有囊性区；偶见以囊为主者，囊壁有实性区域。实性区质软、细腻、有出血坏死呈杂色多彩状，有时见骨、软骨、毛发或脑组织；囊性区通常充以浆液、黏液或胶冻样物。

镜下见肿瘤由来自三胚层的成熟和未成熟组织构成。外胚层主要是神经组织和皮肤，中胚层以纤维结缔组织、软骨、骨、肌肉和未分化的间叶组织为多见，内胚层主要为腺管样结构，有时可见支气管或胃肠上皮。这些组织处于不同的成熟阶段，无器官样排列。未成熟组织主要是指神经上皮组织，可形成菊形团或神经管结构，也可弥漫成片。根据肿瘤中这种神经上皮的含量，Norris等提出未成熟畸胎瘤的分级方法，这种分级对治疗和预后判断均有重要意义。

0级：全部为成熟组织。

Ⅰ级：有少量不成熟组织（主要是胶质和原始间充质），可见核分裂。神经上皮少，每一切片中仅限于1个/40倍视野。

Ⅱ级：有较多未成熟组织，每一切片中神经上皮的量每40倍视野占4个或更多，并常与肉瘤样的间质融合。

最近 Norris 等又提出将此分级合并为低度恶性和高度恶性两类，即无须术后化疗的Ⅰ级和需术后化疗的Ⅱ、Ⅲ级，这些分级方法必须建立在充分取材的基础上，应在肉眼形态不同的区域，按肿瘤最大径每厘米取材一块。

6. 无性细胞瘤

肿瘤多为单侧，中等大小，呈圆形、分叶状，包膜光滑，切面灰白色、质实，可有坏死出血。镜下见被结缔组织分隔的大圆形或多角形细胞群，周围有淋巴细胞浸润。此瘤常出现各种性腺功能低下或雌雄间体现象。

7. 卵巢内胚窦瘤（卵黄囊瘤）

多数为单侧，双侧多为转移所致。肿瘤通常体积较大，直径多超过 10 cm，呈圆形或卵圆形，表面光滑，包膜完整，切面灰白，组织脆，间质有胶状黏液，伴出血，坏死，易破裂。镜下结构复杂，主要为疏松网状结构和内胚窦样结构。瘤细胞呈扁平、立方、柱状或多角形。

8. 颗粒细胞瘤

最常见的一种卵巢性索间质肿瘤。为低度恶性肿瘤。多为单侧，大小不一，表面光滑或分叶状，切面实性，色淡黄，一部分呈囊性变，有时有出血坏死。组织学特点是颗粒细胞围绕小囊呈放射状排列。颗粒细胞瘤具有内分泌功能，分泌雌激素，青春期前出现假性早熟，生育年龄引起月经紊乱，绝经期后内膜增生过长，甚至发生腺癌。

三、临床表现

（一）症状

1. 下腹不适感

下腹不适为患者未触及下腹肿块前的最初症状，由于肿瘤本身的重量以及受肠蠕动及体位变动的影响，使肿瘤在盆腔内移动，牵扯其蒂及骨盆漏斗韧带以致患者有下腹或髂窝部充胀下坠感。

2. 腹围增粗，腹内肿物

两者是主诉中最常有的现象，患者觉察自己的衣服或腰带显得紧小方才注意到腹部增大，或在晨间偶然感觉，因而自己按腹部而发现腹内有肿物加之腹胀不适。

3. 腹痛

如肿瘤无并发症极少疼痛，因此卵巢瘤患者感觉腹痛尤其突然发生者多系瘤蒂发生扭转，偶或为肿瘤破裂出血或感染所致，此外，恶性囊肿多引起腹痛、腿痛，疼痛往往使患者以急症就诊。

4. 月经紊乱

一般卵巢甚至双侧卵巢囊肿由于并不破坏所有的正常卵巢组织故多半不引起月经紊乱，有的子宫出血并不属于内分泌性或因卵巢瘤使盆腔的血管分布改变引起子宫内膜充血而起；或由于卵巢恶性肿瘤直接转移至子宫内膜所致，因内分泌性肿瘤所发生的月经紊乱常合并其他分泌影响。

（二）体征

1. 全身检查

特别注意浅表淋巴结、乳腺、腹部（膨隆、腹水、肿块）、肝、脾及直肠等有无异常及肿块。

2. 盆腔检查

应行双合诊和三合诊检查子宫和附件，注意肿块的部位、侧别、大小、形状、质地、活动度、表面情况、压痛及直肠子宫陷凹结节等。应特别注意提示恶性可能的体征，如双侧性、实性或囊实性、肿瘤表面有结节或外形不规则、活动度差或不活动、后陷窝结节、肿块增长快、腹水、晚期恶病质、肝脾肿大、大网膜肿块，以及肠梗阻等临床表现。

（三）蔓延与转移

卵巢癌的常见转移途径有 4 种方式：直接蔓延、淋巴转移、血行转移和种植转移。

1. 直接蔓延

卵巢癌的常见播散方式是直接蔓延至邻近组织和器官，或腹腔脏器浆膜或腹膜壁层，如输卵管、子宫、膀胱、直肠浆膜面、肠系膜及其他脏器之腹面包膜部可受累。

2. 淋巴转移

主要是腹腔主动脉旁和盆腔淋巴转移，或其他远处淋巴转移。

3. 血行转移

晚期患者可播散到肺、肝、骨和脑等。

4. 种植转移

肿瘤细胞从瘤组织表面脱落种植在全盆、腹腔脏器或组织表面，造成种植转移，这也是常见的转移方式。

四、辅助检查

1. 超声波检查

目前常用有 B 超及彩色多普勒超声。超声显示卵巢恶性肿瘤多为混合性或实性，由于肿瘤生长迅速，常伴有出血、坏死及变性，以致肿瘤内部界面复杂；超声显示肿瘤区别回声杂乱，边界多不规则。如包块为混合性，则包膜光环模糊，轮廓不清，间隔较厚，一般在 3 cm 以上，间隔和囊壁上见结节样实性暗区突入囊腔；包块多固定，或伴有腹水。据文献报道，用超声鉴别肿瘤为良性或恶性，其符合率可为 52% ~80%。近年来，国内外学者报道采用彩色多普勒超声可使良性、恶性肿瘤的诊断准确率提高为 90% 以上。但超声检查仍有其局限性。对直径 <1 cm 的实性肿瘤与局部恶变的小结节仍不能作出诊断；而且卵巢肿瘤种类繁多，不可能用超声检查对病理类型作出明确的诊断。

2. 细胞学检查

恶性肿瘤的侵袭力强，即使肿瘤局限在卵巢，肿瘤细胞可能已侵犯肿瘤包膜或向包膜表面生长。又因肿瘤细胞相互之间黏着力低，容易脱落，因而若经阴道后穹隆吸取直肠子宫陷凹内积聚的液体，进行细胞学检查，常能发现脱落的肿瘤细胞。如抽吸未获液体，可注入生理盐水200 ml，然后再抽吸，将吸出的腹水离心后检查，阳性率更高。在临床上，此法常用于对卵巢癌的早期诊断、腹水的鉴别诊断与卵巢癌的后期随访。

近年来对疑为恶性肿瘤的盆腔包块，常采用细长针经阴道或腹壁穿刺，直接穿刺包块，抽吸包块组织行细胞学检查，以助诊断。确诊率可在90%以上。至于细针穿刺是否会导致肿瘤经针孔转移，一般认为此种可能性很小。有学者对术中及对离体卵巢囊肿行细胞观察，发现囊液不断经小孔漏出，因而提出对活动的囊性包块不宜行细针穿刺。也有人认为，细针穿刺后，如能在两周内手术和（或）化疗，并不增加恶性肿瘤的扩散危险。

3. CT检查

CT能测定病变的全部范围，有助于确定卵巢癌的期别及发现复发和转移癌灶。

4. 淋巴造影

近年来应用淋巴造影帮助确定卵巢癌的淋巴结受累情况。国外报道30%～50%卵巢癌患者有主动脉和盆腔淋巴结转移等，有学者报道经腹探查为Ⅰ～Ⅱ期的卵巢癌患者中，12%淋巴造影显示主动脉和盆腔淋巴结受累。

5. 免疫学诊断

1）AFP：临床研究表明卵巢卵黄囊瘤患者血清AFP值持续升高。有学者通过对比瘤免疫组织化学研究证明，AFP存在于细胞质颗粒和细胞外的透明小体中，后者可能就是细胞合成的AFP的堆积。手术切除肿瘤后，血清AFP值迅速下降，肿瘤复发时，在未出现明显的临床病变前，AFP值即升高>20 μg/ml。因此，AFP是卵黄囊瘤诊断和治疗监护的重要指标。

2）HCG：测定患者血清中HCG亚单位可帮助诊断卵巢绒毛膜癌和伴有绒毛膜癌成分的生殖细胞肿瘤，并可精确反映癌细胞的数量，故也可作为观察抗癌治疗效果的指标。

3）肿瘤相关抗原（TAA）：国外报道正发现人类卵巢癌存在TAA，这是存在于肿瘤细胞膜上的一种表面膜蛋白，特别是浆液性和黏液性囊腺癌中，而在正常卵巢组织，良性卵巢肿瘤均为阴性。

近年血清CA125、CA19-9已被用于监测卵巢癌患者。卵巢癌患者血清CA125高达100 U/ml及以上（正常在35 U/ml以下）者占71%，CA19-9高达100 U/ml及以上（正常在37 U/ml以下）者占30%。因此，目前认为此单克隆抗体有助于诊断及随诊卵巢癌患者。

6. 腹腔镜检查

通过腹腔可直观盆腔内脏器，确定病变部位、性质等。因此可将盆腔子宫内膜异位症、带蒂的子宫肌瘤、结核性腹膜炎等卵巢癌鉴别。也可吸取腹水行细胞学检查。若无腹水时，可通过腹腔镜灌注生理盐水，然后抽取腹水冲洗液进行细胞学检查。通过腹腔镜亦可对盆腹腔包块或腹膜种植结节取样活检，以获取可靠的组织学依据，但对卵巢囊性肿瘤不应活检，以免囊液渗漏腹腔。通过对横膈、肝、网膜及表面的直接观察，借以评价卵巢癌的扩散情况。

五、诊断与鉴别诊断

（一）诊断

1. 临床诊断

1）不规则的子宫旁肿块，双侧者居多。

2）肿瘤多为实性，表面结节状，边界不清，与周围组织或脏器粘连而固定。

3）肿瘤在短期内迅速增大，出现腹水和恶病质，或有转移灶。

4）超声或 CT 检查提示卵巢恶性肿瘤。实验室检查肿瘤标志物出现阳性。

2. 病理诊断

通过病理诊断可明确肿瘤的性质，以估计预后，制订治疗方案。

（二）鉴别诊断

1. 盆腔子宫内膜异位症

盆腔子宫内膜异位症形成的粘连性卵巢包块及直肠子宫陷凹结节与卵巢恶性肿瘤相似，子宫内膜异位症常为生育期年龄患者，有进行性痛经，随月经周期加重及不孕等特征予以鉴别。必要时行腹腔或剖腹探查确诊。

2. 盆腔炎性包块

盆腔炎可形成实质性、不规则固定包块，或宫旁结缔组织炎呈炎性浸润达盆壁（冰冻骨盆）与卵巢恶性肿瘤相似。盆腔炎性包块患者往往有人工流产术、上环、取环、产后感染史。表现为发热，下腹痛，病程长，双合诊检查触痛明显，应用抗感染治疗包块缩小。必要时可行包块针刺细胞学或病理学检查。

3. 附件结核或腹膜结核

常有结核病史，并有消瘦、低热、盗汗、月经稀发、闭经等症状。腹膜结核腹水时出现粘连性肿块，特点是位置高，B 超、X 线胃肠造影等可帮助确诊。

4. 肝硬化腹水

根据肝硬化病史，肝功能检查结果，盆腔检查有无包块，腹水的性状（查找癌细胞）等不难鉴别，必要时做超声、CT 等检查。

5. 卵巢肿瘤良、恶性的鉴别

卵巢良性肿瘤病程长，肿块逐渐增大，常发生于单侧，活动度较好，质软，表面光滑，包膜完整，囊性多见，患者一般状况较好。反之，卵巢恶性肿瘤病程短，肿块生长迅速，活动度差，质硬，表面不光滑，经三合诊检查，可触知肿瘤存在乳头状结节，并伴有全身或下肢浮肿、恶病质、血性腹水等表现。如有腹水可抽水做细胞学检查。有条件可行腹腔镜及剖腹探查，以进一步明确诊断。

六、治疗

恶性卵巢肿瘤一经确诊，不论是早期、晚期，应尽早手术治疗，并辅以化疗、放疗及中医药治疗。若为晚期，癌瘤较大，有广泛转移，粘连严重病例，可先化疗及中医药治疗以缩小肿块，提高机体免疫力，为手术治疗准备条件，可提高手术成功率。

重视中西医综合治疗，恶性卵巢肿瘤的治疗原则以手术治疗为主，加用化疗、放疗治疗。但是一定要根据患者的不同情况而灵活掌握以达到最大限度地消灭肿瘤，增效而不增加毒副反应，做到扶正固本、解毒祛邪，与西医结合，取长补短，可提高临床疗效。

（一）手术治疗

1. 手术适应证

恶性卵巢肿瘤诊断一旦成立，无明显手术禁忌证，应首先考虑手术治疗。

2. 手术禁忌证

大量胸水或腹水，身体极度衰弱，心、肺、肝、肾等器官功能衰竭，高度恶病质、严重骨髓抑制及大体积的腹主动脉旁转移灶不适宜积极手术治疗。

3. 手术选择

1）恶性卵巢肿瘤Ⅰ期治疗原则是彻底手术，切除全子宫、双侧附件、大网膜以及阑尾和行腹膜后淋巴结清除术。

2）晚期患者应尽可能切除肉眼可见的瘤灶，使瘤细胞数减少到最低限度，即使不能全部切除，也应尽量减少肿块体积，所谓肿瘤缩减术，或细胞灭减术，以利术后化疗及放疗。

3）对交界性或低度恶性肿瘤颗粒细胞瘤及Ⅰa期组织分化好的年轻患者，可以仅行患侧附件切除，但必须剖腹观察对侧卵巢确无肿瘤，或楔形切除组织冰冻检查正常时才可保留，术后严密随访。

4. 手术与中医药配合

1）手术前应用扶正祛邪中药可改善患者的一般状况，提高患者的免疫功能，缩小肿块，有利于手术的顺利进行及增强患者术后抗感染能力。方选八珍汤或六味地黄汤加减。

2）手术后用中药治疗，可以提高患者的机体抵抗力，促进身体早日康复，巩固手术的治疗效果。中药应以扶正祛邪为主。扶正药一般用黄芪、党参（或人参）、白术、茯苓、甘草、黄精、枸杞子、当归、生地黄、熟地黄等。祛邪药用夏枯草、猫爪草、三棱、莪术、土茯苓、薏苡仁、石见穿、半枝莲、白花蛇舌草、龙葵等。

张风林报道用人参 6 g，生黄芪、制黄精、半枝莲各 30 g，当归、茯苓、肉苁蓉、菟丝子、蛇莓、蟾蜍皮、阿胶（烊化）各 10 g，白花蛇舌草 15 g，咳嗽咯血加川贝母、枇杷叶；腹水加大腹皮、车前子；疼痛加罂粟壳。日 1 剂，水煎服。西药用噻替哌或 DDP 治疗，腹腔及静脉给药。结果治疗后生存 1～2 年 2 例，3 年 5 例，4 年 2 例，6 年以上 5 例。

（二）放疗

放疗是综合治疗卵巢癌的手段之一。放疗可使瘤体缩小，改善临床症状，为其他治疗创造条件。放疗用于早期患者手术后的预防性治疗，主要用于Ⅰb～Ⅰc期及Ⅰa期肿瘤组织分化差的患者。对晚期患者，放疗可以进一步消除手术未能切净的病灶以及淋巴结和腹腔内的转移灶，以便提高手术的治疗效果。只用为术后辅助治疗或姑息治疗，一般不做术前放疗。以无性细胞瘤对放疗最敏感，颗粒细胞瘤中度敏感，上皮癌有一定敏感性。

1. 全腹体外照射

照射野包括全盆腹腔脏器，采用大野或分割成2～4个小野垂直照射，肿瘤剂量为25～30 Gy 6～8周。一般肝、肾的耐受量分别分30 Gy及18 Gy，如超过此剂量时，应遮挡保护。Delcios等在1963年采用全腹移动条形照射技术治疗卵巢癌。每次照射腹部10 cm一段，照射野从下向上移动至包括整个盆腹腔，每段照射在12天内完成。肿瘤照射剂量为26～28 Gy。提高了放射生物效应，改善了患者的放疗反应。

2. 盆腔照射

肿瘤剂量为40～60 Gy，6～8周完成。

3. 腹腔内放射性核素治疗

用于早期患者的预防治疗，以及仅有小的残存肿瘤的术后治疗。目前多用^{32}P或^{198}Au，加用注射用水300～500 ml，经腹腔插或开腹灌注。可使腹膜和网膜达到外照射不易到的地方而提高治愈。腹腔内有粘连时禁用，否则放射性物质腹腔内不能均匀分布，积于某一部位而使肠管产生严重的放射性损伤。

4. 保留生育功能的放疗

为避免放疗对正常卵巢的破坏作用，可在放疗时覆盖健侧卵巢部位，使其不受照射。Bjokholm以此法治疗30例，16例以后受孕，所分娩的小孩随诊到20岁，除有尿道下裂以外，无其他畸形，且智力正常。这种覆盖健侧卵巢的放疗技术使健侧卵巢所受到的放射量相当于靶区所受照射量的3%～5%。

5. 放疗毒副反应的中医药治疗。

（三）化疗

卵巢恶性肿瘤对化疗较敏感，即使广泛转移也能取得一定疗效。术后应用可预防复发。可使术时无法切净的肿瘤缩小，直至消失，对于广泛转移手术无法进行者，化疗可使肿瘤缩小，为手术创造条件。化疗是目前被广泛采用的主要辅助治疗方法。

1. 化疗的适应证

1）不适宜手术或放疗的各期卵巢癌患者。

2）术前化疗。

3）术后或放疗后的巩固治疗以及手术未能切净的肿瘤、术后复发的患者。

2. 化疗的禁忌证

1）年老体衰或严重恶病质者。

2）心、肝、肾功能严重障碍者，有感染发热及有出血倾向者。

3）骨髓再生障碍者。

3. 单药化疗

单一用药，由于疗效不如联合用药，目前应用较少。个别情况，或不能承受联合化疗时可考虑选用。常用药有：

1）美法仑：0.2 mg/（kg·d），多在睡前口服，5天为一周期，间隔3～4周。

2）六甲蜜胺：8 mg/（kg·d），口服，连服2周，间隔4周。

3）CTX：50～150 mg/d，口服，半月为一周期，停半月，或400 mg/d，静注，第1～4天，3～4周为一周期。

4）DDP：30 mg/（m^2·d），静脉滴注，3天为一周期，间隔4周。

5）VP16：60～100 mg/m^2，静脉滴注，每天或隔天1次，连用3～5次，间隔3～4周。

6）ADM：单一ADM治疗未成熟畸胎瘤效果好。Vergote对13例Ⅰ期、1例Ⅲ期的未成熟畸胎瘤，其中有10例病理分化为3级及2级。均在手术后以ADM治疗（60 mg/m^2每3周1次，共8次），全部病例存活（平均85个月）。

4. 联合化疗

目前常用化疗方案有如下几种：

1）DDP 50～75 mg/m^2（有肾功能受损时，可用卡铂代替DDP，DDP 100 mg的效价等于卡铂400 mg），ADM 40～50 mg/m^2，CTX 500～750 mg/m^2，一次给药，间隔3周。常用此方案治疗卵巢上皮细胞瘤、颗粒细胞瘤等。凡是DDP在内的化疗方案，为保护肾脏均需先进行水化，包括给药前夜晚8点，当日早8点静注5%葡萄糖盐水2 000 ml＋维生素C 2 g，15%氯化钾10 ml，20%甘露醇125 ml，30分钟内滴完。5%葡萄糖盐水50 ml，呋塞米20 mg静推，然后给DDP。以后再静脉滴注5%葡萄糖1 000 ml，维生素C 2 g，15%氯化钾10 ml。

2）DDP 75 mg/m^2，紫杉醇135～175 mg/m^2。先静点紫杉醇，一般用24小时，也有报道在3小时内输入，间隔1小时以上再给DDP，也可用卡铂代DDP。卡铂较DDP副作用轻。紫杉醇多用生理盐水溶解。24小时滴注可能毒副作用较轻，常见副作用有骨髓抑制，过敏反应，其他如心脏毒性、胃肠道反应、肌无力、脱发、外周神经炎等偶也可见。

3）常作为挽救性方案，可静脉也可腹腔注射。DDP 100 mg/m^2，VP16 100 mg/m^2，后者可用生理盐水溶解。终浓度应低于0.25 mg/ml。一般每疗程间隔3周。

5. PVB方案

1）美国M. D. Anderson癌瘤中心方案：VCR 0.15 mg/（kg·d），第1～5天，BLM 15 mg/d，第1～5天，DDP 100 mg/m^2，第1天。

2）北京协和医院方案：VCR 2 mg/d，第1～2天，PYM 16 mg，24小时静脉滴注，第1～2天，DDP 30 mg/d，第1～5天。

Gershenson曾总结15位医生以PVB治疗卵巢恶性生殖细胞瘤（OGCT）共200余例的应用效果，其治愈率在Ⅰ期及Ⅱ期病例为95%或更高。Ⅲ期、Ⅳ期及复发病例则分别为80%、60%和40%。故PVB治疗效果，显然优于VAC。

6. BEP方案

BLM 15 mg/d（缓慢持续静脉滴注）（第1～2天），VP16 100 mg/d，第1～5天，DDP30 mg/d，第1～5天。其效果与PVB类似，而毒性较PVB低。美国妇科癌瘤协作组（GOG）曾进行以BEP治疗OGCT的临床研究，他们对93例Ⅰ、Ⅱ、Ⅲ期病例在肿瘤切净后，仅用BEP 3个疗程，其持续缓解率可达96%。因而，目前BEP方案已成为治疗OGCT的较为普遍且最有效的方案。

7. 腹腔化疗

用于早期患者的治疗或控制胸腹水，或消灭较小的残存肿瘤、腹膜转移种植。由于腹腔化疗有药物浓度高、肿瘤与药物直接接触、副作用小等优点，近年来腹腔内剂量化疗已成为治疗卵巢癌的主要给药途径之一。腹腔内化疗多采用DDP、卡铂、VP16及紫杉醇等。加利福尼亚大学的工作者，对照研究腹腔或静脉化疗在术后作为一线治疗的结果。两组病例一般情况相似，大多为Ⅲ期G3，术后各给六疗程化疗。腹腔组用DDP及VP16，每4周一次；静脉组用PC方案，每3周一次。完全缓解率分别为48%及52%，随访至46个月，两组生存率方面无明显差异。腹腔化疗的常用方法：①DDP 100 mg，生理盐水2 000 ml，腹腔灌注，每2～3周1次。②DDP 100～200 mg/m^2，生理盐水2 000 ml，腹腔灌注，每3～4周1次。大剂量腹腔治疗：①卡铂200～300 mg/m^2，VP16 100 mg/m^2，生理盐水2 000 ml。②DDP 200 mg/m^2，VP16 350 mg/m^2，生理盐水2 000 ml；4周一疗程。除水化外，为减少肾毒性可用硫代硫酸钠静脉解毒，一般用硫代硫酸钠－16加入5%葡萄糖溶液1 500 ml，8小时连续滴注。

佳木斯大学医学院第一附属医院妇产科采用全身与腹腔联合化疗治疗中晚期卵巢上皮性癌。行肿瘤细胞减灭术后，予全身化疗：VCR 2 mg，第1天静脉注射1次；CTX 250 mg/m^2，每天1次，静脉注射，连用5天。腹腔化疗：生理盐水2 500 ml，通过置于腹腔内硅胶管输入腹腔（有腹水者，先尽量放空腹水），在输入1 500 ml后，依次间断经静脉滴壶注入DDP 100 mg/m^2，5－FU 750 mg及VCR 2 mg。药物注入后，嘱患者反复转换体位。化疗8个周期，每周期间隔3～4周。肿瘤完全缓效率为79.4%，近期有效率为91.2%，5年生存率为64.7%。

七、护理

（一）一般护理

一般护理包括日常生活、饮食、精神。帮助患者做一些简单的运动锻炼来增强患者的体质和免疫力，但是需要注意的是不能过度劳累。饮食要保证均衡的营养搭配，尤其是要多补充一些蛋白质和维生素，关于刺激性的食物，患者们一定要避免。注意帮助患者尽快地消除不良的情绪状态，尽量帮助患者保持良好的情绪状态，配合患者积极地接受治疗，同时在日常生活中防止意外的发生。

饮食原则有以下几点：

1. 补充蛋白质

对于卵巢癌的患者来说，补充蛋白质是极为重要的，因此在平时除了要多食牛奶、鸡蛋外，同时对于蔬菜、水果等食物同样也不能少。在这些食物中同样含有植物蛋白，并且像维生素、矿物质的含量也不少。

2. 饮食清淡

患有卵巢癌的女性，在日常的饮食中要少吃一些肥甘厚味的食物，对于像肥肉、皮等含油脂多的食物一定要避免摄取。日常饮食最好是以清淡为主，但并不是说就完全拒绝肉类食物，像鱼肉、鸡肉、鸭肉等含脂肪少的食物可以适量摄取。

3. 适当进补

如果是已经手术的患者，在手术后的饮食中，可适量多增加一些具有滋补作用的食物，以此来养身调经。像石榴、罗汉果、桂圆、桑葚、黑芝麻、黑木耳、绿豆、胎盘、鲫鱼、鲤鱼等食物都具有很好的滋补功效，但在滋补的时候也不是说越多越好，还应该注意节制。

4. 不吃刺激性食物

在烟熏、油炸、烧烤等食物中，通常都含有亚硝酸盐，这类食物会对卵巢癌的治疗以及恢复起到阻碍作用。除了这些食物，还有一些辛辣、腌制等食物也同样会影响疾病的康复。

5. 拒绝挑食

饮食一定要建立在均衡摄取的基础上，最好不要有挑食的毛病，这样就会导致营养不均衡从而影响到卵巢癌的治疗以及恢复。在平时，一些富含纤维素、微量元素的食物必须多吃，比如香菇、黄豆、新鲜的蔬菜、冬菇及甲鱼、海带、紫菜、牡蛎等。

（二）其他护理

1. 为患者提供表达情感的机会和环境

经常巡视病房，用一定时间（至少 10 分钟）陪伴患者，详细了解患者的疑虑和需求。评估患者焦虑的程度以及应对压力的技巧；耐心向患者讲解病情，解答患者的提问。安排访问已康复的病友，分享感受，增强治愈信心。鼓励患者尽可能参与护理活动，接受患者无破坏性的应对压力方式，以维持其独立性和生活自控能力。鼓励家属参与照顾患者，为他们提供单独相处的时间及场所，增进家庭成员间互动作用。

2. 协助患者接受各种检查和治疗

向患者及家属介绍将经历的手术经过、可能施行的各种检查，取得主动配合。协助医生完成各种诊断性检查。如需放腹水者，备好腹腔穿刺用物，协助医生完成操作过程。在放腹水过程中，严密观察、记录患者的生命体征变化、腹水性质及出现的不良反应；一次放腹水 3 000 ml 左右，不宜过多，以免腹压骤降，发生虚脱，放腹水速度宜缓慢，后用腹带包扎腹部。发现不良反应及时报告医生。使患者理解手术是卵巢肿瘤最主要的治疗方法，解除患者对手术的种种顾虑。按腹部手术护理内容认真做好术前准备和术后护理，包括与病理科联系快速切片组织学检查事项，以助术中识别肿瘤的性质，确定手术范围；术前准备还应包括应付必要时扩大手术范围的需要。巨大肿瘤患者，需准备沙袋加压腹部，以防腹压骤然下降出现休克。需化疗、放疗者，为其提供相应的护理活动。

3. 做好随访工作

卵巢非赘生性肿瘤直径 <5 cm 者，应定期（3 ~ 6 个月）接受复查，并详细记录。手术后患者根据病理报告结果，良性者术后 1 个月常规复查；恶性肿瘤常辅以化疗，但尚无统一化疗方案，多按组织类型制订不同化疗方案，疗程多少因个案情况而异，晚期病例需用药 10 ~ 12 个疗程。护士应督促、协助患者克服实际困难，努力完成治疗计划，以提高疗效。卵巢癌易于复发，需长期进行随访和监测。随访时间：术后 1 年内，每月 1 次；术后第 2 年，每 3 个月 1 次；术后第 3 年，每 6 个月 1 次；3 年以上者，每年 1 次。

4. 加强预防保健意识

大力宣传卵巢癌的高危因素，加强高蛋白、富含 A 族维生素的饮食，避免高胆固醇饮食，高危妇女宜预防性口服避孕药。30 岁以上妇女，每年进行 1 次妇科检查，高危人群不论年龄大小最好每半年接受一次检查，以排除卵巢肿瘤，如能配合辅助检查方法将提高阳性检出率。卵巢实性肿瘤或肿瘤直径 >5 cm 者，应及时手术切除。盆腔肿块诊断不清或治疗无效者，宜及早行腹腔镜检查或剖腹探查。凡乳腺癌、子宫内膜癌、胃肠癌等患者，术后随访中应定期接受妇科检查。

（三）健康教育

1. 大力开展宣传教育

提倡高蛋白、富含 A 族维生素的饮食，避免高胆固醇食物。高危妇女宜服避孕药预防。

2. 开展普查普治

30 岁以上妇女应每年做妇科检查，高危人群每半年检查 1 次，配合 B 超检查、CA125 及 AFP 检测等，及早发现或排除卵巢肿瘤。

3. 早期诊断及处理

卵巢实质性肿瘤或囊肿直径 >5 cm 者，应及时手术切除。盆腔肿块诊断不清或治疗无效者，应及早行腹腔镜检查或剖腹探查。

4. 随访

对乳腺癌、胃肠癌等患者，治疗后应严密随访，定期进行妇科检查。确定有无卵巢转移癌可能。

（张丽珺）